中西医结合诊疗与康复系列丛书

总主编　李　冀　于　波　吴树亮

口腔疾病诊疗与康复

主编　王培军　吕智勇

科　学　出　版　社
北　京

内 容 简 介

本书为“中西医结合诊疗与康复系列丛书”之一，是一部口腔常见疾病的中西医结合诊疗及康复专著。全书共十一章，全面介绍了口腔科常见病与多发病的中西医病因、临床表现与分期、诊断与鉴别诊断、中西医治疗和康复及预防，并配以生动易懂的插图。本书注重西医的诊断治疗和中医的辨证论治，结合传统的针灸、中医中药、外治等治法，内容丰富、翔实，是一部具有实用性、系统性、先进性、科学性的中西医结合口腔医学专著。旨在发扬祖国传统医学优势，中西医结合，开创口腔疾病治疗的新局面。

本书可供中西医口腔科医生、研究生及相关从业人员参考使用。

图书在版编目（CIP）数据

口腔疾病诊疗与康复/王培军，吕智勇主编. —北京：科学出版社，2021.8

（中西医结合诊疗与康复系列丛书/李冀，于波，吴树亮总主编）

ISBN 978-7-03-069684-7

Ⅰ. ①口… Ⅱ. ①王… ②吕… Ⅲ. ①口腔疾病－诊疗②口腔疾病－康复 Ⅳ. ①R78

中国版本图书馆 CIP 数据核字（2021）第 177487 号

责任编辑：刘 亚 / 责任校对：申晓焕

责任印制：徐晓晨 / 封面设计：蓝正设计

科学出版社出版

北京东黄城根北街 16 号

邮政编码：100717

http: //www.sciencep.com

北京中科印刷有限公司 印刷

科学出版社发行 各地新华书店经销

*

2021 年 8 月第 一 版 开本：787×1092 1/16

2021 年 8 月第一次印刷 印张：14 1/2

字数：344 000

定价：88.00 元

（如有印装质量问题，我社负责调换）

中西医结合诊疗与康复系列丛书

编　委　会

总主编　李　冀　于　波　吴树亮

编　委　（以姓氏笔画为序）

于　波　哈尔滨医科大学
于　梅　黑龙江省中医药科学院
马　兰　哈尔滨医科大学附属第二医院
王贵玉　中国科学院大学附属肿瘤医院
王培军　哈尔滨医科大学附属口腔医学院
冯晓玲　黑龙江中医药大学附属第一医院
乔　虹　哈尔滨医科大学附属第二医院
刘述川　哈尔滨医科大学附属第一医院
刘建宇　哈尔滨医科大学附属第二医院
关景明　哈尔滨医科大学附属第二医院
杜丽坤　黑龙江中医药大学附属第一医院
李　岩　黑龙江中医药大学附属第一医院
李　冀　黑龙江中医药大学
吴树亮　哈尔滨医科大学
赵　惠　黑龙江中医药大学附属第二医院
徐世东　哈尔滨医科大学附属肿瘤医院
徐京育　黑龙江中医药大学附属第一医院
崔清波　哈尔滨医科大学附属第六医院
程为平　黑龙江中医药大学附属第一医院

口腔疾病诊疗与康复

编 委 会

主 编 王培军 吕智勇

副主编 牟明奎 章淑艳 刘 杰

编 者（以姓氏笔画为序）

于晓婧 青岛市即墨区人民医院

王丽娜 哈尔滨医科大学附属第二医院

王培军 哈尔滨医科大学口腔医学院

付兆臣 哈尔滨医科大学附属第二医院

吕智勇 哈尔滨医科大学附属第二医院

刘 杰 哈尔滨医科大学附属第二医院

刘明月 哈尔滨医科大学附属第二医院

闫 颖 哈尔滨医科大学附属第二医院

牟明奎 哈尔滨医科大学附属第二医院

李德志 哈尔滨医科大学附属第二医院

杨 烨 哈尔滨医科大学附属第二医院

赵 芳 哈尔滨医科大学附属第二医院

赵凌波 哈尔滨医科大学附属第二医院

胡馨元 哈尔滨医科大学附属肿瘤医院

徐 舰 哈尔滨医科大学附属第二医院

高 聪 青岛市黄岛区中心医院

章淑艳 黑龙江中医药大学附属第二医院

彭旭霞 哈尔滨医科大学附属第二医院

詹渊博 哈尔滨医科大学附属第二医院

总　序

中医被誉为“古老的东方智慧”，它蕴含着中国古代人民同疾病作斗争的过程中积累的临床经验和理论知识，是在古代朴素的唯物论和辩证法思想指导下，通过长期医疗实践逐步形成并不断发展的医学理论体系。近年来，随着理论研究的不断深入和技术的不断发展，中医学焕发勃勃生机，尤其是在新冠疫情以来，中医药抗疫效果显著，中医药的疗效日益得到公众的认可，人们深刻认识到中医药的独特地位。

中西医结合是中国传统医学与现代医学现实并存的必然结果，是科学发展和科学研究走向交叉、综合、系统化、国际化和多元化的必然趋势。旨在互相取长补短、提高临床疗效、发展新的医疗模式、创新医学理论、弘扬中华传统医药文化，以丰富世界医学，贡献全人类。

2021 年 6 月 30 日，国家卫生健康委、国家中医药局、中央军委后勤保障部卫生局联合发布《关于进一步加强综合医院中医药工作推动中西医协同发展的意见》，给中西医结合带来了前所未有的发展契机，这也必将带来对中西医结合人才培养和知识储备的巨大需求。鉴于此，我们集合了中医和西医领域的专家学者，从中西医结合的角度，精心编写了这套“中西医结合诊疗与康复系列丛书”，以飨读者（分册书名见下页）。希望本丛书能为广大医疗工作者解决中西医结合领域的诸多问题提供思路和方法，能对我国中西医结合事业的发展有所裨益。

丛书编委会

2021 年 7 月

中西医结合诊疗与康复系列丛书

消化系统疾病诊疗与康复

神经系统疾病诊疗与康复

内分泌疾病诊疗与康复

血液病诊疗与康复

冠心病诊疗与康复

脑卒中诊疗与康复

肾脏疾病诊疗与康复

肺癌诊疗与康复

耳鼻喉科疾病诊疗与康复

临床罕见病诊疗与康复

口腔疾病诊疗与康复

胃肠肿瘤术后诊疗与康复

骨科疾病诊疗与康复

妇产科疾病诊疗与康复

儿科疾病诊疗与康复

老年病诊疗与康复

目 录

第一章 牙体牙髓病

口腔处于一个动态的环境中，阴和阳一直保持着动态平衡，如果这一层平衡被打破，就会引发各种口腔疾病。在中医口腔学中，致病因素被称为邪气，口腔应对外界的能力被称为正气。当口腔中的阴阳保持动态平衡时，正气强，邪气弱，口腔保持健康。当口腔中阴阳平衡被打破时，正气消邪气长，口腔疾病发生。因此，维持口腔阴阳平衡便是要增长正气，抑制邪气，是维护口腔健康的重要手段。牙体牙髓病是发生于牙体硬组织和牙髓根尖周组织的疾病。本章将从中医和西医角度，一一介绍牙体牙髓病的病因病理、分类、临床表现、诊断、中医及西医治疗。目前中医治疗口腔疾病，其中的阴阳平衡理论在口腔医学中得以应用。阴阳平衡是机体维持稳定、正常运转的必要条件，机体健康与疾病的矛盾也可以从阴阳平衡理论中找到合理的解释。口腔作为机体五官中的一部分，其病也可以从阴阳平衡理论中找到合理的解释。

第一节 龋　　病

龋病（caries，tooth decay）是指在以细菌为主的多因素影响下，牙体硬组织发生慢性进行性破坏的一种疾病。殷墟甲骨文中有关于龋病的记载，是我国历史上出现的第一次关于龋病的记载，其记载于公元前 14 世纪。此外，在山顶洞人的颌骨上也发现了由于龋坏导致的颌骨破坏。龋病若得不到及时有效的治疗，容易引起牙髓病、根尖周病，甚至颌骨骨髓炎。中医学将龋病又称为齿龋、蛀牙或虫牙。

一、中医病因病理

古代中医将龋病的病因病理分为风热、风冷、胃火、肠热、湿热、痰毒、六郁、瘀血、中气虚弱、寒邪犯脑、肾阴亏虚、肾经虚寒及龋齿牙痛等 13 种之多，这些病因从不同的侧面客观地反映了龋齿牙痛病因的本质，为现代认识和研究其病因和发病奠定了基础。现代龋病的病因病理如下。

（一）胃肠积热

牙是手、足阳明经循行所过。若口腔内卫生差，牙体有龋坏，食物残渣及软垢积聚在牙齿龋洞内或邻接处，平素饮食不节，嗜食甘甜膏粱厚味，胃火炽盛，火热循经上熏，熏蒸于齿，日久则蚀齿。

（二）肾虚骨弱

肾为先天之本，主骨。齿为骨之余。阳明脉虚，肾精亏损，骨髓不足，不能濡养牙体，致齿不固而蛀。《黄帝内经》中所载的中医学理论认为，口腔健康和肾脏健康有着密切的关系。《素问》载“肾气盛，齿更发长”，“肾气实，发长齿更”，“肾气衰，发堕齿槁”。从理论上看，伴随着肾气由盛转为实，再转为衰，口齿的健康也由长转为更，再转为槁。整个过程呈现出正相关。从实际应用上看，对补肾固齿丸的研究发现补肾疗法对改善口齿松动有着奇效。由此可见，肾脏主口腔健康并不是虚谈。齿为口腔中最主要的组成部分，可以说齿的健康代表着口腔的健康。因此只有维护好齿的健康口腔才可以健康。中医学理论认为：肾有主骨生髓的功效，而齿生于骨，因此肾精足可以固齿。正如《温热论》载：“齿为肾之余。”肾精不足就会牙齿松动，严重者牙齿折断。所以不管是在口腔保健还是治疗中，都要重视补充肾精。

二、西医病因病理

关于西医龋病的病因，公认的是四联因素学说，主要包括细菌、口腔环境（食物）、宿主和时间。

（一）细菌

在牙面形成的获得性膜（acquired pellicle）上，会有细菌的黏附，形成牙菌斑，位于牙龈冠方的牙菌斑称为龈上菌斑（supragingival plaque），位于牙龈根方的牙菌斑称为龈下菌斑（subgingival plaque）。其中，龈上菌斑中的变异链球菌是龋病的主要致病菌，牙菌斑致龋的生物化学基础是糖代谢，通过糖分解及合成代谢从而产生有机酸和乳酸，使局部pH值下降。

（二）食物

食物致龋最主要的发病原因是食物中糖的作用。20世纪早期，有学者提出“精制食物”的概念，精制食物经过处理后，除了食物中的营养成分被破坏，其中有利于人体健康的物理性能也被削弱，包括食物的硬度、韧性刺激涎腺分泌，刺激咀嚼器官发育，刺激胃肠蠕动等。P M Dummer（1987）在一篇论文中提及英国人在17世纪以前的龋齿数量很少。17世纪以后，患龋率提高，且损害最多的在牙齿的咬合面和邻面，这与食物中糖的摄入量增加密切相关。Agnew（1941）在20世纪中叶对我国西康（今四川西部和西藏东部）藏族居民的调查和Cran（1959）对澳大利亚中部和南部居民的调查，都说明食用粗制食物者患龋的情况更轻。

（三）宿主

宿主与龋病的发病密切相关，包括牙对龋病的敏感性、窝沟深度等牙外形及解剖结构方面的原因。此外，牙弓形态不规则，牙列拥挤也增加了患龋的风险。宿主的免疫因素也与龋病密切相关。

（四）时间

这里的时间是指龋病发生、发展的时间，包括从获得性膜形成、菌斑的形成、细菌代谢糖类产酸再到牙釉质脱矿、发生龋坏所需要的时间。

三、临床表现与分类

龋病的临床表现即发生色、形、质的变化。色的变化根据龋坏程度而异，即由半透明的乳白色变为白垩色、淡黄色、黄褐色、黑褐色或墨浸状等；形的变化包括牙表面脱矿从而导致的缺损，继而形成龋洞，牙外形失去完整性，牙正常的解剖形态改变；质的变化即指牙体组织内部硬组织发生的变化，包括无机物脱矿、有机物崩解，临床探诊可见表面粗糙、质软等改变。

关于龋病的分类如下。

（一）根据进展速度分类

1. 急性龋（acute caries）

急性龋是指病变速度快，数月内形成的龋洞，由于病变进展较快，牙髓组织来不及反应，不能形成修复性牙本质，牙髓容易感染而发生牙髓炎。临床多见于儿童及青年人。

2. 猖獗龋（rampant caries）

猖獗龋又称“猛性龋”，较急性龋起病更急，是一种特殊类型的急性龋，累及多数牙。常见于头颈部放疗后的患者，也称“放射性龋”。舍格伦综合征患者由于唾液分泌量少，牙面自洁作用差，也容易形成牙面菌斑导致猖獗龋的发生。

3. 慢性龋（chronic caries）

慢性龋又称“干性龋”，病程慢，质地较硬，探针不易插入，是最常见的龋损类型。

4. 静止龋（arrested caries）

由于病变所处的环境变化，龋病发展得到控制，病变不再继续进展而维持原状。常见原因如相邻牙拔除、隐蔽部位开放、原有的致龋因素消失。

（二）根据损害的解剖部位分类

1. 窝沟龋（pit and fissure caries）

窝沟龋是指发生在咬合面及颊或腭沟、裂、点隙的龋损，呈倒锥形破坏，锥底部朝向牙本质，尖部朝向釉质，呈一个口小底大的损害。

2. 平滑面龋（smooth surface caries）

发生在窝沟以外牙面的龋损，即为平滑面龋。根据发生的位置不同，可分为颈部龋和邻面龋。

3. 根面龋（root caries）

根面龋指发生在牙根部的牙骨质，病因主要是任何原因造成的牙龈退缩导致牙根面外露。

4. 线形釉质龋（linear enamel caries）

线形釉质龋发生于上颌乳前牙唇面的新生线处。新生线也称为新生带，是出生前后釉质的界线，是乳牙特有的组织学特征。多发于2～4岁，首先波及上颌乳切牙的唇面，而后发展可波及上下第一乳磨牙、上颌乳尖牙，但不波及下颌乳切牙。

5. 隐匿性龋

隐匿性龋临床容易漏诊，因为龋洞发生在完整的釉质下方，具有隐匿性而称为隐匿性龋。好发于磨牙沟裂下方和邻面。

（三）按病变程度分类

1. 浅龋（enamel caries）

病变程度局限于釉质层，没有波及牙本质。探诊可见局部粗糙，用探针尖端能钩住小而浅的龋洞。

2. 中龋（dentinal caries）

病变程度达到牙本质层。由于牙本质无机物少，有机物多，细菌可从牙本质小管入侵，形成龋洞。

3. 深龋（deep caries）

龋病进展到牙本质深层，患者对冷、热、酸、甜刺激反应强，刺激物去除后疼痛立即消失，无自发痛，是深龋的特点。

四、诊断与鉴别诊断

（一）诊断要点

中医诊断可用压阳明脉之法检查龋齿，但更确切地确定龋齿的牙位及程度，中西医在龋病方面的诊断基本一致，均通过病史、视诊、探诊、温度刺激试验、透照法、X线片诊断。

1. 病史

浅龋患者无特殊病史，没有症状。中龋和深龋可有对冷、热、酸、甜刺激有反应的病史。

2. 视诊

从颜色即可判断龋病，即从透明乳白色变成白垩色、变暗变黑，甚至形成龋洞。

3. 探诊

探诊不光滑有粗糙感，或探针尖端可插入，患者会有酸痛症状，随着龋坏程度增加，探诊的疼痛症状加重。

4. 温度刺激试验

在中龋和深龋诊断时，可采用冷、热温度刺激试验，或电活力测定。

5. 透照法

透照法利用一种光导纤维装置，对检查前牙邻面龋洞很直观，可直接看出龋损部位和病变深度、范围。

6. X 线片

邻面龋、继发龋或隐匿龋不易通过其他方法诊断时，利用 X 线片检查可见低密度影像，对于检查龋洞的深度及其与牙髓腔的关系更为明确。

（二）鉴别诊断

1. 浅龋的鉴别诊断

浅龋一般无症状或无刺激敏感，需与以下疾病鉴别。①釉质发育不全：釉质表面有不同程度的实质性缺损，有时会有颜色的变化，变黄褐色，探诊光滑，病变呈对称性。②釉质钙化不全：颜色呈白垩色，可发生在牙面的任何部位，没有特殊的好发部位。③氟牙症：又称为斑釉症，颜色为白垩色至深褐色，对称分布，有明显的地区流行情况。

2. 中龋与深龋的鉴别诊断

中龋和深龋均对冷、热、酸、甜刺激敏感，区别在于痛感的强度，中龋痛感相对弱些，有时患者自身耐受容易导致临床误判，但由于中龋、深龋的治疗第一步都是去尽腐质，在去腐质的过程中就可诊断，所以鉴别中龋和深龋对临床来说意义不大。

3. 深龋与慢性闭锁性牙髓炎的鉴别诊断

慢性闭锁性牙髓炎表现为无明显自发痛，洞内探诊迟钝，热测引起迟缓疼痛，多有轻度叩痛。深龋的牙往往是当冷热刺激进入深龋的洞内才出现疼痛反应，而刺激去除后症状立即消失。

五、中医辨证论治

有关牙痛中医治疗的论文不少，其中有些观点极富新意。如李颖等提出助阳散寒法、祛风清热法、清胃泻火法、清热凉膈法、釜底抽薪法、行气解郁法、清胃滋肾法、温补脾肾法、导龙入海法、滋补肝肾法、升阳益气法等十一种治法治疗牙痛。龙凤昌将牙痛分为胃火、寒入少阴、虚火、肝郁化火等四型，分别用清胃散、六味地黄汤、麻辛附子汤及逍遥散等加减治之。而《灵枢·寒热》进一步指出，根据寒热辨虚实而采用或补或泻之法治疗龋齿。汉代张仲景（公元 2 世纪）所著《金匮要略》中有雄黄治疗小儿齿龋痛的论述；唐代苏敬等人编撰的《新修本草》（665 年）中有关于银膏补牙的记录。总而言之，中医辨证论治龋病，以胃肠积热证、肾虚骨弱证为主。该病的治疗方法以西医充填治疗为主。

（一）胃肠积热证

证候　有明显龋洞，病史有冷、热、酸、甜敏感及刺激痛，全身症状包括便秘、口渴、口臭、舌苔黄、脉滑。

治法 清除胃热，燥湿杀虫。

方药 清胃散加味。

方解 本方药具有清胃凉血之功效。其中黄连苦寒泻火，直折胃腹之热；牡丹皮、生地黄、升麻具有凉血滋阴及清热解毒的功效；当归身（佐）具有养血活血，消肿止痛之功效；升麻兼引经为使。

加味 热困胃腑、便秘可加大黄、黄芩、芒硝等，燥湿杀虫加海桐皮、露蜂房。

（二）肾虚骨弱证

证候 牙体龋蚀、酸痛不适，除冷、热、酸、甜刺激痛外，还伴有头晕眼花，腰膝酸软，舌苔少，脉细。

治法 滋阴补肾，坚齿护髓。

方药 六味地黄汤加味。

加味 可加狗脊、骨碎补，具有固齿功效。

六、西医治疗

1. 药物治疗

常用氟化物和硝酸银，可有效终止病变，治疗龋损。但需注意，形成龋洞的情况仍需要临床去腐充填治疗。药物只能减缓或终止龋损继续进展，不具有修复功能。

2. 再矿化治疗（remineralizative therapy）

再矿化治疗使脱矿的釉质或牙骨质再次矿化，恢复其硬度，从而能够终止或消除病损。具体方法是用人工再矿化液进行治疗，可以获得一定的疗效。

3. 充填术

充填术是去除腐坏牙质后采用牙科树脂材料充填，或瓷嵌体修复的方法。洞形要求：具有一定的抗力和固位形态。浅龋一般行直接充填；中龋可行单层垫底充填；深龋可先行氢氧化钙垫底，目的是保护牙髓，再行充填。

七、康复治疗

1. 外治法

1）生地黄 12g，冰片 1g，共捣为小丸，痛时可将一小丸放于龋洞内用于止痛。

2）白胡椒末 1g，青盐 0.5g，棉花包塞在龋洞内用于止痛。

3）樟脑末 1.5g，薄荷 2g，共同研磨后，用棉花包咬在痛的牙上。

4）蜂房 1 个，研末塞入龋洞之内，也可煎汤含漱，便可消除龋齿的疼痛。

2. 针灸治疗

1）实火痛，上齿痛取下关、内庭，下齿痛取颊车、合谷，均宜用泻法，留针 10～15 分钟。

2）虚火痛，在上方基础上加补太溪穴、泻行间穴。

参考文献

莎日娜，2020. 中药防龋的研究认知［J］. 内蒙古中医药，39（10）：152-154.

岳松龄，2005. 食物·糖·营养素与龋病龋病学研究百年回顾和展望之一［J］. 牙体牙髓牙周病学杂志，15（8）：419-423.

AGNEW H，1941. The Employment of Qualified Nurses for Clinical Tasks in Hospitals［J］. Can Med Assoc J，44（1）：62.

BAUQUIER J R，TENNENT-BROWN B S，TUDOR E，et al，2020. Anti-inflammatory effects of a p38 MAP kinase inhibitor，doramapimod，against bacterial cell wall toxins in equine whole blood［J］. Vet Immunol Immunopathol，220：109994.

BLEICHER F，2014. Odontoblast physiology［J］. Exp Cell Res，325（2）：65-71.

DUMMER P M，ADDY M，HICKS R，et al，1987. The effect of social class on the prevalence of caries，plaque，gingivitis and pocketing in 11-12-year-old children in South Wales［J］. J Dent，15（5）：185-190.

LIU F L，CHEN C L，LAI C C，et al，2020. Arecoline suppresses RANKL-induced osteoclast differentiation *in vitro* and attenuates LPS-induced bone loss in vivo［J］. Phytomedicine，69：153195.

MEI W，HAO Y，XIE H，et al，2020. Hepatic inflammatory response to exogenous LPS challenge is exacerbated in broilers with fatty liver disease［J］. Animals（Basel），10（3）：514.

PAPP T，HOLLO K，MESZAR-KATONA E，et al，2016. TLR signalling can modify the mineralization of tooth germ［J］. Acta Odontol Scand，74（4）：307-314.

RUEDA O M，DIAZ-URIARTE R，2009. RJaCGH：Bayesian analysis of aCGH arrays for detecting copy number changes and recurrent regions［J］. Bioinformatics，25（15）：1959-1960.

第二节　牙体硬组织非龋性疾病

牙体硬组织的非龋性疾病是指发生在牙体硬组织上的非龋病导致的牙体硬组织疾病，包括四环素牙、楔状缺损、牙本质过敏症及牙隐裂等。

一、病因病理

（一）釉质发育不全（enamel hypoplasia）

1. 病因

（1）局部因素

乳牙外伤、感染可直接影响其下方正在发育的恒牙胚，从而影响釉质的形成和矿化过程，导致这颗恒牙的釉质发育不全。

（2）全身因素

凡是能引起釉基质分泌和矿化的任何全身的变化，都有可能造成牙釉质发育不全，如婴幼儿时期的高热疾病（肺炎、猩红热、麻疹）、婴幼儿时期严重的营养障碍和内分泌失调、母亲在妊娠期间的高热性疾病等。

（3）遗传因素

连续出现在一个家族的几代成员中的釉质发育不全，称为遗传性釉质发育不全。

（4）其他特殊病因

如梅毒螺旋体、氟、四环素类药物。

2. 病理

（1）成釉细胞变性

成釉细胞形态不规则导致细胞水肿、空泡性变、坏死，最终导致其分泌功能受到抑制，釉基质停止沉积。

（2）釉基质皱褶、塌陷

釉基质沉积后，若不能及时钙化，则不能保持它的形状，而发生皱褶和塌陷。

（二）氟牙症（dental fluorosis）

1. 病因

人体总氟摄入量过高，正常人体所需氟（微量元素）的量为每日 0.5～1.5mg。饮水中氟摄入量过高是常见病因。

2. 病理

在牙釉质的形成时期，过量的氟可以使成釉细胞内质网发生肿胀、变性和剥离，氟离子更易取代钙磷离子与釉质结合，阻碍羟磷灰石的形成，形成氟磷灰石，造成釉质的矿化异常。由于表层釉质呈多孔性，易于吸附外来色素，如锰、铁化合物而产生氟斑。

（三）四环素牙（tetracycline teeth）

牙发育、矿化期，服用四环素类药物，如四环素、多西环素或土霉素等，可与正在发育中牙里的钙相结合，形成一种荧光物质，这种荧光物质氧化后会呈黄褐色或浅棕色，使牙发黄，并造成釉质发育不全，俗称“四环素牙”。

四环素来自血液循环，在牙本质沉积的过程中四环素钙复合物抑制了牙髓细胞中的成牙本质细胞合成胶原，从而抑制了矿物质的沉积。牙本质中的磷灰石结晶较小，总表面积比釉质磷灰石晶体大，使得牙本质吸收四环素的量比釉质多得多，造成牙本质的着色。

二、临床表现和分类

（一）分类

牙体硬组织的非龋性疾病可分为牙齿发育异常、牙损伤、牙本质过敏症等。具体分类见表 1-1。

表 1-1　牙体硬组织的非龋性疾病分类

分类		具体疾病（表现）
牙发育异常	结构异常	釉质发育不全
		氟牙症
		四环素牙
		遗传性牙本质发育不全
		先天性梅毒牙
	形态异常	过小牙、过大牙、锥形牙
		融合牙、双生牙、结合牙
		畸形中央尖
		牙内陷
		牙发育异常
		釉珠
牙损伤	牙外伤	牙震荡
		牙脱位
		牙折
	牙慢性损伤	磨损
		磨牙症
		楔状缺损
		酸蚀症
		牙隐裂
		牙根纵裂
牙本质敏感症		

1. 牙齿发育异常

牙齿发育异常指牙齿在生长发育期间，从胚胎第二个月（乳牙牙板）、胚胎 5～10 个月恒牙牙板，到 25 岁第三磨牙萌出，在这么长的一个过程中，机体因受到外界某些全身性或局部性不利因素的影响，导致牙齿发育异常，在结构、形态、数目和萌出方面产生异常的表现。

如果仅是釉质基质形成障碍出现的实质性缺陷，称为釉质发育不良；如果基质形成正常，只是矿化不全，临床上无釉质实质的缺损，仅表现出硬度和颜色的变化，称为釉质矿化不良。

2. 牙损伤

牙损伤包括急性损伤和慢性损伤，指牙萌出后，外界物理或化学因素导致牙齿受到伤害，出现缺损。

3. 牙本质敏感症

牙本质敏感症在临床上具有独特的表现及诊断意义，常伴随牙慢性损伤性疾病，如磨损、楔状缺损的发生。

（二）临床表现

1. 釉质发育不全

（1）轻症

釉质表面形态基本完整，只有颜色发生改变，为白垩色或黄褐色，横纹明显。

（2）重症

釉面出现实质性缺损，黄、棕、褐色且深染的窝状或带状缺损，带沟的宽窄不一也可有数条平行的横沟（沟状）。

（3）超重症

釉质表面呈蜂窝状缺损或釉质消失。前牙可见切缘变薄，后牙咬合面牙尖聚向中央或消失，釉质呈多个不规则结节和凹陷（桑葚状磨牙）。

2. 氟牙症

由于胎盘屏障，母乳中氟的含量恒定，故乳牙很少见，多见于恒牙。患者生活在高氟区时，牙正处于釉质发育和矿化期。釉质表面具有白垩样釉质，包括横纹、斑块，甚至累及全牙面。上前牙萌出后呈黄褐色斑块，严重时可见蜂窝状缺损。不具有耐磨性，但抗酸蚀力强。

3. 四环素牙

多见于1950～1980年出生人群的恒牙列。

染色：一般呈黄色。牙刚萌出时有荧光（在切片上紫外光下可见到明亮的黄色荧光带），以后因为日光作用而消失，牙由黄色变为棕色或褐色、黄褐色，颜色转变在切牙唇面最先发生。严重者呈灰棕色、蓝紫色染色，影响美观。用药时间越接近婴幼儿早期，牙本质的着色则越接近釉牙本质界，临床可以见到的染色程度也就越深。伴有釉质发育不全。

三、诊断与鉴别诊断

（一）釉质发育不全

釉质发育不全成组对称地发生，在同一时间发育和萌出的成组而对称的牙上面，缺损的情况也是对称的。釉质表面缺损部位光滑，质地坚硬，应与龋齿相鉴别。

（二）氟牙症

釉质表面呈白垩色，有着色及实质性缺损的表现。患者在牙发育时期曾有高氟区生活史。多为全口牙发病。与釉质发育不全相鉴别，氟斑牙呈散在云雾状，边界不明确，与生长线不完全吻合，而釉质发育不全的白垩色斑的边界比较明确，纹理与釉质生长线相平行。

四、中医辨证论治

牙的非龋性疾病，若出现临床症状，一般为冷、热、酸、甜刺激敏感，与龋坏的临床症状类似。关于中医辨证论治，主要分虚、实两大类，虚证以脾虚、肾虚为主，实证以火热为主。其中风热、胃火、肾虚为多数医生所赞同。

五、西医治疗

四环素牙治疗方法：浅染色可不治疗，中重度染色可行脱色或遮盖性修复，重度染色或釉质严重缺损，牙可做贴面、烤瓷面或冠修复。四环素牙影响美观，牙釉质容易剥脱，可出现牙本质敏感症，受到刺激后出现疼痛，严重的甚至导致牙髓炎症。

六、康复治疗

若无症状者，可不做处理，若出现对冷、热、酸、甜刺激敏感类似于龋病的症状，可参照龋病的康复治疗方法。

参考文献

王兴鑫，李佳佳，姜南，等，2019.中医在口腔医学中的应用［J］.全科口腔医学杂志（电子版），6（16）：54，60.

第二章

牙周黏膜疾病

第一节　牙　龈　病

在牙周组织（牙龈、牙周膜、牙槽骨、牙骨质）中，牙龈是唯一直接暴露在口腔中的组织。由于口腔内环境的特殊性，牙龈不断地接触来自外界的各种刺激，包括生物性的（如外来的、口腔内的、消化道或呼吸道的各种微生物及其代谢产物）、物理性的（咀嚼力、各种机械性创伤、温度刺激等）、化学性的（食物、药物、烟草等）刺激，而且也受机体的生理、代谢、免疫系统和疾病状态的影响，某些全身情况或疾病可以不同的反应方式和程度表现在牙龈上。这些复杂的因素就使发生在牙龈组织的疾病表现形式不同，种类繁多。

牙龈病是指一组发生于牙龈组织的病变，包括牙龈组织的炎症及全身疾病在牙龈的表现。牙龈病一般不侵犯深层牙周组织。牙龈病的主要特征为牙龈出血，本病属于中医学“龈衄”或“齿衄”等范畴。衄，出血。齿衄，指齿龈间出血。《景岳全书·卷二十八·齿牙》曰：“凡火者，必在牙床肌肉或为肿痛，或为糜烂，或为臭秽脱落，或牙缝出血不止，是皆病在经络。”《外科正宗·牙缝出血》亦曰：“牙缝出血，阳明胃经实火上攻而出也。又有胃虚火动，腐牙根，以致淡血常常渗流不已。实火清胃散、楝果裘塞之，虚火芦荟丸、人中白散搽愈。”其意即牙齿间牙龈出血，同牙衄。《证治准绳·杂病·诸血门》云：“血从齿缝中或齿龈中出谓之齿衄。”1999年世界牙周病分类研讨会将牙龈病分为菌斑引起的牙龈病（如慢性龈炎、青春期龈炎、妊娠期龈炎及药物性牙龈肥大等）和非菌斑引起的牙龈病（如病毒、真菌等引起的牙龈病，系统疾病在牙龈的表现及遗传性病变等）。菌斑引起的龈炎若未及时治疗，有可能发展为牙周炎。

本节只介绍龈炎。

龈　　炎

（一）中医病因病理

1. 胃腑积热

胃为水谷之海。胃腑积热，过食辛辣煎炒厚腻之品，致脾胃积热，久之蕴而化火，胃经上绕齿龈，其火循其经上扰齿龈，湿热上蒸，熏灼龈肉，灼伤血络，致齿龈红肿、渗血。例如，《血证论·卷二》云："牙床尤为胃经脉络所绕，故凡衄血，皆是胃火上炎，血随火动。"又如《医宗金鉴·卷六十五》说："若胃经虚火者，牙龈腐烂，淡血渗流不已。"《医宗金鉴·外科心法要诀·齿部》也指出："牙翻牙缝内出血，胃肾二经虚实热，实多口臭牙坚牢，虚则反此当分别。"

2. 肾阴亏损

此学说，首见于《黄帝内经》。肾生髓主骨，齿为骨之余。肾阴亏虚，肾水不足，虚火内生，上灼龈络，血渗脉外则齿衄。例如，《血证论·卷二》云："亦有肾虚火旺，齿豁血渗，以及，睡则流血，醒则血止者，皆阴血虚，血不藏之故。"发病机制主要为虚火上炎，一者阴精亏虚，无以制阳导致阴虚火旺；二者命门火衰，群阴逼迫真阳浮越于上。

3. 脾气虚弱

脾主统血，不致溢出脉外。若脾气虚弱，统摄无权，营血不得循经而妄行于外，从牙龈齿缝中渗漏而出。若衄血日久，则血液伤耗太过，脾气已虚，生化之源短缺，则血液补充不足而血虚。血虚则无以生气而气少，气少则不能摄血而衄血日甚。

4. 营卫失和

《伤寒论·辨脉法》曰："中焦不治，卫气上冲，脾气不转，胃中为浊，营卫不通，血凝不留。"众所周知，营卫之气源于中焦脾胃，中焦脾胃功能失调，营卫不和，可致气血壅滞于齿龈而引起牙龈肿痛，此类龈炎多伴有自汗等营卫失和的表现。

（二）西医病因病理

菌斑是始动因素，牙石、食物嵌塞、不良修复体、牙错位、牙列拥挤及口呼吸等局部促进因素，以及一些全身因素的继发改变均会促进菌斑的形成和发展，从而加重牙龈的局部炎症。

1. 牙菌斑

细菌构成的菌斑及其毒性产物主要是引发牙龈组织的慢性非特异性炎症。近年研究发现，龈炎的优势致病菌为黏性放线菌（*Actinomyces viscosus*，Av）、微小微单胞菌（*Micromonas micro*）、内氏放线菌（*Actinomyces naeslundii*，An）和黄褐二氧化碳嗜纤维菌（*Capnocytophaga ochracea*）等。

2. 口腔环境

口腔卫生差者牙面上堆积着大量软垢、牙石及烟斑。软垢由食物碎屑、细菌、上皮细胞、白细胞等组成，常呈黄色或灰白色积聚在牙颈部；牙石是附着在牙面上的钙化或正在钙化的以菌斑为基质的团块，牙石上面始终有细菌覆盖；吸烟不仅影响牙龈的血液循环，使其抵抗力降低，而且可使牙表面粗糙，利于菌斑的附着。这些因素均可使细菌与牙龈密切接触，导致牙龈炎症的发生。

3. 不良修复体

活动义齿的基托、牙列矫正装置、金属全冠的边缘不贴合、固定桥的桥体接触牙龈过紧或充填物的悬突等，不仅直接压迫或刺激牙龈，而且是牙菌斑最易聚集之处，菌斑可进一步钙化为牙石，会经常引发牙龈的炎症。

4. 牙排列紊乱

牙排列不齐或个别牙错位，常可引起食物嵌塞和软垢的堆积，刷牙和漱口难以消除刺激物，微生物及其产物长期作用于牙龈，导致牙龈的炎症。

5. 不良的口呼吸习惯

口呼吸者，口腔黏膜和牙龈干燥，口腔卫生差，牙龈抵抗力降低，易发生慢性炎症。口呼吸常是前牙增生性龈炎的重要因素。

6. 全身因素

某些全身因素（如内分泌紊乱、维生素 C 缺乏、营养障碍）与系统性疾病也可引起或加重牙龈炎症。

7. 口服某些药物

长期服用抗癫痫药、免疫抑制剂或降血压药，可导致药物性牙龈增生。

（三）临床表现和分类

1. 慢性龈炎（chronic gingivitis）

慢性龈炎是口腔常见病和多发病，涉及的人群广，几乎每个人在其一生中的某个时间段都可发生不同程度和不同范围的慢性龈炎。其病程较长，病损一般局限于游离龈和龈乳头，严重时可波及附着龈，下前牙最多见，其次为上颌后牙的颊侧和下颌后牙的舌侧。本病的诊断和治疗并不难，但是治愈后仍可复发，如果得不到及时的治疗就会发展为牙周炎。

慢性龈炎的临床体征：①正常牙龈刷牙、咬硬物或吸吮均不引起出血；慢性龈炎患者一般无自觉症状，就诊时的主诉多为在刷牙、咬硬物或吸吮时牙龈出血，甚至说话时也会出血，但有的患者偶有牙龈发胀、发痒不适感和呼气异味（breath malodor），亦称口腔异味（oral malodor），也可直称口臭（halitosis），已成为患者的主诉症状之一，是目前研究的热点。②检查可见慢性龈炎患者口腔卫生不良，龈缘有大量的软垢、牙石及色素堆积。早在《黄帝内经》即有牙周病病因及某些症状的记载，如《素问・诊要经终论》云："少阴终者，面黑，齿长，而垢。"认为少阴经亏虚导致本病表现为齿龈萎缩，牙齿伸长，牙石堆积等症状。③正常的牙龈颜色粉红；患病时游离龈和龈乳头呈鲜红或暗红色，严重的牙龈充血范围可波及附着龈，这是由牙龈结缔组织内血管增生、充血所致。④正常的牙龈外形为龈缘薄呈扇贝状紧贴于牙颈部，龈乳头呈楔形充满牙间隙，附着龈可见点彩；患病时眼缘变厚且与牙面分离，龈乳头变圆钝肥大，点彩消失，表面光亮，较重者可见龈缘糜烂或肉芽增生，其主要原因是炎性渗出较多，组织发生水肿。⑤正常的牙龈质地致密而坚韧，尤其是附着龈处的上皮下方具有丰富的胶原纤维，使其牢固地附着于牙槽骨表面；患病时牙龈质地松软脆弱，缺乏弹性，病程长者由于牙龈增生，质虽坚韧但有弹性，以下前牙常见，以往的教科书称为增生性龈炎（hyperplastic gingivitis）。⑥正常的龈沟深度为 2～3mm；有病变时龈沟的探诊深度可达 3mm 以上（称"龈袋"或"假性牙周袋"），但此时附着水平的位置没有改变，其是由牙龈组织的水肿或增生所致。⑦健康的牙龈龈沟探诊不会导致出血；患病时用钝头探针在龈缘下 1mm 区轻轻沿龈缘滑动后观察 10～

15 秒见有出血，即探诊出血（bleeding on probing，BOP）阳性，对判断牙龈有无炎症有重要的临床意义。⑧正常龈沟液的量极少或无；在病变时龈沟液量增多，龈沟液量的增加可作为评估牙龈炎症的一个客观指标。

2. 青春期龈炎（puberty gingivitis，或 puberty-associated gingivitis）

牙龈是性激素的靶组织，内分泌改变使牙龈组织对微量的局部刺激产生较明显的炎症反应。其特点：①男女均可患病，但女性患者稍多于男性。②多见于乳恒牙替换期、牙排列不齐、口呼吸及戴矫治器的青春期儿童，口腔卫生差。③青春期过后，牙龈炎症可有部分消退，但原有的龈缘炎症不会自然消退。④患者的主诉症状常为刷牙或咬硬物时出血、口臭等。好发于前牙唇侧的牙间乳头和龈缘，舌侧牙龈较少发生。⑤检查可见唇侧牙龈颜色暗红或鲜红；光亮，肿胀较明显，龈乳头常呈球状突起；质地松软。⑥龈沟加深形成龈袋，但附着水平无变化，亦无牙松动和牙槽骨吸收。⑦龈沟液增多，BOP 阳性。

3. 妊娠期龈炎（pregnancy gingivitis）

妊娠本身不会引起牙龈的炎症，但由于妊娠期间女性激素水平升高，使原有的牙龈慢性炎症加重，发生率为 30%～100%。其特点：①一般在妊娠 2～3 个月出现症状，8 个月达高峰，分娩 2 个月后炎症可减轻至妊娠前水平。②患者常以吮吸或咀嚼食物时牙龈出血为主诉就诊，一般无疼痛，严重时龈缘可有溃疡和假膜形成，有轻度疼痛。③检查发现龈缘和龈乳头呈鲜红或暗红色，松软而光亮。显著的炎性肿胀、肥大，有龈袋形成，轻触之即易出血，BOP 阳性。④发生在单个牙的龈乳头部位的突起瘤样物，即妊娠期龈瘤（也称“孕瘤”），多发生在妊娠早期，为无痛性非真性肿瘤，孕妇中的发生率为 1.8%～5%，分娩后妊娠期龈瘤能逐渐自行缩小，但必须去除局部刺激物才能完全消失。患者多因出血或妨碍进食就诊。

检查可见患牙的牙间乳头区常呈扁圆形肿大，向近远中（口腔中靠近中线一侧称为近中，另一侧为远中）扩延，色鲜红，质松软易出血，有的呈小的分叶状，表面有溃疡和脏性渗出，有蒂或无蒂。直径一般不超过 2cm，其病理变化表现为血管瘤样的肉芽肿性病变。

4. 药物性牙龈肥大（drug-induced gingival enlargements）

药物性牙龈肥大，曾称为“药物性牙龈增生”，是指长期服用某些药物而引起牙龈的纤维性增生和体积增大，如抗癫痫药苯妥英钠（占 40%～50%），器官移植后长期服用免疫抑制剂（环孢素，占 30%～50%），高血压长期服用钙通道阻滞剂（钙拮抗剂）如硝苯地平、维拉帕米等药物，后两类药引起牙龈增生的机制尚不十分清楚。其特点：①一般在服药后的 1～6 个月内出现牙龈增生，只发生于有牙区，拔牙后增生的牙龈组织可自行消退。②患者一般无疼痛，无出血，多数是以牙龈增生影响美观和咀嚼而就诊。③检查可见增生的牙龈组织呈淡粉红色；起始于唇颊侧或舌腭侧龈乳头，呈小球状突起于牙龈表面，继之龈乳头可呈球状、结节状，增生的龈表面可呈桑葚状或呈分叶状；增生的龈乳头继续增大，可互相靠近或相连并向边缘龈扩展，覆盖部分牙冠，牙龈表面出现“齿痕”，严重时可波及附着龈。牙龈质地坚实略有弹性，可压迫致牙移位。④龈沟加深形成龈袋，使菌斑易于堆积而并发炎症，此时的牙龈可呈深红或紫红色，质地较松软，龈缘易出血。⑤可发生于一组牙，也可累及全口牙。

（四）诊断与鉴别诊断

1. 诊断要点

（1）慢性龈炎

根据病史及口腔卫生状况，牙龈色、形、质的改变，牙周附着情况，龈沟探诊深度和探诊出血，龈沟液量增多和无牙槽骨的吸收等主要临床表现可诊断。

（2）青春期龈炎

根据患者处于青春期、病因和病史、牙龈组织的炎症反应较强即可诊断。

（3）妊娠期龈炎和龈瘤

如果患者是育龄妇女，且牙龈出现鲜红色，高度水肿、肥大，有明显出血倾向者，或有龈瘤样表征的患者，应询问其月经情况，了解是否妊娠。若已有妊娠史便可诊断。文献报道有些长期服用激素类避孕药的妇女也可有类似的症状，一定要注意了解这方面的问题。

（4）药物性牙龈增生

根据全身病史和长期服用苯妥英钠、环孢素和硝苯地平等药物的历史，以及牙龈实质性增生的特点，诊断本病并不困难。

2. 鉴别诊断

（1）慢性龈炎与急性坏死性溃疡性龈炎的鉴别

主要的鉴别点是急性坏死性溃疡性龈炎患者疼痛剧烈，牙龈自发性出血，腐败坏死性恶臭，龈乳头和边缘龈的坏死呈刀切状缺损，涂片检查可见有大量螺旋体和梭形杆菌。慢性龈炎无剧烈疼痛、无牙龈自发性出血、无龈缘和龈乳头的坏死。

（2）慢性龈炎与血液病引起的牙龈出血的鉴别

主要的鉴别点是牙龈出血、血液学检查及全身状况。白血病、血友病、再生障碍性贫血、血小板减少性紫癜等血液系统疾病有全身乏力等症状，牙龈自发性出血或渗血，血液学检查不正常。慢性龈炎的患者无血液病史，牙龈无自发性出血，仅刷牙时出血，血液学检查正常。

（3）慢性龈炎与获得性免疫缺陷综合征（艾滋病）相关龈炎的鉴别

主要的鉴别点是龈缘的表现、对治疗的反应和实验室检查。艾滋病相关龈炎临床可见游离龈缘呈明显的界线清楚的火红色线状充血带，称作“牙龈线形红斑”（linear gingival erythema，LGE），附着龈可伴有瘀斑或弥散点状红斑，可有牙龈刷牙后出血或自发性出血。经基础治疗，在去除牙面菌斑和龈上牙石后，牙龈充血带仍不消退或经治疗后效果不明显，且人类免疫缺陷病毒（HIV）检查结果为阳性。目前认为，LGE 与白念珠菌感染有关。艾滋病患者的口腔内还可出现毛状白斑、卡波西肉瘤等，血清学检测有助于确诊。慢性龈炎患者的龈缘和龈乳头为广泛的充血水肿，经龈上洁治后牙龈充血立即消退，或经治疗后效果明显，血清学检查结果正常。

（4）妊娠期龈瘤与化脓性肉芽肿（pyogenic granuloma）鉴别

化脓性肉芽肿临床表现为个别龈乳头的无痛性肿胀、突起的瘤样物，有蒂或无蒂，牙龈颜色鲜红或暗红，质地松软极易出血。多数病变表面有溃疡和脓性渗出物，一般多可找到局部刺激因素。病理变化为毛细血管瘤样的肉芽肿性病变，血管内皮细胞和新生毛细血管的大量增殖，并有炎症细胞浸润，上皮萎缩或增厚，表面常有溃疡和渗出，治疗后易复发。妊娠期龈瘤患者为育龄妇女，且牙龈出现高度水肿和肥大，色鲜红，有出血倾向，有的患者分娩后可自愈。应询问其月经情况，了解是否为妊娠期便可鉴别。

（5）药物性牙龈肿大与遗传性牙龈纤维瘤病鉴别

主要的鉴别点有两个，遗传性牙龈纤维瘤病无长期服药史，但有家族史，牙龈增生范围广泛，程度重。药物性牙龈肿大有长期服药史，无家族史，虽然牙龈增生范围广泛，但程度相对较轻。

（五）西医治疗

牙龈病的治疗首先是去除局部刺激因素，适当应用中西医结合方法进行治疗，并且开展椅旁卫生宣教，启发患者自觉保持良好的口腔卫生习惯，主动控制菌斑，定期复查，巩固治疗效果。

1）牙龈病首先应行龈上洁治术，彻底清除菌斑、软垢和牙石，并且进行抛光。术后用3%过氧化氢溶液冲洗龈沟，并在龈沟内放置碘制剂，如2%碘甘油等。全身一般不使用抗生素，可使用抗生素类漱口剂含漱。青春期患者和正畸治疗患者要定期复查。若牙龈增生者经过洁治术后牙龈没有恢复正常，可行牙周手术治疗，如牙龈切除术或牙龈成形术。

2）炎症较重和伴有全身疾病者（如糖尿病），行洁治术的同时口服甲硝唑、替硝唑或其他抗菌药控制炎症。

3）妊娠期龈炎局部治疗应尽量选择在妊娠的4～6个月进行，操作仔细，动作轻柔，尽量减少刺激和出血。局部用药应选择刺激性小、不含抗生素的药物，避免使用全身药物治疗。较大的妊娠瘤妨碍进食者，手术切除应在无痛状态下进行，同时避免出血过多，严格控制菌斑，防止复发。

4）对于药物性牙龈肥大以往的观点是停止使用或更换引起牙龈肥大的药物，目前许多临床研究资料表明患者可不用停药或更换药物，通过洁治、刮治以清除菌斑和牙石，并消除其他一切导致菌斑滞留的因素，肥大的牙龈可明显好转甚至痊愈。如果牙周基础治疗后牙龈肥大改善不明显，应与相关的专科医师协商，再考虑更换其他药物或与其他药物交替使用，以减轻副作用。

5）急性坏死性溃疡性龈炎局部处理很重要，彻底清除坏死的牙龈组织，首选放氧剂，如3%过氧化氢溶液冲洗疮面并涂布2%碘甘油，同时口服阿莫西林和甲硝唑。

6）其他治疗

a. 局部吹药：选用冰硼散、小蓟散或云南白药吹患处，以清热消肿止痛。每日3～4次。

b. 局部搽药：选用炒蒲黄、地榆炭、血余炭、白及粉等，研板细末，外搽患处每日3～4次。

c. 中药漱口水：防风、厚朴、香附等，制成漱口液，含漱，每日3～4次。

d. 西药漱口水：①0.12%～0.2%氯己定，又名洗必泰，为广谱抗菌剂，是目前公认的抗菌斑效果最确切的药物，对G^+及G^-细菌和真菌都有较强的抗菌作用，其缺点是味苦、牙齿及舌背黏膜着色（黑色）、口腔黏膜烧灼感或一过性味觉改变（饭后和睡前使用）。②1.5%过氧化氢溶液（H_2O_2），又名双氧水，对厌氧菌有良好的抑菌作用。③0.05%西吡氯烷（又名西吡氯铵溶液），是一种阳离子季铵化合物，可与细菌细胞壁上带负电荷的基团作用而杀灭细菌。④三氯羟苯醚液是一种非离子性光谱抗菌剂，具有抑制菌斑形成和抗炎的双重作用。⑤氯化亚锡液长期用于龋病的预防，近年研究发现，0.05%或 0.1%氟化亚锡液含漱能有效地抑制菌斑聚集，同时可减轻牙龈炎症。

（六）中医辨证论治

1. 胃腑积热证

胃火炽盛，上攻齿龈，当清泻胃火。

证候　齿龈红肿、肥大、疼痛，出血量多，色鲜红，口臭，烦渴多饮，大便秘结，舌质红，苔黄腻，脉洪数。

治法　清胃泻热，消肿止衄。

方药　清胃散加味。

方解　该方源于《脾胃论》，清胃凉血。方中黄连（君）苦寒泻火，直折胃腹之热；生地黄、升麻、牡丹皮（臣）凉血滋阴清热解毒；当归身（佐）养血活血消肿止痛；升麻兼引经为使。

加味　上齿龈出血，加石膏；下齿龈出血，加大黄；肿胀甚者，加茜草根、赤芍；出血量多者，加侧柏叶、仙鹤草等。

2. 肾阴亏虚证

证候　牙龈微红微肿，牙龈渗血绵绵，量少色淡，全身或见腰膝酸软，舌红，少苔，脉细数。

治法　滋阴补肾，降火止衄。

方药　知柏地黄汤加味。

方解　熟地黄（君）滋肾阴，益精髓；山茱萸（臣）滋肾益肝，山药（臣）滋肾补脾。泽泻（佐）泻肾降浊，牡丹皮（佐）泻肝火，茯苓（佐）渗脾湿，知母、黄柏清肾中伏火，清肝火，因此知柏地黄丸具有滋阴降火的作用。故阴虚火旺而致的骨蒸劳热、虚烦盗汗、腰脊疼痛、遗精、腰酸腿软、头晕目眩、耳鸣耳聋、牙痛、咽喉肿痛等症均可使用该药。

加味　牙龈渗血不止，熟地黄易生地黄，加牛膝、藕节；五心烦热，加龟甲、生龙骨。

3. 脾气虚弱证

证候　牙龈淡红不肿，牙龈渗血，量少而缠绵不止，全身或见面色萎黄，头晕眼花，少气懒言，舌淡，脉细弱。

治法　补脾益气，摄血止衄。

方药　补中益气汤加味。

方解　本方补中益气，升阳举陷，甘温除热。黄芪（君）补中气，升阳固表；人参、炙甘草、白术（臣）补气健脾；陈皮、当归（佐）理气和胃，使诸药补而不滞，当归养血和营；升麻、柴胡（佐使）升阳举陷。

加味　渗血缠绵不止，加阿胶、田三七。

4. 营卫失和，气血壅滞

证候　牙龈肿痛不甚，多起于外感后，伴有自汗、恶风等症，纳、寐一般，大便调，舌淡红，苔薄，脉浮弱或缓。

治法　调和营卫。

方药　桂枝汤。

方解　方中有桂枝、生姜、芍药、甘草、大枣。清代徐彬在《金匮要略论注》中说："桂枝汤，外证得之，解肌和营卫；内证得之，化气调阴阳。"是其谓也。伤寒大家柯琴亦称该方为"群方之冠"。可见，通过桂枝汤调和中焦营卫，畅调气血以治牙龈肿痛，甚是绝妙。

（七）中西医预防与康复

1）定期进行口腔检查和洁治，去除菌斑和牙石。

2）采用正确的刷牙方法，避免损伤牙龈。尤其是青春期患者和接受正畸治疗的患者一定要注意口腔卫生。

3）育龄期妇女孕前一定要进行口腔和牙周检查，防止妊娠期龈炎的发生。

4）对于需长期服用苯妥英钠、环孢素和钙通道阻滞剂等药物者，应在用药前先进行牙周检查，消除一切可能引起牙龈炎的刺激因素，并教会患者控制菌斑、保持口腔卫生的方法。积极治疗原有的龈炎，方能减少本病的发生。

5）坚持早晚刷牙，饭后漱口；坚持叩齿和按摩牙龈，以增强牙周组织健康。

在治疗该病的同时，患者应注意口腔卫生的维护，多吃新鲜蔬菜、水果，少食辛辣炙煿之品，忌烟酒。只有这样才能够取得更佳的临床疗效。

本病经及时、正确的治疗，即可痊愈。若失于治疗或治不得法，常可导致牙周炎的发生。

参考文献

曹淑芬，2016. 牙龈炎的中医辨证治疗［N］. 上海中医药报，2016-09-30（8）.

黄存垣，2011. 牙龈反复肿痛的中医论治［J］. 老友，（9）：54.

卢慧蓉，万文蓉，2019，中医辨证论治牙龈炎探析［J］. 中医药通报，18（2）：21-22，39.

第二节　牙　周　炎

一、慢性牙周炎

牙周炎（periodontitis）是由菌斑生物膜为主要因素引起的牙周组织的慢性感染性疾病，可导致牙周支持组织（牙龈、牙周膜、牙槽骨和牙骨质）的炎症、牙周袋的形成及附着丧失、进行性的附着丧失和牙槽骨吸收，最后可导致牙松动脱落。本病属于中医学"牙宣"范畴。牙宣《辞海》中释为"显示"名意，牙龈萎缩后，牙根显露于外的意思，牙宣指牙龈红肿疼痛，或龈肉萎缩，牙根宣露，牙松动，经常渗血溢脓为特征的疾病。其病变包括牙龈等在内的牙支持组织所患的疾病。其中大部分为慢性病。早期症状不明显，仅感牙龈发痒，牙浮起感，咀嚼无力等，易被忽视；继而牙龈红肿出血，龈下有坚硬的牙结石，牙周袋形成，牙龈萎缩，亦可有脓液从牙周袋溢出，牙根暴露，牙松动。若治疗不及时，日久可致牙自行脱落。严重者可波及全口牙。本病是一种最常见的口腔疾病，其发病率极高。关于牙宣《医宗金鉴》有“牙宣初起肿牙龈，日渐腐颓久露根”的记载，为龈肉萎缩之齿动的病症，类似于牙周炎。

（一）中医病因病机

1. 胃火炽盛

《血证论·齿衄》中指出：“牙床尤为胃经脉络所绕，故凡衄血。皆是胃火上炎，血随火动。”《疮疡经验全书》中有“牙宣谓脾胃中热，涌而宣露也，此证牙齿缝中出血”的论述。在《景岳全书·卷二十八·杂证漠·齿牙》中有“凡火者，必在牙床肌肉间，或为肿痛，或为糜烂，或为臭秽脱落，或牙缝出血不止，是皆病在经络，而上牙床所属足阳明也”的记载。《明医杂著·卷三》则指出脾胃湿热也是牙宣的致病因素之一，其曰：“盖齿虽属肾，而生于牙床，上下属阳明大肠与胃，犹木生于土也。平素嗜食膏粱厚味，或饮酒嗜辛，辛热损伤脾胃，致脾胃积热，其热循经上蒸齿龈，伤龈损络而致本病。”

2. 肾阴亏损

《仁斋直指方·齿论》云：“齿者，骨之所终，髓之所养，肾实主之。故肾衰则齿豁，精盛则齿坚，虚热则齿动。”齿乃骨之余，为肾之所主。肾精亏虚，不能上濡于齿，加之阴虚火旺，虚火上炎于龈肉，致骨质痿软，齿龈退缩。

3. 气血不足

《圣济总录·口齿门》云：“牙齿虽为骨之所终，能之所养，得龈肉而固济，可以坚牢，今气血不足，揩理无方、风邪袭虚，客于齿间，则令肌寒血弱，龈肉缩落、渐至宣露，永不附着齿根也。”气血不足无以上漏，齿龈失于濡养，则外邪乘虚而入，客于齿龈间，气血不足，加之护齿不当，措理无方，外邪乘虚而入，内外合邪，则肌寒血弱而成牙宣。《诸病源候论·齿挺候》中也有相似的论述。

4. 外客风热

风热外邪是引发牙宣的重要因素。《外台秘要·卷二十二》曰：“病源手阳明之支脉入于齿，头面有风而阳明脉虚，风夹热乘虚入齿龈，搏于血故血出也。”《医宗金鉴·外科心法要诀·牙宣》也有“总有胃经客热积久，外受和风、寒凉相搏而成。有喜冷饮而恶热者，系客热遇寒凉，凝滞于龈肉之间；有喜热饮而恶凉者，系客热受邪风，稽留于龈肉之内”的记载。

（二）西医病因病理

本病病因可分为局部因素和全身因素两类。

1. 局部因素

病因主要为牙菌斑，牙石、食物嵌塞、不良修复体等均为加重菌斑滞留的局部刺激因素。龈下菌斑中毒力较强的牙周致病菌［如牙龈卟啉单胞菌（Pg）、伴放线聚集杆菌（Aa）、福赛拟杆菌、螺旋体等］大量滋生，导致胶原破坏，结合上皮向根方增殖，形成牙周袋性龈炎。牙槽骨吸收，原有的慢性龈炎发展成为牙周组织的破坏性疾病——牙周炎。此外，一些牙位异常、不良习惯、咬合创伤等会加重牙周炎的症状。

2. 全身因素

全身因素包括遗传因素、内分泌紊乱、免疫功能缺陷、某些系统性疾病等。遗传因素是侵袭性牙周炎和重度牙周炎发生的主要决定因素之一。遗传因素对牙周炎易感性的影响已得到国内外学者的广泛认同。近年研究发现，遗传因素对牙周病临床症状的严重程度有一定的影响，因此有关牙周炎遗传背景的研究受到关注。许多研究表明，吸烟、精神压力与牙周炎的破坏呈正相关。普遍认为，吸烟导致牙周炎发病在于影响体液免疫、细胞免疫和炎症过程，尤其是削弱口腔中性粒细胞的趋化和吞噬功能；降低局部氧张力，有利于某些致病菌的生长；吸烟者的口腔卫生一般比较差，牙面菌斑堆积多，牙石形成增加；吸烟影响牙周组织的修复。

（三）临床表现

慢性牙周炎（chronic periodontitis，CP）

本病起病缓慢，早期主要表现为牙龈的慢性炎症。一般侵犯全口多数牙，少数患者仅发生于一组牙（如前牙）或个别牙，且呈一定的对称性。活动期与静止期交替进行，病程长达十余年甚至数十年。牙面常有大量牙石，牙龈呈现不同程度的慢性炎症，颜色呈鲜红或暗红色，质地松软，点彩消失，牙龈水肿。探诊出血甚至溢脓。早期已有牙周袋和牙槽骨吸收，程度较轻，牙尚不松动。晚期深牙周袋形成后，牙松动，咀嚼无力或疼痛，甚至发生急性牙周脓肿。

全口牙中附着丧失和骨吸收的位点＜30%者为局限型，如果＞30%的位点受累为广泛型。慢性牙周炎根据病变程度的不同可分为轻度、中度和重度。①轻度：牙龈炎症轻度，探诊有出血，牙周袋深度＜4mm，附着丧失 1～2mm，牙无松动，牙槽骨吸收不超过根长的 1/3；②中度：牙龈炎症明显，探诊出血或有脓，4cm≤牙周袋深度＜6mm，附着丧失 3～4mm，牙轻度松动，牙槽骨水平或角型吸收超过根长的 1/3，但不超过 1/2；③重度：牙龈炎症较明显，脓肿形成且溢脓，探诊有出血，牙周袋深度＞6mm，附着丧失≥5mm，牙明显松动，牙槽骨吸收 1/2 以上，多根牙有根分叉病变。

慢性牙周炎的四大临床特征如下。

（1）牙龈出血和炎症

患者一般有大量或中等量的牙石、菌斑。龈缘、龈乳头和附着龈呈鲜红色或暗红色。牙龈组织水肿，龈缘变厚，龈乳头圆钝，牙龈松软肥大，龈缘糜烂。牙龈探诊出血，时有自发出血现象。患者可有刷牙或进食出血或口臭等症状。

（2）牙周袋形成、附着丧失

牙周炎时，炎症使结合上皮遭到破坏，并向根方移位，形成深牙周袋。因此，牙周袋是病理性加深的龈沟，也是牙周炎最重要的病理改变之一。由于牙周袋变深及牙龈水肿加剧，使得菌斑的堆积与滞留更加便利，加重了牙周的炎症，形成牙周脓肿，甚至牙周袋溢脓。

（3）牙槽骨吸收

炎症侵犯到牙周支持组织，致使牙槽骨吸收。牙槽骨吸收类型在后牙区多呈垂直型吸收，前牙区为水平型吸收。

（4）牙松动

正常情况下，牙都有一定的生理动度。在牙周炎时则可见牙有超过生理动度的松动，这是牙周炎的四大临床症状之一。

重度牙周炎可出现伴发病变：①牙移位；②食物嵌塞；③继发性创伤；④牙根暴露，对温度敏感或发生根面龋；⑤急性牙周脓肿；⑥逆行性牙髓炎；⑦口臭。

（四）诊断与鉴别诊断

1. 诊断要点

（1）慢性牙周炎

早期牙周炎不被患者重视，对以牙龈出血为主诉的就诊者，要严格检查牙周袋深度和附着丧失，同时拍 X 线片不难做出诊断；诊断中度以上牙周炎根据四大症状即可诊断，但要注意重度牙周炎伴发病变的诊断。

（2）侵袭性牙周炎

根据口腔卫生情况、牙松动程度，重点检查切牙和第一磨牙，需要早期做出诊断；拍片检查切牙和第一磨牙牙槽骨吸收的类型；有条件时做微生物学检查及白细胞功能检查；特别要注意区分是局限型还是广泛型。

2. 鉴别诊断

（1）早期牙周炎与慢性龈炎的鉴别

主要的鉴别要点为牙周附着丧失和牙槽骨吸收。慢性龈炎仅有龈缘和龈乳头的色形质改变，无牙周袋形成和牙周附着丧失，X 线片显示牙槽嵴正常。早期牙周炎有牙周袋形成和牙周附着丧失，X 线片显示牙槽嵴顶高度降低，硬板消失。

（2）侵袭性牙周炎与慢性牙周炎的鉴别

慢性牙周炎发病率高，有局部因素和全身因素，主要致病菌为 Pg，发病年龄较大，口腔卫生差，牙周袋浅而宽，牙松动在骨吸收时出现，牙槽骨多为水平型吸收且较慢。侵袭性牙周炎发病率相对低，以遗传因素为主，主要致病菌为 Aa，患者年龄较轻，口腔卫生较好，早期出现牙松动甚至移位，后期有深而窄的牙周袋，牙槽骨多为垂直或弧形吸收，且较快。

（3）“牙宣”与“齿衄”的区别

齿衄可以是牙宣病中的一个症状，但齿衄并不等于牙宣。牙宣在刷牙不当、剔牙、异物损伤或火热过盛、虚火上炎的情况下可出现齿衄。齿衄是牙龈病的常见症状之一，除可在牙宣中出现外，也可发生于牙痈及全身性疾病。

（4）牙宣与牙痈的鉴别

牙痈为牙龈的局限性痈肿，一般患牙有龋齿而无牙周袋，为死髓牙；脓肿的部位在近根尖部；牙松动比牙宣轻，叩痛明显。X 线摄片显示牙痈根尖区有骨质破坏；而牙宣牙槽骨峰有破坏或有骨下袋形成。

（五）治疗

1. 治疗原则

中医古方外治法以解毒凉血消肿、祛腐固齿止痛为原则。西医对牙周炎的治疗首先是彻底清除菌斑和牙石等病原刺激物，配合中西药治疗，消除牙龈炎症，使牙龈出血、疼痛、牙周袋等牙周组织的破坏停止发展，使牙周袋变浅和改善牙周附着水平，争取适当的牙周组织再生。

其次是对患者进行口腔卫生宣教，指导患者保持口腔卫生，控制菌斑，定期复查复治，巩固疗效，并使疗效长期稳定地保持。

2. 中医辨证论治

（1）脾胃湿热证

证候　牙龈红肿疼痛，有深牙周袋，牙周袋溢脓，牙龈出血，牙龈萎缩，牙根宣露。口干、口渴喜饮，胃内嘈杂易饥，口臭，大便秘结，尿黄，舌质红，舌苔黄厚，脉洪大或滑数。

治法　清泻胃火，消肿止痛。

方药　清胃汤加味。

方解　方中主以黄连清泻胃脾之火，直折胃腑之热。甘辛微寒之升麻（臣），一取其清热解毒，以治胃火牙痛；一取其轻清升散透发，可宣达郁遏之伏火。达“火郁发之”之意。黄连得升麻，降中寓升，则泻火而无凉遏之弊；升麻得黄连，则散火而无升焰之虞。阳明乃多气多血之经，胃热伤及阴血，故以生地黄（臣）凉血滋阴，牡丹皮（臣）凉血清热。当归（佐）养血活血，合生地黄滋阴养血，合牡丹皮消肿止痛。升麻（使）兼以引经。诸药合用，共奏清胃凉血之效，以使上炎之火得降，血分之热得除，热毒内彻而解。

加味　若出脓较多加蒲公英、桔梗以清热解毒，消肿排脓；若牙龈出血明显加旱莲草以清热凉血止血；若兼口干苦，加石膏、栀子、天花粉以泻火解毒；大便秘结，加大黄、芒硝以通便泻热。

（2）肾阴亏损证

证候　牙疏豁松动，咀嚼无力，牙龈萎缩，牙根外露，牙龈边缘可有溃烂、微红肿，易渗血，牙周盲袋深；可兼见腰膝酸软，头晕耳鸣，手足心热，舌质红，少苔。

治法　滋阴补肾，益髓固本。

方药　知柏地黄汤加味。

方解　熟地黄（君）滋肾阴，益精髓；山茱萸（臣）滋肾益肝，山药（臣）滋肾补脾；泽泻（佐）泻肾降浊，牡丹皮（佐）泻肝火；茯苓（佐）渗脾湿，知母、黄柏清肾中伏火，清肝火，因此知柏地黄丸具有滋阴降火的作用。故阴虚火旺而致的骨蒸劳热、虚烦盗汗、腰脊疼痛、遗精、腰酸腿软、头晕目眩、耳鸣耳聋、牙痛、咽喉肿痛等症均可使用该药。

加味　若牙根宣露明显，加枸杞子、龟甲、菟丝子以助益精髓、固齿之力；若有耳鸣、手足心热甚者，加栀子、黄柏以滋阴降火。若肾阴虚而兼胃热，口干咽燥，口臭，龈肿溢脓，便秘者，可用玉女煎加减，方中以熟地黄、石膏、知母、麦冬、牛膝滋肾阴，清胃热。肾阳虚，腰寒、冷，小便清长者，选用附桂八味丸，以温补肾阳。

（3）气血不足证

证候　牙龈萎缩、淡白，牙根宣露，牙松动，龈缝间偶有少量脓血溢出，咀嚼无力，牙龈易出血。可兼见面色㿠白，头晕眼花，失眠多梦，气短懒言，畏寒倦怠。舌质淡，苔薄白，脉沉细。

治法　益气补血，养龈健齿。

方药　八珍汤加味。

方解　本方益气补血、养血。人参、熟地黄（君）益气养血；白术、茯苓（臣）健脾渗湿，助人参益气补脾，当归、芍药（臣）养血和营，助熟地黄滋养心肝；川芎（佐）活血行气；炙甘草（使）益气和中，调和诸药。

加味　若牙龈渗血，加阿胶、血余炭、藕节炭以养血敛血止血；若出现畏寒倦怠，胃呆纳少，便溏，用十全大补汤加减，以温补气血阴阳。牙松动者，加黄精、何首乌、补骨脂、狗脊。

3. 西医治疗

牙周炎需要系统的综合治疗，并针对各个患牙的具体情况，制订相应的治疗计划。

1）清除菌斑，控制感染。洁治术彻底清除龈上牙石，龈下刮治术清除龈下牙石，根面平整术刮除暴露在牙周内含有大量内毒素的病变牙骨质，使根面符合生物学要求，有利于牙周支持组织重新附着于根面，形成新附着。洁治术和刮治术是牙周病的基础治疗。认真细致地进行口腔卫生教育，尽量使有菌斑的牙面只占全部牙面的15%～20%或以下。

2）牙周基础治疗后 6～8 周复查疗效，若经完善的基础治疗仍残留 25mm 的牙周袋，且探诊仍有出血，或有些部位的牙石难以彻底清除，可考虑牙周翻瓣手术。在直视下彻底刮除根面或根分叉处的牙石及肉芽组织；修整牙龈和牙槽骨外形、植骨或截除病变严重的患根等。牙周引导组织再生术能使病变区产生新的牙骨质、牙周膜和牙槽骨的新附着。

3）通过松动牙的结扎固定、调𬌗等建立平衡的关系，使患牙消除咬合创伤而变得稳固，改善咀嚼功能。有缺失牙需要修复者，可利用固定或可摘修复体的附加装置，固定松动牙。还可以通过正畸治疗来矫正病理移位的患牙。

4）尽早拔除附着丧失严重、过于松动等确无保留价值的患牙。

5）对患有某些系统疾病（如糖尿病、消化道疾病、贫血等）的慢性牙周炎患者，应积极治疗并控制全身疾病，以利于牙周组织愈合。吸烟者对牙周治疗的反应较差，应劝患者戒烟。

6）牙周支持治疗，定期的复查和维护期支持治疗是疗效能长期保持的关键条件之一。坚持菌斑控制，定期复查监测，必要时行后续治疗，防止复发。

牙周炎的治疗是否成功，与医生周密、细致、正确的治疗密切相关，同时与患者的依从性也密切相关，此二者结合才能取得预期的效果，缺一不可。

4. 其他治疗（外治法）

其他治疗是牙周基础治疗的辅助治疗，不能代替牙周基础治疗。

（1）含漱疗法

①《外科大成》中的蒺藜汤用单味白蒺藜治疗牙宣，可散风活血、止痛固齿。②《仁斋直指方》中的齿痛通用方治疗包括牙宣的多种口齿科的疾病，由荜茇、生地黄、当归须、荆芥穗、桑白皮（炒）、蜂房（炒）、赤芍、姜黄、细辛、藁本、甘草组成。③《御药院方》中的地黄散滋阴降火。以生地黄为主，防风、细辛、藁本、薄荷叶、荆芥穗祛风散邪，地骨皮、当归凉血退热，用于治疗牙龈炎、牙周炎之牙痛伴心烦口臭者。④宋代的医方巨著《太平圣惠方》中载有：枸杞根散滋阴凉血祛风，用于治疗牙宣脓血多口臭者；当归散凉血活血补血，用于治疗牙宣齿疏龈肿牙痛者；蔓荆子散以疏风清热为主，辅以滋阴凉血、清退虚热，治疗牙宣牙根露挺者；胡桐泪散清热凉血、解毒消肿、固齿止痛，治疗牙宣齿疏龈肿牙痛者。⑤山豆根、嫩菊花、薄荷、黄连、金银花等煎汤漱口，以清热解毒，除秽祛污。⑥西帕依固龈液（主要成分为没食子）健齿固龈，清血止痛，辅助用于治疗牙周炎、龈炎牙龈出血，口臭及烟臭。

中药漱口水的制法有药物研末后适量水煎、中药直接水煎、中药闷泡和直接制成水剂。总之，含漱疗法患者自我治疗比较方便，但药物在口腔停留时间短，作用部位表浅。

（2）涂布药物疗法

1）中药：①《医宗金鉴》之一字散祛腐消肿，由朱砂、硼砂、龙脑、朴硝组成。②《御药院方》之密陀僧散消肿止痛，由密陀僧、雄黄、石胆、麝香组成。③《世医得效方》之小葡散凉血止血，由百草霜、小蓟、香附子、蒲黄组成。④《外科十三方考》之治牙泄方解毒祛腐生肌，由青黛、食盐、五倍子、枯矾、百草霜、真京墨、红褐子灰组成。⑤《太平圣惠方》之青黛散解毒祛风固齿，由青黛、桦皮庆、虾姨灰组成。⑥自拟固齿散清热解毒、凉血止血、消肿止痛，由大黄、石膏、细辛、白芷组成；并随症加减，出血者加仙鹤草、蒲黄、大小蓟，肿胀者加辛夷、夏枯草、芒硝、马鞭；疼痛者加薄荷、冰片。

2）常用的西药：①聚维酮碘（碘伏）是一种低毒、安全、刺激性小的消毒剂，据研究报道，0.5%聚维酮碘用于牙周冲洗，可使龈下微生物组成向有益的方向转化，其效果与氯己定相似。②碘甘油，含碘化钾、碘、甘油，具有一定的抑菌、消炎收敛作用。③复方碘甘油，含碘化锌、碘片和甘油，其收敛和杀菌作用比碘甘油强。涂布药物疗法终因口水冲刷等原因不能使药物较长时间地停留于患处，而不能达到满意的疗效。

（3）中药膏剂贴敷疗法

①《太平圣惠方》之地黄膏，可滋阴凉血、清热散结、止痛敛疮，由生地黄汁加胡桐泪末、麝香、白矾灰制成膏贴患处。②《御药院方》牙宣膏可消肿止痛，将龙骨、定粉、麝香研匀，加黄蜡制成膏药条贴患处及牙龈间。③《外科大成》之固齿白玉膏滋阴固肾、解毒祛腐、止痛固齿，将龙骨、阳起石、铅粉、珍珠、象牙末（代）、麝香研匀，加黄蜡制成膏药条贴于患处牙龈表面。④将仙人掌洗净去刺捣烂呈稀糊状，加入适量冰片，均匀地涂在纸张上，贴敷于炎症部位，可促进炎症吸收和消退，有清热解毒、活血化瘀的作用。

中药膏剂贴敷在口腔内虽有吸附作用，但容易移动位置而脱离患处。

（4）冲洗疗法

①用水或抗菌药液在龈上（龈缘的冠方）冲洗，并需用家庭用电压冲洗器自行完成，是近几年兴起的家庭个人口腔卫生保健方法，但不能替代刷清除菌斑。②使用抗菌药物进行龈下（龈袋或牙周袋）冲洗，并需注射器和弯曲钝针由专业人员操作。③带冲洗系统的超声洁牙机，是近年来用于临床的一种新型超声系统，可在超声洁治和刮治的同时给予抗菌药物冲洗，延长了冲洗药物的作用时间。常用冲洗药有3%过氧化氢溶液、0.12%～0.2%氯己定溶液和5%聚维酮碘溶液。

（5）牙周袋内放置药物疗法

①将等量的冰片、细辛、花椒末在器皿中加热取其粉，用探针蘸少许丁香油后沾其粉末送入患牙的牙周袋内，具有解毒镇痛、散热化瘀作用。②成药六神丸放置于牙周袋中，可以消肿止痛。③银黄注射液（金银花和黄芩提取物）、甲硝唑、冰片等制成药膜，放置于患牙的牙周袋内，其可清热解毒、滋阴、抗菌抗病毒。④牙周缓释抗菌制剂是将活性药物置入牙周袋内，抗菌制剂能够缓慢且平稳地从制剂中释放出来，直接作用于病变组织，如2%盐酸米诺环素软膏和不可吸收的5%米诺环素薄片，甲硝唑药棒和25%甲硝唑凝胶，国外还有其他常用抗菌缓释剂（国内市场无销售），如四环素药线、四环素纤维、氯己定薄片和多西环素等。⑤牙周抗菌药系统，将通过物理和化学等方法改变了结构的抗菌制剂放置在牙周袋内，使药在预定时间内自动按某一速度从剂型中恒速（0级速度）释放于病变组织中，使药物浓度较长时间恒定地

维持在有效浓度范围内。目前国内尚处于研制阶段，国外有一种不可降解的四环素控释系统，目前国外上市的10%多西环素凝胶为可吸收型控释系统。

（6）针灸疗法

主要选手足阳明经穴为主，局部取穴与循经取穴相配合。实证者选合谷、内庭、颊车、下关等穴，配二间、曲池、足三里等，泻法，以清热泻火，消肿止痛。虚证者，选合谷、内庭、颊车、下关等穴，配太溪、阴谷、行间等，用补法，以补虚固齿，并可配艾灸，每次选 2～3 穴，每天针刺 1 次，5～7 天为 1 个疗程。艾灸主要用于治疗虚寒证者，选足三里、合谷、三间等。耳针疗法取上颌、下颌、神门、肾上腺、屏尖穴，针刺或皮内埋针、穴位贴压等。

（六）预防与调护

1）注意口腔卫生。坚持正确的刷牙方法，选用对牙齿有益的标准牙刷，养成饭后漱口的卫生习惯，防止牙石、菌斑的形成。

2）定期洁治。及时对新形成的软垢、牙石、菌斑进行洁治，避免牙龈的物理刺激。

3）改掉诱发牙宣的不良习惯。如单侧咀嚼、偏食、夜磨牙、紧咬牙、咬嘴唇、咬笔、咬指甲、张口呼吸、吸烟等。

4）注意饮食。少食辛辣、煎炸荤厚之品，以防炙煿之火上炎。饮食以清淡爽口、营养丰富为原则。多食用含高蛋白及维生素 A、C、D 的食物，如动物肝脏、鱼肝油、肉类、蛋类、牛奶、新鲜蔬菜、水果等，以提高牙周组织的抗病能力。

5）注意锻炼身体，劳逸结合，增强抵抗外邪的能力。使居室舒适，睡眠充足，避免房劳过度。

6）坚持揩齿、叩齿和牙龈按摩，以改善牙周组织的血液循环，防止牙宣发生。

7）避免用松动牙咀嚼食物。

8）加强口腔健康教育和宣传，定期进行全面的口腔检查，发现疾病及时治疗。

（七）预后

慢性牙周炎经早期正确诊断，彻底去除局部刺激因素，配合中西药治疗，预后好。但若放弃复查和治疗，炎症反复发作，牙周组织遭到破坏，最终可造成牙脱落。此外，反复发作的牙周炎还可能成为全身某些疾病的病灶，影响机体健康。侵袭性牙周炎的患者疗效较差，要如实告知，并要鼓励患者积极配合治疗。

二、种植体周围炎

口腔种植技术是目前治疗牙缺失或受损的主要技术，种植体周围组织病变（peri-implant disease）是发生于种植体周围软、硬组织的炎症损害，种植体周围炎是已形成骨结合的种植体，在行使正常功能后出现的可逆性牙周黏膜炎症，如不及时治疗可导致骨功能丧失而使种植体松动。

（一）中医病因病理

中医学认为，种植体周围炎是由于外感毒邪上犯于上焦引起气血失和，治疗以泻热止痛、清火解毒为法。同时中医学有着“肾主齿”“齿为骨之余”“肾虚齿豁”的基本理论，认为“精固则齿坚，肾衰则齿豁，虚热则齿动，髓溢则齿长”。

（二）西医病因病理

本病主要致病因素和牙周炎类似，始动因素是种植体上的菌斑微生物聚集，生物力学负载过重是重要的促进因素，其他影响因素有牙周炎病史、种植义齿类型、种植体形状及表面处理、手术技术和术后处理、骨的质和量不足、软组织附着类型、生物学宽度、种植体的深度、龈瓣的设计、患者的全身健康状况、吸烟等。

（三）临床表现和分类

1. 种植体周围黏膜炎（peri-implant mucositis）

1）病变局限于牙龈黏膜，不累及骨组织，类似于牙龈炎。

2）主要是由口腔卫生不良，菌斑刺激导致。

3）适当的治疗能使病变逆转。

4）临床表现为种植体周围黏膜红肿，探诊出血甚至溢脓，但不伴骨吸收。其中有一类特殊表现为“增生性黏膜炎”，是由于上部结构长期覆盖或压迫软组织，两者没有保持适当的距离以利清洁，造成局部卫生状况不良，产生软组织增生性炎症。

2. 种植体周围炎（peri-implantitis）

1）病变已突破屏障累及骨组织，类似于牙周炎。

2）主要是由于菌斑聚集或伴有咬合负载过重等。

3）适当的治疗可制止进一步骨吸收。

4）除了黏膜表现外，还有种植体周围袋的形成、溢脓和瘘管形成、骨吸收甚至种植体松动等表现。由于种植体周围组织的防御能力较弱，炎症进展比牙周炎快，往往在数月内造成种植体松动。

3. 骨吸收分期

根据 X 线片显示的骨组织破坏的严重程度，将骨吸收分为四期。

Ⅰ期：骨中度水平吸收伴轻度垂直吸收。

Ⅱ期：中到重度水平吸收伴轻度垂直吸收。

Ⅲ期：轻到中度水平吸收伴重度环状骨袋病损。

Ⅳ期：中到重度水平吸收伴重度环状骨袋病损，且种植体的颊侧和（或）舌侧骨壁完全丧失。

（四）诊断与鉴别诊断

1. 临床检查

（1）口腔卫生状况

良好的口腔卫生状况对于种植体的远期成功率具有重要作用。Serino 等研究显示，48%的种植体周围炎与缺乏良好的口腔卫生维护有关。一般以有菌斑的牙面数不超过总牙面数的 20%为口腔卫生状况较好。

（2）牙龈情况

1）牙龈指数（GI）：1987 年 Mombelli 等提出了改良 GI，使其更适合于国际种植学会（ITI）种植体的边缘形态。0 级：探诊时种植体周围黏膜无出血；1 级：发现单独出血点；2 级：黏膜边缘形成出血线；3 级：严重出血。1991 年 Apse 等提出了进一步的改良评估方法。但由于黏膜颜色可能受种植体体部或上部结构材料特征的影响，因此在评估种植体周围黏膜状况时存在潜在困难。

2）探诊出血（BOP）：根据探诊后有无出血，记为 BOP 阳性或阴性，这已被作为指示牙龈有无炎症的较客观指标。

3）溢脓和脓肿形成：种植体周围炎病变处的 B 淋巴细胞和多形核中性粒细胞显著增加。因此，临床上重度种植体周围炎可见到龈沟溢脓或局部黏膜脓肿形成。

（3）种植体周围探诊

种植体周围探诊是种植体周围炎诊断中重要的检查方法，其主要目的是了解有无种植体周围袋、牙龈退缩或增生程度及临床附着水平。种植体周围也存在着类似于天然牙的生物学宽度，上皮附着约为 2mm，结缔组织附着为 1.0～1.5mm，但其比天然牙的生物学宽度薄弱。种植体周围组织健康时，其探诊深度一般为 2～4mm。

（4）种植体松动度

正常情况下，种植体没有生理性松动度。即使在炎症引起种植体周围骨组织极度丧失时，剩余的骨结合也可以保证种植体体部及其上部修复结构的稳定。种植体最小程度的松动即应考虑为骨结合的完全丧失。因此，临床上种植体松动并不能作为评估种植体周围炎进程的早期诊断指征。临床上种植体出现松动时通常会发生疼痛。临床上种植体松动度检查应与单纯性的愈合帽松动、上部修复结构松动相鉴别。

2. 放射线诊断

放射线诊断对于评估种植体周围的骨高度、骨密度及骨缺损程度具有重要作用。通常放射线诊断应对比此次复诊和术后即刻记录的边缘骨高度，而且放射线所显示的种植体周围骨缺损未必一定与炎症性骨丧失有关。因此，在评估种植体周围骨高度时必须将骨组织的生理性萎缩考虑在内。近期研究建议，若放射线片上显示种植体周围有不小于 2mm 的骨吸收时，则应考虑种植体周围炎的可能性。目前常用于种植体周围炎放射线诊断的方法包括根尖放射线片、曲面体层放射线片、螺旋 CT 和锥形束 CT（CBCT）等。

3. 种植体周围龈沟液（PISF）检查

PISF 是来自牙龈结缔组织的渗出液，其成分来源于血清和局部牙龈结缔组织。研究发现种植体周围软组织炎症时 PISF 的量会增加。一项超过 3 年的纵向研究证实了 PISF 量与种植体周围骨丧失的程度呈正相关。Salcetti 等在 1997 年的研究中证实，种植体周围感染与 PISF 中白细胞介素-1β（IL-1β）、前列腺素 E_2（PGE_2）和血小板衍生因子浓度的明显增加直接相关。龈沟液取样简便无创，又能重复采样，易被患者接受，又由于龈沟液内含有多种可作为诊断指标的成分，因此龈沟液的检测可以用来辅助诊断种植体周围炎并评价其治疗效果。

4. 微生物学和分子遗传学诊断

种植体周围炎与口腔内微生物感染及宿主反应有关。微生物学和分子遗传学实验可以确定患病个体进行辅助性全身抗菌治疗的必要性或监测其疗效。

（五）西医治疗

种植体周围炎目前无特效的治疗方法，预防重于治疗。

基本原则：持之以恒地彻底去除菌斑，控制感染，消除种植体周袋，制止骨丧失，诱导骨再生。

1. 初期治疗

（1）去除病因

有菌斑、牙石沉积的种植体，周围黏膜探诊出血阳性，无溢脓，探诊深度≤4mm，应进行机械除菌斑治疗。必须用塑料器械或与种植体同样硬度的钛刮治器。

（2）氯己定的应用

在探诊出血阳性，探诊深度 4～5mm，有或无溢脓的种植体部位，除机械治疗外，还应使用氯己定治疗。

（3）抗生素治疗

在探诊出血阳性，探诊深度≥6mm，有或无溢脓，并有 X 线片显示骨吸收的种植体部位，应使用氯己定治疗。

2. 手术治疗

1）初期治疗成功地控制住炎症后，有些病例可进一步做手术治疗。

2）切除性手术使袋变浅，修整骨外形，清除种植体表面的菌斑牙石使之光洁。

3）再生性手术，使种植体周围的骨再生。

（六）中医辨证论治

1. 气血失和，外感毒邪上犯于上焦

证候　外感风火邪毒侵犯上焦，导致局部气血失和，发为红肿热痛。

治法　泻热止痛，清火解毒。

方药　黄连上清散加减。

方解　黄连、黄芩、黄柏、大黄均是清热泻火要药，配伍可清三焦火邪。大黄泻腑通便并给邪以通路，栀子清心导赤，连翘解上焦火热之毒，蔓荆子疏风散邪，各药配伍重在泻火解毒，同时疏风止痛。

2. 胃热阴虚

证候　胃热炽盛，胃火过旺，则火乘脾胃之热上蒸、虚火上炎。

治法　以清胃经实火、降虚火、滋阴为主。

方药　玉女煎。

方解　源自《景岳全书》，由石膏、熟地黄、麦冬、知母、牛膝五味组成。滋肾阴与清胃火并用，方中石膏辛甘大寒，清“阳明有余”之热，熟地黄甘而微温，补“少阴不足”之阴，知母清热，麦冬养阴，牛膝益肝肾且引火下行，共奏清胃滋肾之功。

（七）中西医预防与康复

种植体周围炎是不可逆的，其炎症也难以彻底消除，因此其重在预防。应该针对不同的阶段、不同的危险因素采取不同的预防措施：①术前应增强患者的口腔保健意识并指导患者掌握正确的刷牙方法、彻底消除余留牙的牙周炎症、控制牙周炎的全身促进因素并预防性使用抗生素以防术后感染；②术中操作应精准，钻磨时使用冷却水并及时更换磨耗变钝的钻头，以减少人为因素对牙周组织造成不必要的损伤；③术后坚持用漱口液含漱以保持术区的清洁，同时加强种植3个月后的口腔维护，以降低种植体周围炎的发生率。

另外，在义齿修复时还应该注意以下几方面：①避免种植体过早负重以防止破坏其初期稳定，并通过咬合关系调整以防止种植体承受过大侧向力；②确保义齿上部结构固位良好以减少种植体损伤；③确保种植体长轴与𬌗力传导方向一致以使种植体上的应力均匀分布；④适量增加种植体数目以防止基牙承受过大的𬌗力；⑤义齿尽量避免设计成单端固定桥以减少其对种植基牙造成的扭力。

三、牙周炎的伴随病变

牙周炎的伴随病变是指由于牙周炎的形成和炎症的扩展，牙周膜被破坏，牙槽骨逐渐吸收，所产生的如根分叉病变，牙周脓肿、牙的病理性移位以及口臭等一系列症状。同时可伴有牙龈呈卵圆形突起，发红肿胀，表面光亮，牙松动度增加，有叩痛。患者伴有局部剧烈强痛，同时患者可有体温升高、全身不适、颌下淋巴结肿大、压痛等症状。

（一）中医病因病理

《黄帝内经》中记载："足少阴气绝则骨枯……故骨下濡则肉不能著也，骨肉不相亲则肉软却，肉软却故齿长而垢……"阐明了牙周病的发病与足少阴肾经亏虚有直接的关系，故肾衰则齿豁，精固则齿坚，肾气亏虚必然会牙齿动摇、牙根袒露。

（二）西医病因病理

牙周膜被破坏，牙槽骨逐渐吸收，使龈沟加深而形成牙周袋，可用探针测牙周袋深度，牙周袋壁有溃疡及炎症性肉芽组织形成，袋内有脓性分泌物存留，故轻按牙龈，可见溢脓，并伴有口臭。当机体抵抗力降低，牙周袋渗液引流不畅时，可形成牙周脓肿。牙槽骨吸收加重时，支持牙的力量不足，也会出现牙松动、移位等现象。

（三）临床表现和分类

1. 根分叉病变

通常情况下，根分叉充满牙槽骨间隔，从龈沟内是探不到的，一旦牙周破坏及根分叉区，便可从临床上探查到。主要根据探诊和X线片判断病变的程度。Clickman将其分为4度，此种分类法有利于指导治疗和判断预后。

Ⅰ度：属于病变早期。牙周袋深度已达到根分叉区，但探针不能进入分叉区，牙周袋属于骨上袋。由于骨质吸收轻微，X线片上看不到骨质吸收。

Ⅱ度：分叉区的骨吸收局限于一侧，探针能进入分叉区，但不能贯通，有时可伴有垂直型吸收。X线片一般仅显示分叉区的牙周膜增宽，或骨质密度有小范围的降低。这是由投照角度、组织影像重叠以及骨质破坏形态复杂所造成的。尤其在上颌磨牙颊侧根分叉区的病变常因与腭根重叠而不被显示。

Ⅲ度：病变涉及全部根分叉区，形成“贯通性”病变，探针能水平通过分叉区，但仍有牙龈覆盖分叉区。下颌磨牙的Ⅲ度病变在X线片上可见完全的透影区，但有时会因牙根靠近或外斜线的重叠使病变不明显。Ⅲ度病变也可存在垂直型骨吸收。

Ⅳ度：根分叉区贯通，且牙龈退缩使病变的根分叉区完全开放而能直视。X线片所见与Ⅲ度病变相似。

2. 牙周脓肿

牙周脓肿为牙周炎发展到晚期，出现深牙周袋的一个常见的伴发症状。它是位于牙周袋壁或深部牙周组织中的局限性化脓性炎症，一般为急性过程，并且可自行破溃排脓和消退，但若不积极治疗，或反复发作，可转为慢性牙周脓肿。

3. 牙的病理性移位

牙在牙弓中的正常位置有赖于健康的牙周支持组织。牙周病患牙牙根周围牙槽骨吸收，支持组织减少，与该牙所受到的咬合力之间失去平衡，使牙向受力的方向移位。牙周肉芽组织也会使患牙伸长或移位。

（四）诊断与鉴别诊断

1. 牙周脓肿和牙槽脓肿的区别

（1）感染来源不同

牙周脓肿感染来源于牙周袋，而牙槽脓肿大部分是由牙髓病或者根尖周感染造成的。牙周脓肿往往有很深的牙周袋，而牙槽脓肿一般没有牙周袋。

（2）牙体情况不同

牙周脓肿的牙体情况一般较好，牙比较完整，没有龋坏等缺损。牙槽脓肿一般牙不完整，有龋齿或非龋疾病，或者已经有修复体，之前做过不完善的治疗。

（3）牙髓活力不同

牙周脓肿的牙髓活力一般正常，而牙槽脓肿牙髓活力往往不正常，处于坏死状态。

（4）脓肿部位不同

牙周脓肿的脓肿部位一般局限于牙周袋壁，较接近龈缘。牙槽脓肿范围比较弥漫，中心位于龈颊沟附近。

（5）疼痛程度不同

牙周脓肿疼痛程度相对较轻，而牙槽脓肿往往疼痛非常剧烈，患者会非常不适。

（6）牙松动度不同

牙周脓肿牙松动度一般比较明显，消肿后松动度也比较明显。牙槽脓肿在炎症期松动比较重，也有可能比较轻，但治疗后一般效果比较好，松动度可以恢复。

（7）咬合痛程度不同

牙周脓肿一般咬合痛比较轻，牙槽脓肿咬合痛比较重，叩痛也比较重。

（8）X线片检查不同

在辅助检查X线片上，牙周脓肿的牙槽骨嵴有破坏，可以有骨下袋。牙槽脓肿根尖周有骨质破坏。

（9）病程不同

牙周脓肿病程相对较短，牙槽脓肿病程相对较长，一般牙槽脓肿脓液从黏膜排出大约需要6天。

2. 病理性牙齿移位的鉴别

（1）咬合力的改变

正常的与邻牙的接触关系，良好的牙齿形态及牙尖斜度，牙列的完整性，咬合力与牙齿周围唇颊舌肌力的平衡等都是保持牙齿正常位置的重要因素，长期不良的咬物习惯等施加于牙齿上的各种力的改变是引起牙齿发生移位的重要因素。其中最常见的例子是牙齿缺失后，长期没有进行修复治疗，可导致邻牙向缺牙间隙倾斜，对颌牙齿伸长，发生牙齿移位。

（2）牙外伤

颌面部受到外力撞击或咬硬物可导致牙齿移位，多见于前牙。

（五）治疗原则

根分叉区病变的治疗原则与单根牙病变基本一致，但由于分叉区的解剖学特点，如分叉部位2根（或3根）之间过于靠拢则妨碍刮治器械的进入；根面的凹沟和骨破坏形态的复杂性等因素增大了分叉区治疗的难度，疗效也受到一定影响。治疗的目标主要是清除分叉区病变区内牙根面的牙石、菌斑，形成有利于患者自我菌斑控制并长期保持疗效的局部解剖形态；对早期病变促使其有一定程度的牙周新附着。

急性牙周脓肿的治疗原则是脓肿引流、止痛、防止感染扩散并给予进一步的牙周治疗。在脓肿初期脓液尚未形成前，可清除大块牙石，冲洗牙周袋，将防腐收敛药引入袋内，全身给予抗生素或支持疗法。当脓液形成，出现波动时，可根据脓肿的部位及表面黏膜的厚薄，选择从牙袋内或牙龈表面引流。慢性牙周脓肿可在洁治的基础上直接进入牙周手术。根据不同情况，做脓肿切除术，或翻瓣手术。由牙周炎引起的牙移位应及早就诊，进行专业的系统牙周治疗，彻底清除牙周围的炎症，防止牙移位的进一步加重。并且还需要定期复查。有些前牙松动移位可根据具体情况将这些牙粘接在一起固定以增加整体的稳定性，恢复原有位置。

（六）中医辨证论治

1. 内服法

胃火上蒸型治以清胃泻火、消肿止痛，方用黄连6g，生地黄15g，牡丹皮、连翘、升麻各10g，生石膏30g，黄芩9g；肾阴亏虚型治以滋阴补肾、益精固齿，方用熟地黄、山药各15g，山茱萸、牡丹皮、枸杞子各12g，茯苓、泽泻各9g，骨碎补30g，虚火上炎加知母、黄柏；气血两虚型治以补气养血、健齿养龈，方用党参、当归、茯苓各9g，白术、熟地黄各12g，白芍6g，川芎10g。

2. 外治法

临床中不同的给药方式分为：①含漱法，利口清含漱液是将中药有效成分提纯后配制的复方含漱制剂，主要成分为金银花、小豆根和薄荷。②塞治法，侯逢春用明矾、五倍子等药制成的中药口炎净液放入龈袋或牙周袋内。③涂敷法，固齿增骨散外涂可清热解毒，消肿止痛，化腐生肌，收敛止血。方药组成为滑石粉 18g，甘草末 3g，砂末 0.9g，雄黄末、冰片末各 1.5g，生蜜 60g，调匀，早、晚刷牙后用棉签蘸药涂抹患处。

（七）中西医预防与康复

1）以清淡食物为主，注意饮食规律。
2）根据医生的建议合理饮食。
3）注意口腔卫生的自我维护。
4）定期牙周护理，发现牙周问题及时治疗。

参考文献

董滢，蒋柳宏，闫春歌，2015. 仙灵骨葆对犬种植体周围炎龈沟液中 IL-1、IL-6 含量影响实验分析［J］. 辽宁中医药大学学报，17（5）：38-40.
董颖韬，贾斌，2017. 抗菌肽 RISE-AP12 联合中药汤剂对种植体周围炎龈沟液炎症因子的影响［J］. 中国药业，26（11）：60-63.
蒋柳宏，董滢，闫春歌，等，2015. 玉女煎对实验性犬种植体周围炎的治疗作用［J］. 河南中医，35（5）：960-962.
罗礼君，2003. 牙周病的中医药治疗概况和展望［J］. 牙体牙髓牙周病学杂志，（9）：534-537.
王梅，张辉，2013. 牙周病的中医药治疗概况［J］. 新中医，45（2）：126-127.
张金玲，李伟，2008. 中医药辨证治疗牙周炎经验［J］. 吉林中医药，（4）：263.

第三节　牙周牙髓联合病变

近些年来，由于人们饮食结构的变化等因素，牙周炎的发病率呈逐年递增的趋势，牙周牙髓联合病变作为牙周病的一种严重类型，具有病因复杂、疗效差、病程长的特点。

（一）中医病因病理

单纯使用西医治疗方法仅能对其临床症状进行缓解，难以取得理想的治疗效果。中医学将该病辨证分为胃火上蒸型、肾阴亏虚型和气血两虚型。

1. 胃火上蒸

嗜食膏粱厚味，积热于胃，阳明火炽，胃热循经上炎，湿热熏蒸于上而形成牙宣。

2. 肾阴亏虚

肾虚齿浮，肾火上炎，血随火动而发生牙龈出血。齿为骨之余，属肾。阴虚火旺，故可见舌红少津、苔薄，脉细数。

3. 气血两虚

气虚不能摄血，血从阳明经络之牙龈渗出。血虚不能荣于肌肤诸窍，故可面色不华，头昏目眩，纳差，舌淡红。

（二）西医病因病理

牙髓组织和牙周组织在解剖学方面是互相沟通的，且牙周袋内和感染的牙髓内部都存在以厌氧菌为主的混合感染，它们所引起的炎症和免疫反应有相似之处。因此，二者的感染和病变可以互相影响和扩散，导致联合病变的发生。

死髓牙的细菌产物可通过根尖孔或侧支根管引起逆行性牙周炎或根分叉病变。

根管治疗后的牙齿，有的可发生牙根纵裂，平均发生在根管治疗后 3.25 年。还有不少发生于生活牙齿的牙根纵裂，均可伴发局限的深牙周袋和牙槽骨吸收，早期可能仅在 X 线片上显示根侧牙周膜增宽。患牙可反复发生牙周脓肿。

深牙周袋内的细菌、毒素通过侧支根管和根尖孔进入牙髓，先引起根尖区的牙髓充血和发炎，以后局限性的慢性牙髓炎急性发作，表现为典型的急性牙髓炎，或由于咬合时牙过度松动而产生的根尖区损伤，也可造成逆行性牙髓炎。

（三）临床表现和分类

1. 牙髓病引起牙周病变

生活的牙髓即使有炎症也不引起明显的牙周破坏，可能仅引起根尖区牙周膜增宽或局限的阴影。死髓牙的细菌产物可通过根尖孔或侧支根管引起逆行性牙周炎或根分叉病变。

本类型的共同特点：①牙髓无活力，或活力异常；②牙周袋和根分叉区病变局限于个别牙；③与根尖病变相连的牙周骨质破坏，呈烧瓶形，邻牙的牙周基本正常或病变轻微。

2. 牙周病变引起牙髓病变

（1）逆行性牙髓炎

深牙周袋内的细菌、毒素通过侧支根管和根尖孔进入牙髓，先引起根尖区的牙髓充血和发炎，以后局限性的慢性牙髓炎急性发作，表现为典型的急性牙髓炎，或咬合时牙过度松动而产生根尖区损伤，也可造成逆行性牙髓炎。

（2）牙髓活力降低、退行性变、牙髓坏死

①长期存在的牙周病变、袋内的毒素、病理性牙骨质对牙髓造成慢性、小量的刺激。②牙周治疗对牙髓也可有一定的影响。根面刮治和平整时，将牙根表面牙骨质刮去使牙本质暴露，造成根面敏感和牙髓的反应性改变。牙周袋内或根面的用药，如复方碘液、碘酚、枸橼酸等可通过牙本质小管和侧支根管刺激牙髓。牙周深部的手术创伤导致牙髓的血供断绝，牙髓因缺乏营养而发生退行性变。

3. 牙周病变和牙髓病变并存

牙周病变和牙髓病变并存指二者发生于同一个牙，各自为独立病变。当病变发展到严重阶段时，二者可互相融合和影响。它的临床特点是牙龈组织广泛红肿，牙周袋深而溢脓，根尖区黏膜可能有瘘管。患牙也多有深龈或牙折等牙体疾病，或有充填体及修复体。常存在咬合创伤。X线片检查，根尖部位有暗影，牙颈部亦有典型的牙槽骨吸收的表现，且破坏区常彼此连通。

（四）诊断与鉴别诊断

1. 牙周病变

1）患牙有牙髓炎或根尖周炎的既往史或现病史。

2）牙髓活力无或迟钝。

3）可探到深而窄的牙周袋，且不易探入；有时也可见深而宽的牙周袋。

4）X线片显示根尖周区、根分叉处和（或）牙根的一侧有齿槽骨破坏的X线透影区，而其他部位的牙周骨质正常。

2. 牙髓病变

1）有深牙周袋或牙周袋深达根尖。

2）温度测试疼痛或无反应，电活力测试敏感或迟钝。

3）X线片可见牙槽骨水平或垂直吸收，也可见根分叉的重度病变。

（五）治疗原则

在治疗牙周牙髓联合病变时，首先要确定牙周和牙髓病变的程度和彼此间的关系，是原发于牙周感染，还是牙周与牙髓同时存在着独立发展的病变。然后采用双管齐下的治疗方法，以消除病因。只要牙周破坏不太严重，牙不是太松动，就应立足于保存患牙。

（六）中医辨证论治

宜清理患者的胃火，同时给予清热燥湿、凉血散瘀等治疗。清胃汤中的生石膏具有清热泻火、除烦止渴之功，可清患者的胃火，同时方中的生地黄具有清热生津、滋阴养血之功，牡丹皮、升麻等药具有清热解毒、凉血止血之功，方中诸药合理配伍，以达清理胃火、清热燥湿、凉血解毒之功。

（七）中西医预防与康复

牙髓根尖周的病损经彻底、正规的根管治疗后大多预后较好；而牙周病损疗效的预测性则不如牙髓病。因此牙周牙髓联合病变的预后在很大程度上取决于牙周病损的预后。只要牙周破坏不太严重，牙不是太松动，治疗并保留患牙的机会还是不小的。

由牙髓根尖病变引起牙周病变的患牙应尽早进行根管治疗。病程短者，单纯进行根管治疗后，牙周病变即可完全愈合。若病程长久，牙周袋已存在多时，则应在拔髓和根管内封药后，同时或尽快开始常规的牙周治疗，消除袋内的感染，促使牙周组织愈合。

治疗后，可观察数月至半年，以待根尖和牙周骨质修复。若数月后骨质仍未修复，或牙周袋仍深且炎症不能控制，可再行进一步的牙周治疗，如翻瓣术等。

对一些病程长且反复急性发作、袋很深、根分叉区受累的患牙，或虽经彻底的牙周治疗仍效果不佳者，应采用多种手段检测牙髓的活力，以确定是否须进行牙髓治疗。对牙周袋较深而牙髓活力虽尚存但已迟钝的牙齿，不宜过于保守，应同时做牙髓治疗，这有利于牙周病变的愈合。

逆行性牙髓炎的患牙能否保留，主要取决于该牙牙周病变的程度和牙周治疗的预后。如果牙周袋能消除或变浅，病变能得到控制，则可先做牙髓治疗，同时开始牙周炎的一系列治疗。如果多根牙只有一个牙根有深牙周袋引起的牙髓炎且患牙不太松动，则可在根管治疗和牙周炎症控制后，将患根截除，保留患牙。如牙周病变已十分严重，不易彻底控制炎症，或患牙过于松动，则可直接拔牙止痛。

总之，应尽量查清病源，以确定治疗的主次。在不能确定的情况下，死髓牙先做根管治疗，配合牙周治疗，活髓牙则先做系统的牙周治疗和调𬌗，若疗效不佳，再视情况行牙髓治疗。

参 考 文 献

席慧娟，成爱武，2012. 中西医结合治疗牙周-牙髓联合病变 100 例［J］. 中医研究，25（10）：24-25.

张秋凉，2013. 中西医结合治疗牙周-牙髓联合病变的临床分析［J］. 大家健康（学术版），7（20）：160.

第四节　口腔感染性疾病

一、口腔单纯疱疹

口腔单纯疱疹亦称疱疹性口炎，是一种常见的由单纯疱疹病毒（herpes simplex virus，HSV）感染引起的，以口腔黏膜及口周皮肤疱疹为主要表现的急性传染性疾病。临床一般分为原发性疱疹性口炎（primary herpetic stomatitis）和复发性疱疹性口炎（recurrent herpetic stomatitis）两型。原发性疱疹性口炎以 6 岁以下儿童多见，成人也可发作，主要以口腔黏膜充血、成簇水疱、浅表性溃疡为特点，部分患者伴有发热、头痛、肌肉酸痛等全身症状；复发性疱疹性口炎因病毒潜伏在体内，当患者感冒、发热、淋雨、劳累、月经、胃肠功能紊乱等时，常引起其发作。有 20%～40%的原发性疱疹性口炎 HSV 感染后可复发，且病损常在同一部位多次反复发作。

（一）中医病因病理

口腔单纯疱疹中医病因病理主要有以下四方面。①外邪侵袭：外感风寒，风热外袭；②中焦积热：心脾蕴热，复感外邪，内热引动；③阴虚内热：阴虚或温热病后期余热未尽，气阴两伤，阴津不足；④风寒：积热、内热。

（二）西医病因病理

病原体：HSV，该病毒是发现最早的人疱疹病毒。传染源主要是口腔 HSV 感染者以及无症状的病毒携带者。传播途径：直接传播，主要通过飞沫、唾液、以及疱疹液的直接接触传播；间接传播，通过接触感染者使用的餐具、衣物等生活用品传播。

（三）临床表现和分类

1. 原发性疱疹性口炎（primary herpetic stomatitis）

为患者初次接触 HSV-1 引起，多数患者无明显的临床症状；患者以 6 岁以下儿童较多，尤其是 6 个月至 2 岁幼儿较多，主要原因多为婴儿出生后的 6 个月内，患儿自身含有来自母体的抗 HSV 的抗体（属于来自母亲的被动免疫）；4～6 个月后，患儿体内的抗体即行消失，2 岁之前大多不会出现明显的抗体效价。

根据临床表现将其分为前驱期、水疱期、糜烂期、愈合期。

前驱期：感染 HSV 后进入潜伏期，一般为 4～7 天，患者随之出现较为明显的发热、头痛、疲乏无力、全身肌肉酸痛、咽喉部肿痛；1～2 天患者口腔可出现广泛性充血、水肿，牙龈也经常累及。患儿一般早期会出现发热、流涎、烦躁不安、拒食等表现。

水疱期：该期患者就诊较多，主要表现为口腔黏膜出现成簇样小水疱，水疱疱壁较薄，容易破溃，形成浅表溃疡。

糜烂期：成簇样水疱汇集，破溃后形成大面积糜烂；疱破溃后往往在其表面形成黄色痂壳。病情严重者水疱可融合形成面积较大的糜烂面（并有继发感染的风险），上覆典型的黄色假膜。

愈合期：经过治疗的患者黏膜糜烂面积缩小、愈合，整个病程为 7～10 天。若未经过治疗，患者则恢复较慢，长则 14～21 天。

2. 复发性疱疹性口炎（recurrent herpetic stomatitis）

感染 HSV 后，不管病损的程度如何，30%～50%的患者会出现复发，成人较多。复发性疱疹性口炎常见的部位为口唇或近口唇处，故又称为复发性唇疱疹。其主要有两个特征：以经常起疱为主要表现，成簇样，单个疱较少见；主要在以往发作的位置复发。大多具有自限性：经历灼热发痒阶段（持续 6 小时）、发疱阶段（2 天）、水疱破溃阶段（3～4 天）、愈合阶段（8～10 天）。若继发感染则病程延长。

（四）西医治疗

本病治疗原则为抗病毒治疗、全身支持疗法、对症处理以及预防继发感染。用药：阿昔洛韦 200mg，每天 5 次，口服，5 天为 1 个疗程；伐昔洛韦 300mg，每天 2 次，口服，7 天为 1 个疗程。

（五）中医辨证论治

疱疹性口炎可由外感风寒热邪，引动内火所致。外感风寒热邪入里化火，热毒气盛，熏蒸于上则发疱疹，以致口烂生疮；但由于婴幼儿体质的特殊性，对药方的成分、剂量、剂型、服用方法等都有特殊的要求，这是中医治疗该病的难点；中医对疱疹性口炎的治疗，仍应分标本虚实，认为初发实火者，重在清热泻火；病情久延而势缓属虚火者，重在滋阴，佐以降火。

1. 外感风热，内火炽盛

本型表现在急性疱疹性口炎早期。

主症　恶寒发热，体温可升达 38℃以上，头身重痛，口渴心烦，小儿有流涎、拒食、烦躁不安等；口腔黏膜充血水肿，或有成簇或散在的小水疱，舌质淡或微黄，脉浮数有力。

治则 疏风，清热，辛凉解表。

方剂 加味银翘散、辛夷清肺剂。

辛夷清肺剂药物：紫草 10g，辛夷 10g，栀子 10g，黄芩 10g，知母 10g，连翘 10g，生石膏 30g，薏苡仁 30g，板蓝根 30g，白茅根 30g，生甘草 30g。

此期可服用中成药抗病毒颗粒、板蓝根颗粒等。

2. 脾胃积热，心火上炎

本型临床多见，并多发于急性疱疹性口炎的中期。

主症 口渴思饮，心烦不安，大便秘结，小便黄赤短少，口痛流涎，口腔黏膜各处可见成簇或散在水疱破溃后形成之糜烂，并可融合成片，口周或口唇水疱破溃后可有渗出结痂，舌质红，舌苔黄或黄腻，脉洪大而数。

治则 清心胃热，养阴利湿。

方剂 加味异赤白虎汤、竹叶石膏汤。

加味异赤白虎汤药物：生石膏、知母、生地黄、川木通、淡竹叶、玄参、芦竹根、板蓝根、儿茶、甘草各 10g 加减。

竹叶石膏汤药物：竹叶 10g，法半夏 10g，泽泻 10g，生石膏 30g，薏苡仁 30g，土茯苓 15g，天花粉 15g，生地黄 15g。

3. 心脾积热，阴液亏损

主症 面色憔悴，盗汗或大便艰涩，低热或手足心热，心烦心悸，口腔黏膜仍有糜烂，上覆黄色假膜，舌质红，舌苔少或无苔，少津，脉细或细数。本型见于急性疱疹性口炎之晚期，是疾病中心脾积热未尽而正气已衰的表现。

治则 清心脾积热，滋阴养液。

方剂 甘露饮加减，亦可使用生脉散合剂进行治疗。

药物：生甘草 3g，太子参 15g，麦冬 15g，灵芝 15g，生地黄 15g，玄参 12g，紫草 10g，五味子 10g，山茱萸 10g，知母 10g，薏苡仁 30g。

4. 局部对症治疗

对临床上出现的相应症状对症处理。疾病初起，水疱未破，外用雄黄解毒洗剂；疱多疹红糜烂渗液者，采用马齿苋 6g，水煎取汁冷湿敷，每次 15 分钟，每日 2～3 次；对于糜烂结痂，灼热微痒者，应用黄连膏、紫草膏外涂。

5. 物理疗法

口腔单纯疱疹的复发感染可用氦氖激光治疗。研究认为，氦氖激光 100mW/cm 可刺激细胞腺苷三磷酸（ATP）含量增高。细胞 ATP 含量的变化可反映细胞的生物能水平，而生物能的提高可激活免疫系统和机体的再生修复过程，所以氦氖激光治疗单纯疱疹的复发损害是有效的。

（六）中西医预防与康复

日常生活中，儿童患者的家长应从以下几个方面进行预防。

1）避免用手接触患处，接触患处后必须洗手，以免传染给他人，或避免揉擦自己身体其他部分，如眼睛等，以免引致角膜炎或其他皮肤病。

2）因为患者的疱疹、唾液、粪便中都存在病毒，所以应减少接触已患单纯疱疹者，避免与其用同一餐具，饭前便后要洗手。

3）注意锻炼身体，避免疲劳，以提高自身免疫力，减少发病。此外，还应忌食刺激性食物。

二、口腔念珠菌病

口腔念珠菌病为临床多发性真菌感染性疾病，主要是念珠菌属感染所引起的急性、亚急性或慢性口腔黏膜疾病，是口腔黏膜最常见的疾病之一。

在中医药各类著作中可以发现，古人早就对该病有了一定的认识，如最早在公元610年的《诸病源候论》中将其称为“鹅口疮”。

念珠菌是一种条件致病菌，有一部分健康人群的口腔、消化道等可带有念珠菌，一般情况下是不发病的，只有在某些致病因素的影响下，白念珠菌可由芽生孢子型转为菌丝型，然后致病。近些年，临床上抗生素和免疫抑制剂的广泛应用，导致人体正常菌群失调，机体免疫力下降，受到菌群感染的机会增大；另外，临床上器官移植、糖尿病患者和艾滋病患者的增加，口腔念珠菌病的发病率大幅度上升，其临床表现、病程以及所感染的念珠菌的种类也有一定的变化。

（一）中医病因病机

中医学认为，本病主要由口腔不洁或破碎而感染邪毒所致。口为脾之窍，舌为心之苗，脉络属于舌，故发病以口腔黏膜及舌上为多。

（二）西医病因病理

病因：念珠菌属酵母真菌，不耐热、喜酸恶碱；健康人可带有此菌，但一般不发病，当机体防御功能降低以后，非致病性念珠菌转化为致病性，故念珠菌为条件致病菌，由其产生的感染常被称为机会性感染或条件感染。念珠菌侵入机体后是否致病，以及疾病的进展程度，取决于念珠菌的毒力、数量、入侵途径，机体的适应性、抵抗力以及其他因素。

（三）临床表现和分类

临床上口腔念珠菌病表现常常因其发病部位略有差异，如念珠菌性唇炎、口角炎等与口腔内念珠菌病的表现有所不同。临床上常将口腔内的念珠菌病称为念珠菌性口炎，其主要的临床表现如下。

1. 假膜型

好发于新生儿，因此常被称为“新生儿鹅口疮”“雪口病”，主要表现为损害区先出现黏膜充血、水肿，有灼热感、干燥、刺痛感，后逐渐出现散在的色白如雪的柔弱小斑点，最后相互融合为白色丝绒状斑片，稍用力将斑片擦拭后，暴露出鲜红色黏膜，可伴有糜烂及轻度出血。

2. 急性萎缩型

多见于长期使用抗生素、激素以及HIV感染患者，临床表现为黏膜出现外形弥散的红斑，以舌黏膜多见，严重者舌背黏膜鲜红伴有舌乳头萎缩，双颊、上腭、口角也可出现红斑。

3. 慢性红斑型

多见于口腔有活动义齿的患者，故又称为义齿性口炎，主要表现为义齿接触黏膜呈红色水肿，或呈黄白色的条索状或斑点状假膜。

4. 慢性增殖型

多见于双颊黏膜、舌背及腭部，主要表现为结节状、颗粒状、乳头状增生，或为附着紧密的白色角质斑块。

（四）西医治疗

本病多采用局部治疗。

1. 2%～4%碳酸氢钠溶液（小苏打）

本品系治疗婴幼儿鹅口疮的常用药物，用于哺乳前后洗涤口腔，以消除能分解产酸的残留凝乳或糖类，使口腔形成碱性环境，可阻止白念珠菌的生长和繁殖。轻症者不用其他药物，病变 2～3 天即可消失，但仍需用药数日，以预防复发。也可用本品在哺乳前后洗净乳头，以免交叉感染或重复感染。

2. 西地碘含片

西地碘含片是一种高效、低毒和具有广谱杀菌活性的分子态碘制剂。抗炎杀菌能力强而且适合于混合感染，口感好。1.5mg，每次 1 片，每日 3～5 次，含化后吞服。禁用于碘过敏者。

3. 制霉菌素片

本品属于四烯类抗生素，1mg 相当于 2000U，宜于低温存放。不易被肠道吸收，故多用于治疗皮肤、黏膜以及消化道的白念珠菌感染。局部可用 5 万～10 万 U/ml 的水混悬液涂布，每 2～3 小时 1 次，涂布后可咽下。也可用本品含漱，也可每次 2 片，每天 2～3 次压碎含服，恶心呕吐反应较重者可口含 10～20 分钟后吐出。局部应用口感差，疗程为 7～10 天。

4. 氯己定

氯己定有抗真菌作用，可选用 0.2%溶液或 1%凝胶局部涂布、冲洗或含漱。加入少量曲安奈德，以治疗口角炎、义齿性口炎。用氯己定与碳酸氢钠液交替漱洗，可消除白念珠菌的协同致病菌——革兰氏阴性菌。

抗真菌治疗：氟康唑为一线用药，伊曲康唑、伏立康唑和泊沙康唑可根据具体情况选择应用，克霉唑或制霉菌素局部应用可作为辅助治疗；伴有皮肤及其他黏膜的念珠菌病治疗周期较长；颗粒状或结节状增生等病损恢复时间则更长，因此治疗期间需要定期检测药物的毒副作用及可能出现的耐药性问题。

（五）中医辨证论治

本病分为两型来辨证施治。

（1）心脾积热夹湿型

该类型多见于临床假膜型及急性红斑型，方药：生地 12g，淡竹叶 10g，黄芩 10g，黄连

10g，茯苓 15g，车前子 15g，甘草 10g。方中生地黄、黄芩、黄连、竹叶、车前子清利湿热，茯苓有补益脾胃，渗湿宁心之功，甘草解毒，调和诸药，黄连清心脾之火，并能燥湿，配甘草，味甘入脾，一是加强清火，二是缓和黄连苦寒之药性，以防苦寒败胃。全方共奏清心脾积热除湿之效。

（2）阴虚夹湿虚火上浮型

该类型多见于临床慢性红斑型及增殖型，治则为养阴清热，淡渗利湿，以六味地黄汤为主方，重用茯苓、泽泻，以增强淡渗利湿之功，玄参滋阴降火，配黄连、甘草清热解毒。

对于婴儿患本病的辨证论治如下。

心脾积热：清泻心脾。方药：黄芩 10g，生地黄 10g，竹叶 10g，黄柏 10g，苦参 10g，玄参 10g，麦冬 10g，黄连 5g，连翘 10g，白及 10g。

虚火上浮：滋阴降火。方药：生地黄 10g，知母 10g，黄柏 10g，牡丹皮 10g，夏枯草 10g，苦参 10g，地榆 10g，紫草 10g。

药物用法：上述药物以冷水 300ml 浸泡 30 分钟，武火煎至水沸后，改为文火煎 40 分钟，取汁 50ml，每天以无菌棉签蘸取药汁拭口 3～5 次，5 天为 1 个疗程。

另外，临床上也有将中西医结合的治疗方案，如扶正解毒方联合伊曲康唑治疗口腔念珠菌病，方剂如下：炙黄芪 15g，党参 15g，茯苓 10g，半夏 9g，白花蛇舌草 9g，半枝莲 9g，甘草片 6g。加减：心脾积热者，加生大黄（后下）6g、生地黄 6g、黄连 6g、栀子 6g；阴虚火旺者，加玄参 6g、石斛 6g、知母 6g、黄柏 6g。每日一剂，水煎 400ml，分早、晚两次空腹温服。

（六）中西医预防与康复

1. 消除潜在诱因

避免产房交叉感染，分娩时注意会阴、产道、接生人员双手及所有接生用具的消毒。

经常用温开水拭洗婴儿口腔，哺乳用具煮沸消毒，并保持干燥，

儿童在冬季宜防护口唇开裂，改正舔唇吮舌的不良习惯。产妇乳头在哺乳前先用 1∶5000 盐酸氯己定溶液擦洗，再用冷开水拭净。

2. 预防念珠菌病

对于患慢性消耗性疾病、长期使用抗生素和免疫抑制剂者应警惕念珠菌病的发生。除了上述积极抗真菌治疗外，临床老年口腔念珠菌患者常常患有全身基础性疾病，应积极治疗，加强营养，提高机体抵抗力。

三、球菌性口炎

球菌性口炎是金黄色葡萄球菌、溶血性链球菌、肺炎球菌等致病菌引起的口腔黏膜的急性损害，发病率呈逐年上升趋势，严重影响人们的生活质量。

（一）中医病因病理

球菌性口炎属于中医学“口疮”范畴，多见于湿热内蕴、寒热错杂之证，可出现发热、口腔内红肿灼痛、倦怠乏力、头重如裹、便秘、溲赤、脉滑数、舌红、苔白厚或腻等临床表现。

中医学认为，该病与内脏有密切的联系。脾开窍于唇，心开窍于舌，口炎的发生常与思虑过多、精神紧张、劳累等有一定的关系。脾为气血生化之源，运化水湿，一些水肿或渗出性口腔溃疡与之有关。口疮属湿热之症，多由外感风热湿毒之邪，内有脾胃湿热蓄积，土焦火盛，熏蒸于口而发。

（二）西医病因病理

口腔球菌性口炎厌氧菌属的检出率极高，故目前认为本病多为需氧菌和厌氧菌引起的混合感染。目前，由于大量广谱抗生素药物的不合理应用，耐药菌株不断增加，控制感染也变得更为棘手。

（三）临床表现和分类

本病可发生于口腔黏膜的任何部位，患者口腔病损部位以硬腭、唇颊黏膜、牙龈黏膜等多见，溃疡面积大，表面呈灰白色的假膜，不易拭去，拭去后即可看到出血的创面。膜性损害特别疼痛，患者并多伴有精神紧张、心烦多梦、头身困重、咽炎、淋巴结肿大、发热等全身症状。

（四）西医治疗

本病治疗原则为控制感染，补充维生素，中西医结合加局部治疗。西医治疗：由于球菌性口炎多为混合感染，可采用头孢拉定胶囊、甲硝唑与甘草泻心汤联合服用，头孢对广泛的革兰氏阳性、阴性菌有效，对上呼吸道、口腔内感染疗效更佳；甲硝唑对厌氧菌效果较好。

（五）中医辨证论治

本病治疗以清热疏风、凉血解毒为主。方用：生石膏 30g，焦山栀、露蜂房各 10g，藿香、防风、淡竹叶、生大黄各 6g，生甘草 5g，炒川连 3g，黄芩、人中黄、人中白各 12g，金银花 15g。每日 1 剂，水煎 2 次，1 天内分数次服完，疗程均为 3～7 天。

另外，甘草泻心汤能够化湿解毒、消肿止痛，是球菌性口炎较为理想的方药。可选有清热解毒作用的药物，如银翘散、导赤散、清胃散和清瘟败毒饮等。若有口渴思饮、心烦便秘、小便黄少等心脾积热症状，可口服口炎宁颗粒剂，每次 1～2 包。

（六）中西医预防与康复

加强自身免疫调节，增加中西医结合加局部治疗。口腔以局部对症治疗为主，促进创口愈合。

四、口 腔 结 核

结核病（tuberculosis，TB）是一种世界范围分布的慢性感染性疾病，伴随着人类历史广泛流行几千年，一度有“十病九痨”“十痨九死”之说。口腔结核临床上少见，据报道 0.05%～5%的结核患者有口腔表现，大多继发于肺结核，也可原发于口腔。由于发病率低，医生对其认识不够，临床上容易造成漏诊、误诊、误治。口腔结核可分为原发性和继发性两种，早期认为原发性口腔结核极少，多发于颈部淋巴结，现在认为原发性口腔结核也很常见，且陆续有发生于舌、颌骨、黏膜的病例报告。

（一）中医病因病理

外感六淫之邪乘虚从皮毛或口鼻侵入机体，沿经络扩散与宿邪相搏，郁滞不散，久则内溃成疾。清代梁希曾《疬科全书》中指出“疬之成症，原与痨瘵相表里”，表明痨虫侵袭，毒气从肌肤而入，发于体表，或经从肺感染，肺阴久伤，虚火内生，聚核成疬。

根据结核性溃疡的病因病机以及临床表现，分为肺肾阴虚证和气血两虚证。

肺肾阴虚证　患者局部病灶脓肿破溃，流出稀薄脓液，夹有干酪样、败絮状物，周边皮肤暗红，可扪及结块，或有疼痛不适。伴午后潮热，盗汗，遗精，两颧潮红，心烦失眠，口燥咽干，小便短黄，大便干结，舌质红，少苔，脉细数。

气血两虚证　局部创面后期脓水淋漓，创面肉色不鲜，肉芽组织苍白，腐肉不脱，极难收口，形成空腔或窦道，经久不愈。伴神疲乏力，面色苍白，气短懒言，语声低微，常自汗，头晕目眩，心悸，舌质淡，苔薄白，脉细弱。

（二）西医病因病理

口腔结核的病原体为结核分枝杆菌，本病病因主要为机体感染结核分枝杆菌。

（三）临床表现和分类

口腔结核患者可因吞咽痛、口内溃疡、软硬组织肿块、颈淋巴结肿大而来就诊，同时偶伴发热、体重减轻、声音嘶哑等症状，不同患者临床检查所见差异较大。发生于口腔黏膜的口腔结核，60%～80%以上的病例可发现溃疡。典型的结核性溃疡为潜掘性溃疡，溃疡大而深，形状不规则，边缘向内突起，基底凸凹不平可有粟粒状结节，表面覆盖黄白色假膜，基底黏膜充血、有炎性浸润块。少数可有局部疼痛。大多发生于口腔黏膜的结核溃疡表现并不典型，而是多种多样，尤其发生于舌及牙龈部位的溃疡，常呈菜花样增生，易误诊。溃疡的典型性除与部位有关以外，与病程也有一定的关系，溃疡刚形成时，症状较典型，易于诊断，随后溃疡变大，炎症反应及结缔组织增生明显，使基底出现一定硬度，易误诊为恶性肿瘤。等形成多个溃疡以后，疼痛明显，浸润相对较轻，则易与肿瘤鉴别。除表现为溃疡外，口腔结核的病损也表现为口腔黏膜的无痛性肿块，尤以软腭、舌背多见。肿块可以光滑、活动，也可能呈乳头样增生，极易误诊。发生于颌骨的口腔结核，可以因拔牙创面感染结核菌或由软组织结核病损侵及颌骨导致，常表现为牙龈及黏膜无痛性溃疡经久不愈，患牙松动，牙槽骨及颌骨轻度破坏，死骨形成。也可以因颌骨经血液感染结核菌导致，常发生于下颌角、眶下缘、额骨等骨松质丰富区。病变初期为无痛性渐大肿块，继而出现波动感，形成寒性脓肿而破溃，流出较稀脓液及死骨，留下经久不愈瘘管。X线可见骨小梁溶解、囊肿形态，边缘不清，也可见小块死骨，骨皮质增厚或破坏，骨膜下新骨形成。

（四）西医治疗

需进行系统抗结核治疗，常用药物为利福平、异烟肼、乙胺丁醇、吡嗪酰胺和链霉素，局部溃疡可以采用溃疡愈合药物。

（五）中医辨证论治

中医疗法倡导辨证论治：六味地黄丸合清骨散加减治疗肺肾阴虚证，滋阴降火，托毒透脓；托里消毒散合八珍汤加减治疗气血两虚证，扶正托里透脓。

1. 中医外治

结核性溃疡的常用外治法包括局部贴敷疗法、切开法、提脓祛腐法、生肌收口法、垫棉法、中药灌注法、药线引流法、拖线法等。可根据创面不同时期的临床表现，如脓成破溃、腐肉未清或腐肉增长、窦道形成、脓出不畅、形成脓袋、腐肉已脱、脓水将尽等，运用不同的外治疗法佐以适当功效的外用中药进行对症处理，临床疗效显著。

2. 其他疗法

中医针灸治疗结核性溃疡多取穴气冲、曲骨、会阴、蠡沟、血海、丰隆等，均用泻法以活血化瘀、祛邪通络。另可取中脘、足三里、三阴交、气海等，采用补法以健脾补虚、培土生金。亦可施以火针，借助火力灼烧及针刺穿透之力，以清创引流、消灭残腔、祛腐生新。

参考文献

陈永苗，何杨伟，1998. 中西医结合治疗小儿球菌性口炎 87 例［J］. 浙江中西医结合杂志，(6)：3-5.
李伟东，2010. 中西医结合治疗婴幼儿疱疹性口炎的效果探讨［J］. 现代医院，10 (6)：15-16.
李喜红，牛志英，成爱武，2007. 中西医结合治疗球菌性口炎 72 例［J］. 中医研究，(7)：34-35.
孙明霞，2018. 分析中西结合治疗口腔单纯疱疹病毒感染患者的疗效与应用［J］. 全科口腔医学电子杂志，5 (35)：48，60.
万阔，1998. 口腔结核［J］. 现代口腔医学杂志，(4)：306-308.
张岩，2019. 口腔单纯疱疹的临床特点及治疗方法［J］. 中国现代药物应用，13 (7)：134-135.

第五节　口腔超敏反应性疾病

一、药物过敏性口炎

药物过敏性口炎是口腔对某些药物的变态反应。是药物通过口服、注射、局部涂擦或含漱等不同途径进入机体内，使过敏体质者发生变态反应而引起的黏膜及皮肤的功能紊乱与器质性损害，严重者可累及机体的其他系统。本病以对口腔黏膜损害为主。患者非常痛苦，有的不能进食、饮水，病情严重，必须尽早了解致敏的药物，及时治疗。

（一）中医病因病理

从中医来看任何免疫反应都是人体自愈能力的一种自我调整，即气的调节作用，“邪之所凑，其气必虚”。

风热蕴湿　风热之邪外袭，郁久耗伤阴血，阴伤血燥，或平素血燥之体，复感风热之邪，血虚生风，风热燥邪蕴阻肌肤，肌肤失于濡养所致；或由于恣食肥甘油腻、辛辣之品，以致脾胃运化失常，化湿生热，湿热蕴阻肌肤而成。

虚火上炎　禀赋虚弱，气阴两虚，或久患热病，或久泻不止，脾肾虚损，阴液亏耗，以致水不制火，虚火上炎而成口疮。

（二）西医病因病理

机体接触或口服药物后，对其产生强烈的超敏反应，组织因过敏原导致免疫细胞活跃，口腔黏膜表现出充血、糜烂。一般以具有高度反应性的化学药物（如磺胺类、止痛退热药、抗生素、安眠药等）所引起过敏反应者较多。

（三）临床表现

发病较为突然，一般在服药后 24 小时内发病，病损可局限于口腔，亦可伴有皮肤损害，大多为广泛对称性分布。黏膜表现为水肿、充血、红斑、起疱，水疱易破裂，溃烂后渗出液多，疼痛，易出血。有的患者第二次服过敏的药物可在原处再发。可有全身症状如发热、不适等。

（四）西医治疗

1. 停用可疑药物

应立即停服致敏药物并服用抗过敏药物，严重时可配合服用肾上腺皮质激素，局部用止痛及抗炎药物含漱。严禁再用致敏药物，告知患者并详记病史中，给患者过敏证明书。

2. 抗炎抗过敏治疗

给予抗组胺药物、维生素 C、钙剂等治疗。

（五）中医辨证论治

对风热蕴湿者予地肤子 30g，防风 12g，茯苓皮 15g，浮萍 12g，黄芩 12g，牡丹皮 10g，赤小豆 30g，金银花 25g，连翘 15g，生甘草 10g，竹叶 15g。

对毒热炽盛者予金银花 30g，连翘 15g，黄连 9g，栀子 12g，黄芩 15g，赤芍 12g，薄荷 10g，牡丹皮 12g，石斛 15g，竹叶 15g，生甘草 15g，生地黄 15g，熟地黄 15g。每日 1 剂，水煎服，疗程为 7 天。

其他方剂：生地黄 10g，生山楂 10g，蒲公英 30g，芦根 30g，元参 30g，麦冬 30g，山豆根 5g，银花叶 10g。每日 1 剂，水煎内服，日服 3 次。停服西药抗过敏制剂以及其他任何药物。

二、多形性红斑

多形性红斑是黏膜皮肤的一种自限性、急性炎症性疾病。黏膜和皮肤可以同时发病或先后发病，亦可单发于黏膜或皮肤。病损表现为多种形式，如红斑、丘疹、水疱、糜烂及结节等，常对称分布，主要位于四肢，有复发倾向。又因糜烂表面往往有大量的纤维素性渗出物，故又称多形渗出性红斑。本病具有季节性发病特征；患者多于冬季发病，且女性发病人数明显多于男性；多形性红斑发病急骤，严重影响患者的生活质量。

（一）中医病因病理

中医学认为，多形性红斑属于“雁疮”“寒疮”范畴，病机为阳虚不足，腠理不固，加之寒邪内侵，致机体营卫失调，气郁血滞所致。本病有热证寒证之分。多见红斑充血糜烂发热，此为湿热毒邪侵于机体，湿热相搏蕴于肌肤而发病，湿盛则渗出腐烂，热盛则灼热发红。遇寒冷而发为风寒外侵，致营血不和，气血凝滞，浸于肌肤而生瘢痕，风寒湿邪侵入人体留于经络，久郁化热，热蕴血络，血遏而成痰。本病还有虚证与实证之分。病急迅猛，局部全身症状明显，舌苔黄厚，脉滑数，多为实邪所致，邪盛伤正，以治标为先，利湿清热为大法。如迁延不愈，病损暗红，乏力便溏，五心烦热，苔少脉细，为实热迁延，灼阴耗气，致阴血不足或湿邪困脾，久滞脾胃。

（二）西医病因病理

目前多形性红斑发病机制还未完全阐明，大部分学者认为，其发生发展与致敏物质导致机体变态反应密切相关；致敏原诱发机体局部过敏反应，血管代谢功能障碍，缺血缺氧，最终导致疾病出现。

（三）临床表现

任何年龄均可发病，但以青壮年多见，发病年龄多见于20～40岁，男性略多。本病以虹膜样特征性红斑（红斑中央略凹陷，其颜色较深，有时为水疱、紫癜或坏死区）为典型皮损，起病急骤，皮损多样化，可累及口腔黏膜，严重者导致内脏功能损害为其特点。皮损好发于四肢、颜面、颈部，严重者累及口、鼻腔、眼及外生殖器等部位。

口腔损害：多形性红斑的口腔黏膜损害，远较皮肤损害严重和突出。起病初，可见口腔黏膜局部出现红斑和水疱，继而发生糜烂，糜烂表面有大量渗出物形成厚的假膜。病损分布广泛，可分布于唇、颊、舌、腭，疼痛剧烈，影响说话、饮食、吞咽。口臭明显。颌下淋巴结肿大、压痛，细菌培养以金黄色葡萄球菌与溶血性链球菌多见。唇红部是多形性红斑好发部位，一般在1周左右发展到高峰，如无感染，2～3周可自愈。唇部多而厚的血痂是多形性红斑的一个突出表现。

（四）西医治疗

治疗原则为抗病毒治疗、全身支持疗法、对症处理以及防止继发感染。用药：盐酸依巴斯汀片10mg/d，维生素C片150mg/d，泼尼松片30mg/d。

（五）中医辨证论治

当归四逆汤源于张仲景《伤寒论》，方剂主要组成包括当归、桂枝、芍药、细辛、通草、大枣及炙甘草等，其中当归养血解郁，桂枝通络温经，芍药调和营卫，祛湿活血，细辛祛寒通络，而大枣及炙甘草温脾养气。诸药合用共奏养血通络、益气温经、驱寒镇痛之功效。

当归四逆汤合除湿汤加减。药用鸡血藤30g，黄芪10g，党参10g，白术10g，干姜6g，当归10g，白芍15g，茯苓10g，姜黄10g，陈皮10g，秦艽15g，木瓜10g，桂枝10g，甘草6g。日1剂，水煎服。

参考文献

李才友，2006. 药物过敏性口炎 48 例诊治体会［J］. 现代中西医结合杂志，(23)：3267.
王吉松，2013. 中西医结合治疗多形性红斑临床研究［J］. 中国卫生产业，10（20）：17-18.
杨鹏斐，王思农，2013. 王文春治疗多形性红斑经验［J］. 实用中医药杂志，29（4）：284-285.

第六节　口腔黏膜溃疡性疾病

一、复发性阿弗他溃疡

复发性阿弗他溃疡（recurrent aphthous ulcer，RAU）是临床上常见的黏膜疾病，又称为复发性口腔溃疡。临床表现以齿龈、舌体、两颊、上腭等处黏膜出现米粒大小近似圆形或椭圆形的浅表性溃疡为特征，本病具有周期性、复发性、自限性特征，溃疡灼痛明显。在祖国医学中，属于“口疮”“口糜”“口疡”“口疳”范畴。

（一）中医病因病理

RAU 的发病原因目前尚无统一定论。中医学认为，RAU 主要由饮食不节、思虑过度、劳倦或久病虚损等原因损伤中焦脾胃所致。《素问·阴阳应象大论》谓：“心主舌，在窍为舌。”若邪毒内蕴，心经受热，或思虑过度，情志之火内郁，心火亢盛，或心火移于小肠，循经上攻于口均可致口舌溃烂生疮。《中药新药临床研究指导原则》有关口疮的中医辨证分型共为五型，即胃火上炎型、心脾积热型、脾虚湿困型、阴虚火旺型、脾肾阳虚型。

（二）西医病因病理

RAU 的发病原因可能与免疫功能紊乱、创伤、精神压力、系统疾病、营养缺乏、感染、遗传等因素有关，但其根本病因及发病机制尚未完全明确。

（三）临床表现

本病好发于黏膜无角化或角化较差的区域，如唇内侧、舌尖、舌缘、颊部、软腭、腭弓等部位，具有自限性、周期性、复发性。病灶为圆形或椭圆形，具有“黄、红、凹、痛”等特征。“黄”指溃疡损害表面覆有浅黄色或灰白色假膜；“红”指病损周边有约 1mm 的充血红晕带；“凹”指病损中央凹陷，基底柔软；“痛”指灼痛明显。目前沿用 Lehner 分类方法，将复发性口腔溃疡分为三型，即轻型、重型及疱疹型。

（四）西医治疗

1. 治疗方案

RAU 治疗方案的制订依赖于临床症状和病程。

A 型：溃疡一年仅发作几次，每次复发仅持续数日，疼痛可耐受。

治疗方案：帮助患者寻找诱因，并加以控制，帮助患者总结安全有效的治疗方式并继续使用。

B 型：溃疡每月发作，并持续 3～10 天，疼痛影响进食和日常口腔清洁。

治疗方案：与患者讨论可能的诱发因素并加以控制。对患者进行正确的健康指导，视情况进行局部或全身治疗。

C 型：溃疡疼痛，发作此起彼伏。

治疗方案：用强效糖皮质激素类药物（如倍他米松、倍氯米松、地塞米松等）病损黏膜下注射。

2. 治疗方法

RAU 的治疗方法种类繁多，治疗主张全身与局部、中医与西医、生理与心理相结合。

局部治疗：以消炎、止痛、防止感染、促进愈合为原则。以往治疗采用糖皮质激素、新型生物制剂（如重组人表皮生长因子等），目前临床上使用康复新液内服与外用，效果明显。

全身治疗：以消除可能的病因因素，减少溃疡的复发，延长间歇期为原则。

（五）中医辨证论治

RAU 中西医结合治疗是目前首选的治疗方法。

根据四诊八纲进行辨证，分清虚实与寒热。

1. 脾胃伏火型

宜清热祛火，凉血通便，方选清胃散、凉膈散、玉女煎加减。

2. 心火上炎型

宜清心泻火，凉血利尿，方用导赤散、泻心汤、小蓟子饮等加减。

3. 肝郁蕴热型

宜清肝泻火，理气凉血，方用龙胆泻肝汤、小柴胡汤等加减。

4. 阴虚火旺型

宜滋阴清热，方用六味地黄汤、杞菊地黄汤、甘露饮等加减。

5. 脾虚湿困型

宜健脾化湿，方用健脾胜湿汤、五苓散、平胃散等加减。

6. 气血两虚型

宜气血双补，方用补中益气汤、参苓白术散等加减。

针灸治疗：针灸治疗 RAU 方法多样，主要有针药并用、特殊针法穴法治疗等。针刺治疗脾胃虚弱型 RAU，取地仓、颊车、足三里、合谷、阴陵泉、三阴交调和脾胃之气。治疗心脾蕴热型 RAU，取通里、公孙、内庭、合谷等。

（六）心理治疗

临床上，心理医生和临床医生都可对 RAU 患者实施综合心理治疗，使其发病频率、溃疡数量及疼痛程度明显降低。

治疗包括：①心理支持与解释；②缓解负性情绪的松弛措施，包括放松训练及音乐治疗；③错误认识、不良行为模式及应付方式的指导与纠正；④抗焦虑及抗抑郁药物的使用。

（七）其他治疗

针对 RAU 发病的诱发因素，采用适当的支持疗法，避免过硬的食物或刷牙造成黏膜损伤。

二、白　塞　病

白塞病（Behcet's disease，BD）是一种不明原因的慢性全身性血管炎疾病，主要临床表现为复发性口腔溃疡、生殖器溃疡、眼炎及皮肤损害，也可累及血管、神经系统、消化道和关节等。

（一）中医病因病理

BD 在中医学中，名“狐惑病”，属寒疡、阴疮等范畴。《诸病源候论》谓：“夫狐惑二病者……此皆由湿毒气所为也。”该病基本病机为湿热郁蒸，化腐为虫，虫毒腐蚀咽喉、二阴。

（二）西医病因病理

本病主要与环境及遗传因素有关，其环境因素包括地域环境及微生物感染等。目前认为，免疫系统功能紊乱为该病发病机制，包括细胞免疫和体液免疫失常，免疫系统针对自身器官组织产生反应，导致器官组织出现炎症，产生破坏，细小血管尤甚。

（三）临床表现

本病好发于 30～40 岁的青年人，中国 BD 的发病率大约为 14/10 万，患者以男性居多。男性、早发患者病情相对较重且预后差。复发性口腔溃疡、生殖器溃疡、眼部病变是 BD 经典的“三联征”，然而也可累及神经、消化道、血管、关节、心、肺、肾、附睾等全身多个组织、器官。由于 BD 临床表现多样，且未必同时出现，许多病例 2 个症状的出现间隔可长达近 10 年。

（四）西医治疗

目前对于 BD 尚无特效的治疗方法，治疗的主要目的是减轻症状，减少复发，延缓病情进展，预防严重并发症的发生。BD 的药物治疗主要集中在抗炎和免疫抑制方面，糖皮质激素和多种免疫抑制剂已经被应用于治疗之中，包括秋水仙碱、沙利度胺、环磷酰胺、环孢素、硫唑嘌呤等。近年来靶向治疗成为热点，针对 BD 发病过程中的各种细胞因子的生物制剂也有临床研究及应用，尤其是对于难治性 BD。其中研究应用较多的为肿瘤坏死因子-α（TNF-α）抑制剂，药物有依那西普、英夫利昔单抗、阿达木单抗等。

（五）中医辨证论治

（1）阴虚内热，虚火上炎证

以口腔溃疡反复发作为主，脉细数，舌绛苔黄，治宜滋阴清热，引火归原，方用清热护阴汤（金银花、槐花、金莲花、生地黄、元参、麦冬、牡丹皮、当归、甘草）。

（2）阴虚湿热，湿毒下注证

以阴疮久治不愈为主，脉弦滑或缓，舌胖苔白，治宜健脾除湿解毒护阴，方用滋阴利湿汤（生地黄、熟地黄、茯苓、车前子、白鲜皮、当归、甘草）。

（3）毒盛血瘀证

以红斑结节等血管损害为主，脉弦滑，舌有瘀斑苔黄，治宜活血解毒，方用活血解毒汤（金银花、黄柏、生地黄、牡丹皮、赤芍、桃仁、红花、当归、甘草）。

三、天 疱 疮

天疱疮是一类主要由针对皮肤黏膜细胞间成分桥粒芯糖蛋白 1 和（或）3 介导的自身免疫性表皮内大疱性皮肤病，通常分为寻常型、增殖型、落叶型、红斑型和特殊类型。天疱疮是严重的黏膜皮肤病，约有半数以上的病例首先出现口腔黏膜病损。因此，来口腔科就诊的患者一般是在疾病的初期，其临床表现也是以口腔病损为主。

（一）中医病因病理

本病与文献中的“浸淫疮”“王灼疮”“天殖疮”等的描述相似。《诸病源候论》：“脏腑有热，热熏皮肤，外为湿气所乘，则变生疮，其热偏盛者，其疮发势亦盛，初生如麻子，须臾旺大，汁流溃烂，如汤火所灼，故名王灼疮。”本病虽在口腔黏膜及皮肤上，但涉及五脏六腑，病性为本虚标实，本虚为肝肾气阴两虚，脾气虚，标实为湿热、浊毒等。

（二）西医病因病理

目前多认为一些病毒感染、紫外线照射、含有巯基结构的药物（如青霉胺）刺激、微量元素、雌激素变化可能与天疱疮发病有关。

（三）临床表现

临床上将天疱疮分为以下四型。

1. 寻常型天疱疮

好发于中老年人，一般以 40 岁以上女性多见，但也有在青春期前发病的儿童口腔寻常型天疱疮。病损首先发于口腔黏膜，早期病损局限，糜烂面可愈合。晚期病损蔓延，反复难愈，口腔与皮肤同时受累，转为慢性发作。唇、颊、舌、腭和牙龈为病损的好发部位，且在咽旁、翼颌韧带等易受摩擦处也较易发生损害。发疱常由局部创伤引起，表现为 1～2 个或是广泛发生的直径从几毫米到 1cm 以上的大小不等的水疱，疱壁松弛易破，在糜烂面的边缘处将探针置入黏膜下方，可见探针无痛性深入，如进一步将疱壁撕去或提取时，常连同周围外观正常的黏膜一并无痛性撕去一大片，留下鲜红的创面，在临床上称为“揭皮试验阳性”。若让患者用舌舔及黏膜，可使外观正常的黏膜表层脱落或撕去，这种对外观正常的黏膜加压刺激或摩擦后易形成疱或脱皮，轻压疱顶可使疱向四周扩展的现象，称为“尼氏征”。

2. 增殖型天疱疮

本型与寻常型基本相同，只是剥脱面呈乳头状或疣状增生性病损，在唇红缘常有显著的增殖。

3. 落叶型天疱疮

黏膜损害少而轻，口腔黏膜完全正常或有轻微的红肿，即使发生糜烂也较表浅，尼氏征阳性。预后较寻常型好。

4. 红斑型天疱疮

口腔黏膜损害少，皮肤损害常为对称性红斑，尼氏征阳性，是四型中的良性型。

直接免疫荧光示棘细胞间有 IgG 或 C3 沉积。

（四）治疗原则

使用中西医结合的治疗方案，可以最大限度地减少激素的不良反应，有利于减撤糖皮质激素，巩固治疗效果。天疱疮的治疗以泼尼松为首选药物，用药后能较好地控制病情并使之稳定，其用量差异较大，大剂量（如 100～160mg/d）控制病情快，但易产生并发症，尤其易合并感染，因而需同时应用抗生素以防感染。

（五）中医辨证论治

1. 脾虚不运，湿热蕴滞

口腔黏膜及皮肤广泛发生大小不等的水疱，破裂后留有红色糜烂面，渗出物较多，开始痛轻，逐渐加重而呈灼痛，重按摩皮肤出现水疱和脱皮，可伴有口舌糜烂，心烦身热，舌质红，苔黄腻，脉弦滑数。法宜益气健脾，清热利湿，解毒凉血。药用清脾除温饮加减。主要药物如生黄芪、生白术、薏苡仁、茯苓皮、茵陈、泽泻、黄芪、栀子、金银花、紫花地丁、地肤子、赤芍、牡丹皮、甘草等。

2. 温热蕴结，热毒炽盛

常在上一类型基础上发展而来，病情加重，口腔黏膜及皮肤出现广泛充血和水疱，糜烂，渗出，结痂，溃疡，全身发热，乏力，口渴欲饮，烦躁不安，便干尿黄，舌质红，苔黄而干，脉沉细数。治宜清热解毒，清营凉血，泻火渗温。药用清瘟败毒饮、清营汤、黄连解毒汤等加减。主要药物如黄芪、黄连、栀子、黄柏、竹叶、连翘、升麻、生地黄、玄参、赤芍、薏苡仁、青黛、龙胆等。

3. 气阴两伤

病程后期可导致气阴两伤，水疱可不断出现，病久难愈，患者少食倦怠，头晕目眩，失眠疲乏，舌淡红，苔少或花剥，脉沉细无力。治宜益气养阴，佐以清热。药用八珍汤、玉女煎等加减。主要药物如黄芪、党参、熟地黄、白芍、何首乌、玄参、沙参、麦冬、白术、竹叶、黄芩、酸枣仁、甘草等。

（六）中西医预防与康复

提醒患者要保持口腔清洁卫生。坚持刷牙，漱口，但动作要轻柔，以避免新的创伤和继发感染。碱性漱口水，可以防止口腔白念珠菌等真菌感染或细菌继发感染，中药漱口水可予清热解毒，中药煎水含漱，如金银花、野菊花、蒲公英、藿香、佩兰、香薷、薄荷等，可起到保持口腔清洁、爽口去浊的作用。要戒除吸烟等口腔不良行为。

参考文献

陈夏凉，袁晓，姚华，2016. 复发性阿弗他溃疡的中医治疗研究进展［J］. 黑龙江中医药，45（1）：78-79.

邓一文，蒋伟文，唐国瑶，2010. 治疗天疱疮的循证医学研究进展［J］. 临床口腔医学杂志，26（11）：692-696.

黄丽丽，张桂荣，李铁男，2010. 117 例口腔天疱疮临床资料分析［J］. 中国中西医结合皮肤性病学杂志，9（3）：175-176.

李南南，周彩云，杜丽妍，等，2018. 辨证论治白塞病验案三则［J］. 环球中医药，11（12）：1992-1994.

李秀秀，王培光，2019. 天疱疮治疗的研究进展［J］. 中国麻风皮肤病杂志，35（12）：757-761.

沈漪，2010. 口腔黏膜天疱疮的临床诊治［J］. 中医杂志，51（S2）：75-76.

第七节　口腔黏膜斑纹类疾病

一、口腔扁平苔藓

口腔扁平苔藓（oral lichen planus，OLP）是一种原因不明的慢性炎性疾病，有文献报道该病好发于脑力劳动者，可发生于口腔黏膜任何部位。其多呈对称分布，患者可无自觉症状或感觉口腔粗糙、木涩、口干等不适，若黏膜有充血、糜烂，遇辛、热、辣刺激可发生明显疼痛，病情具有反复、一般难以自愈的特性。扁平苔藓（OLP）是一种慢性炎性疾病，病史长短不一，长者几十年，短者几个月。病损长期糜烂有恶变倾向，WHO 认为它是一种癌前状态。

（一）中医病因病理

中医文献无口腔扁平苔藓的记载，根据临床表现，与中医学“口疮”“口糜”“口蕈”“口疳”等病相近。发病为热毒与湿积聚、气血失和、湿热循经上逆熏蒸于口舌所致，属肝胆脾胃经病变。

（二）西医病因病理

目前的研究表明该病与精神因素，免疫因素，微循环障碍因素等有关。其发病机制为 T 淋巴细胞（$CD4^+$、$CD8^+$）、朗格汉斯细胞、巨噬细胞等与细胞因子的相互作用，导致上皮角化、基底细胞液化、固有层密集淋巴细胞浸润等病理改变。

（三）临床表现

近年来，该病居临床黏膜病就诊的第二位，呈现上升趋势。OLP 根据病损特征，临床分为网状损害型、丘疹型、斑块型、水疱型和糜烂型等。为利于临床诊断，一般可分为糜烂型和非糜烂型两类，前者仅有白色网纹或丘疹样改变而无糜烂，后者则除了白色网纹、丘疹样改变外，主要表现为充血、糜烂。

（四）治疗原则

1）积极治疗全身系统性疾病（胃肠道疾病、肝病、糖尿病等）。

2）消除局部刺激因素（残冠、残根、牙结石、不良义齿等）。

3）损害局限且无症状者，宜观察及调整饮食结构。

4）损害局限且症状轻微者，宜观察及调整饮食结构。

5）中、重症者给予局部、全身联合用药。

6）治疗前了解患者全身状况及药物、食物过敏史，治疗中注意观察和避免药物所引起的不良反应。

7）注意控制继发感染。

8）定期复查、防止癌变。

9）加强心理治疗及卫生宣教，帮助患者树立信心和建立健康的生活方式。

（五）中医辨证论治

中医学认为，OLP 的诱因有：气滞血瘀，气血失和；脾湿健运，水湿内停；肝风内动，化热生燥；思虑过度，肝气内郁；风、火、燥外邪入侵。

1. 肝经实火型

口腔黏膜充血、糜烂，灼痛明显，胸闷，易怒，舌红，脉数。治宜清肝泻火。成药：龙胆泻肝丸。

2. 脾胃湿热或心火上炎型

黏膜充血、糜烂，口干，便结，舌红苔黄腻，脉滑数。治宜清心降火，健脾除湿。成药：口炎宁冲剂。

3. 气滞血瘀型

黏膜糜烂、出血，舌质紫或有瘀斑。治宜活血化瘀。成药：复方丹参片。

4. 肝肾阴虚型

黏膜充血、灼痛，口干，失眠，乏力。治宜滋肝补肾，养阴降火。成药：六味地黄丸。

5. 肝气郁结型

口腔黏膜出现白色斑纹，有粗糙感，舌质红苔薄黄。治宜疏肝理气解郁。方药：逍遥散加味，柴胡清肝汤。

6. 气血亏虚型

黏膜为白色网纹，面色苍白乏力，舌淡脉弱。治宜补益气血。方药：归芍六君子汤。

前三型临床多见。

目前也有许多研究表明，中医中药能有效治疗 OLP，方式也多种多样。

局部外用药　草珊瑚口腔膏局部涂敷治疗糜烂型 OLP，每日 3～5 次，每次涂药后 15 分钟内不漱口。

含漱剂　复方苦参含漱液（苦参 20g、白芷 6g、苍术 15g、山栀 18g）：饭后含漱苦参含漱液 20ml，每次 3 分钟，使用期间避免吃辛辣食物。

方剂　复方苔藓散方剂（生地黄、当归、赤芍、天冬、麦冬、黄芩、薏苡仁、蔻仁、茯苓、半夏等），根据患者辨证分型酌情加减，每日 1 剂，水煎服，2 个月为 1 个疗程，根据病情酌情用药 1～3 个疗程。

中草药　雷公藤 10～20mg，每日 2～3 次。雷公藤具有类似皮质激素的作用，雷公藤毒副反应较明显，以消化道反应最常见，主要有恶心、呕吐、腹痛等，其次为皮肤黏膜出现皮疹、出血性红斑、糜烂等，对生殖系统也有影响，长期服用可引起不育。昆明山海棠 0.5g，每日 3 次；昆明山海棠的有效成分为山海棠碱 A，作用与雷公藤相似，但副作用较小，停药后无反跳现象，所以可作为长期使用皮质激素的替代药。

激光照射治疗　可使用半导体激光在患病部位分位点照射，可以快速消除糜烂面，促进黏膜恢复。

二、口 腔 白 斑

口腔白斑（oral leukoplakia，OLK）是发生于口腔黏膜上不能擦去的以白色斑块为主的、临床和组织病理学不能诊断为其他病变的损害，不包括吸烟、局部摩擦等刺激因素去除后可以消退的单纯性过角化病，40～69 岁的男性人群多发，龈、舌、颊部为高发区。

（一）中医病因病理

中医学认为，OLK 是一种全身性疾病的局部表现，外来的风邪毒邪，包括过寒过热的温度刺激，烟、酒、霉菌及局部慢性刺激作用，或七情抑郁动火伤血，均可引起气郁气滞。气失通畅，则血不行，气血失和，蕴积不散，而致白斑；再者，脾主肌肉，主运化水湿，开窍于口，若脾失运化，湿停毒郁，发于口腔黏膜，黏膜受湿邪侵蚀，则发白斑。此外，正气虚弱，外邪毒邪乘虚而入亦可发病。

（二）西医病因病理

OLK 的具体病因目前尚不明确，专家普遍认为其发病与局部因素的长期刺激（如烟酒习惯、念珠菌感染、人乳头瘤病毒感染等）以及某些全身因素有关。

（三）临床表现

本病中年以上男性多见。好发于颊部黏膜咬合线区域，舌部次之，唇、前庭沟、腭、牙龈也有发生。患者一般无自觉症状，上皮角化程度严重时可有粗糙、木涩、味觉减退等症状。局部发硬、伴有溃烂时可出现自发痛及刺激痛。OLK 的临床表现分为：均质型，包括斑块状、皱纹纸状等；非均质型，包括颗粒状、疣状、溃疡状等。而均质型有可能发展成非均质型。

（四）西医治疗

可选用激光、微波、冷冻、手术治疗。

局部涂布：药物维 A 酸具有促进上皮细胞增生、分化、角质溶解等代谢作用，但全身应用不良反应较多，故多主张局部用低浓度的维 A 酸治疗 OLK。

全身治疗：芬维 A 胺 200mg 口服治疗。白斑手术切除后的患者，持续 1 年给予芬维 A 胺每日 200mg 口服，可有效减少术后复发，预防出现新的病损和癌变。

（五）中医辨证论治

以理气活血、清热解毒、健脾化湿、扶正祛邪为主要治则，可用经方（如柴胡疏肝散、桃红四物汤、参苓白术散、二陈汤）辨证加减或用行气活血、清热解毒、益气养血的中药。

三、口腔盘状红斑狼疮

口腔盘状红斑狼疮（discoid lupus erythematosus，DLE）是一种病损主要局限于口腔黏膜的相对良性的结缔组织疾病，少数患者具有全身临床表现。

（一）中医病因病理

本病属于中医学的温毒发斑，由先天禀赋不足，肝肾亏虚所致。分而言之：禀赋不足，腠理不固，外感风热毒，蕴结肌肤形成风热毒聚证；真阴不足，虚热内生，上泛头面形成阴虚火旺证；肝气郁结或风热伤营，气血凝滞形成气滞血瘀证。

（二）西医病因病理

本病是多因素性疾病，现在研究认为其病因主要包括免疫学改变、遗传等多种因素，多认为是一种自身免疫性疾病，且与紫外线照射密切相关。

（三）临床表现

本病女性对于男性，女性与男性之比为 1.8∶1，好发于 40～60 岁年龄段的人，平均发病年龄为 46.9 岁；口腔 DLE 好发于唇部（下唇多于上唇），原因可能与唇部解剖结构以及特殊位置有关：固有层结缔组织乳头狭长，接近上皮表面，乳头内富含毛细血管袢，血管神经末梢丰富。口腔 DLE 的黏膜表现形式多样，包括唇炎、红斑、蜂房样斑块、盘状损害、苔藓样损害、溃疡。口腔黏膜损害形态虽然多变，但在各种形态中仔细观察仍能看到盘状红斑的特征。口腔黏膜损害中央一般为红色萎缩区，边缘为白射纹。

（四）治疗原则

DLE 是一种光敏性疾病，为避免光照加重病损，患者应采取有效的避光措施，如采用遮光剂或者衣物以避光，应同时避免长波及中波紫外线的照射。全身用药：氨基喹啉类，主要包括羟氯喹、氯喹及奎纳克林等，主要通过抗炎、增加皮肤对紫外线的耐受力及免疫调节等机制来发挥作用。局部用药：钙调神经磷酸酶抑制剂，主要发挥免疫调节作用，主要包括他克莫司、吡美莫司等。

（五）中医辨证论治

1. 心脾积热型

证候　烦躁，下唇溃破，黏膜糜烂，灼热、瘙痒，皮肤红，喜饮，纳呆，溲赤，大便干，苔薄，舌质红，脉弦数。

治则　以养阴凉血，祛风解毒为主。

主药　生地黄、沙参、元参、当归、栀子、黄连、玉竹、知母、黄柏、土茯苓、苦参、白花蛇舌草、白鲜皮、蝉蜕。

成药　二冬膏（清肺益肾膏）、三黄片、防风通圣丸。

2. 脾虚夹湿型

证候　皮损处瘙痒、渗出液体，纳呆，腹泻或大便干燥，舌苔白腻厚，脉沉缓。

治则　清利湿热，健脾和胃。

主药　薏苡仁、蔻仁、杏仁、厚朴、滑石、苦参、白鲜皮、地肤子、秦艽。

成药　保和丸、橘红丸、香砂六君子丸。

3. 血瘀型

证候　下唇糜烂、流血、瘙痒、灼热，月经闭涩或痛经，有血块，大便秘结，舌质紫有瘀斑或舌腹面小血管有瘀血，脉涩。

治则　活血化瘀，清利湿热。

主药　生地黄、当归、丹参、香附、灵脂、桃仁、红花、牛膝、白茅根、鱼腥草、白鲜皮、白芷、土茯苓。

成药　当归片。

补肾药物　六味地黄丸、杞菊地黄丸、知柏地黄丸等有巩固疗效的作用。

参 考 文 献

刘伟，周曾同，2009. 口腔白斑的中医药治疗现状及研究进展［J］. 临床口腔医学杂志，25（1）：53-55.

王玉贤，2000. 中医治疗口腔盘状红斑狼疮的疗效观察［J］. 现代中西医结合杂志，（1）：56-57.

叶飞，2014. 中西医结合治疗盘状红斑狼疮 48 例临床观察［J］. 中国民族民间医药，23（24）：84-85.

张雪梅，2010. 中医药治疗口腔扁平苔藓研究进展［J］. 中国实用医药，5（35）：233-234.

张亚丽，吴开举，2019. 口腔扁平苔藓的中医药治疗进展［J］. 湖南中医杂志，35（2）：166-168.

周宝宽，2011. 审证求因治疗盘状红斑狼疮［J］. 四川中医，29（11）：30-31.

第八节　唇 舌 疾 病

一、慢 性 唇 炎

慢性唇炎，中医学称为“唇风”，以唇部的皲裂、脱屑或伴渗出、糜烂为临床表现。由于此病的病因、病机尚未明确，故在治疗上仍未有理想的治疗手段。

（一）中医病因病理

慢性唇炎属于中医学“唇风”的范畴，亦有医书称之为“唇槁”“唇瞤”“驴嘴风”“鱼口风”等。

湿热毒盛证　多见于急性唇炎，来势凶猛，湿热毒炽盛，表现为唇红肿胀、糜烂、渗出，疼痛剧烈，瘙痒轻，咽痛，口干多饮、饮不解渴，大便干结，小便黄，舌红苔黄腻，脉滑数。

风湿热蕴证　可见于急性唇炎、慢性唇炎急性发作，表现为轻度唇红肿胀、少量糜烂渗出，瘙痒重，疼痛轻，口干欲饮，大便干或黏滞不畅，小便黄，舌红苔微腻黄，脉数。治法：祛风止痒，清热利湿。

脾虚夹湿证　常见于慢性唇炎，由饮食不节等因素致急性发作者，表现为干燥、脱屑的唇部突然红肿胀痛，甚者糜烂渗出，伴面色无华，乏力，纳差，便溏，舌淡红苔白，脉缓或濡或弱。

阴虚血燥证　多见于慢性唇炎，反复发作，久而不愈，表现为唇红干燥、皲裂、脱屑，口干不欲饮，口唇瞤动，脉细数。兼有手足心热，口腔溃疡，舌红少苔症状，阴虚明显。或面色苍白，舌淡红苔薄白，女性患者兼有月经量少色淡。治法：滋阴养血，润燥止痒。

（二）西医病因病理

多数研究认为，唇炎的发生多与口唇接触物、寒冷干燥的环境气候、习惯性舔唇等密切相关。研究表明，本病好发于年轻女性，紧张、焦虑等因素皆可诱发本病。

（三）临床表现

急性发作期以红肿疼痛、渗液、糜烂为主要症状，慢性期以唇红缘干燥、结痂、皲裂及反复脱屑为特征。本病多见于年轻女性，神经焦虑紧张的女性尤易患此病，每因情绪波动而发病。常与局部化学因素（如唇膏、油彩、牙膏等）刺激或有咬唇、舔唇的不良习惯等有关。

（四）西医治疗

本病以局部对症治疗为主。

临床常用湿敷药物：0.1%利凡诺液、1∶5000 呋喃西林、3%硼酸水等均可局部湿敷；注射曲安奈德联合局部湿敷康复新液亦可起到很好疗效。

局部注射治疗：应用糖皮质激素，如泼尼松龙与 2%利多卡因配制而成的混悬液局部注射。

软膏类：0.1%他克莫司软膏，治疗慢性唇炎的效果显著，该药属于非激素类抗炎药，但具有与激素类药膏相似的抗炎功效；氟芬那酸丁酯软膏，是非甾体类外用抗炎药，可通过抑制环氧合酶（COX-2）来阻断前列腺素和白三烯等炎性递质传递，从而达到抗炎、止痒及镇痛的功效；5%的咪喹莫特乳膏的用药时间一般为 1 周多，具体的用药时间需视患者的病情而定。该药常见的副作用包括红斑、水肿、渗出、结痂、浅溃疡及糜烂等。

激光局部照射治疗，疗效明显。

（五）中医辨证论治

外用药物治疗：以清热解毒、缓急止痛为主要治则，方选三草油（紫草、茜草、生甘草）外敷，其中紫草、茜草可清热解毒、凉血活血，生甘草能清热解毒、缓急止痛，并调之以橄榄油养血润肤、润燥止痒，三草合用共奏清热解毒、缓急止痛之效。使用方法：紫草、茜草、生甘草各取 30g，浸泡于 250ml 橄榄油中，充分浸泡 2 小时后，文火煮 30 分钟。待三草油冷却后，以清水擦拭清洁唇部，然后取适量涂敷于唇部患处，每日 2 次，每次 20～30 分钟。2 周为 1 个疗程，一般 2～4 个疗程可见明显症情改善。

外用药亦可选唇风煎：由白鲜皮 15g、蛇床子 10g、川槿皮 10g、地肤子 30g、苦参 30g 组成外洗或玉蝴蝶一味外敷。

口服药物治疗如下。

湿热毒盛证　银地土茯苓汤加减。金银花 15g，土茯苓 20g，苦参 10g，白花蛇舌草 20g，鱼腥草 15g，薏苡仁 25g，石膏 15g，紫草 10g，生地黄 15g，白鲜皮 15g，甘草 5g。

风湿热蕴证　祛风利湿止痒方加减。防风 15g，蝉蜕 10g，荆芥穗 10g，土茯苓 20g，白鲜皮 15g，徐长卿 15g，苦参 10g，苍术 10g，薏苡仁 20g，茵陈 20g，鱼腥草 15g，牡丹皮 10g，甘草 5g，生地黄 15g。

脾虚夹湿证　以健脾止痒方加减。党参 15g，茯苓 15g，陈皮 10g，莲子 20g，白术 15g，山药 15g，白扁豆 20g，甘草 5g，大枣 10g，白鲜皮 15g，徐长卿 15g，茵陈 15g。

阴虚血燥证　兼有手足心热，口腔溃疡，舌红少苔症状，阴虚明显者，以养阴止痒方加减，方药：生地黄 15g，白芍 15g，麦冬 15g，天冬 15g，玉竹 15g，北沙参 20g，百合 20g，牡丹皮 15g，防风 15g，白鲜皮 15g，甘草 10g。面色苍白，舌淡红苔薄白，女性患者兼有月经量少色淡者，以养血止痒方加减，方药：生地黄 15g，当归 10g，白芍 15g，鸡血藤 20g，首乌藤 20g，乌豆衣 10g，牡丹皮 10g，茯苓 15g，防风 15g，合欢皮 20g，甘草 10g。

二、地　图　舌

地图舌（良性游走性舌炎，benign migratory glossitis）是一种常见的浅表性良性舌部炎症，临床表现为丝状乳头剥脱红斑区伴周围黄白条带状微凸边缘，病理为非特异性炎症表现，大多数患者无症状（但可能存有恐癌心理），病损可自愈，常复发，一般不需药物治疗。

（一）中医病因病理

中医学称之为“花剥苔”。地图舌乃脾胃气虚或脾胃阴虚所致。苔乃胃气熏蒸所致，舌苔的新陈代谢与胃之气阴盛衰有关，因此脾胃气阴持续亏虚，得不到纠正，即可导致地图舌的发生。

地图舌可发生于任何年龄，但多见于6个月～3岁儿童，有可能随年龄增长而消失。少数患者有遗传倾向。

（二）西医病因病理

目前具体病因尚未明确，遗传因素可能在地图舌的发生中起到一定作用。银屑病、糖尿病患者中地图舌的患病率高于一般人群。免疫因素也可能发挥作用。地图舌患者及其家族中其他成员患有哮喘、湿疹、干草热等过敏反应性疾病的出现率显著高于一般人群，因此在一部分病例中，地图舌是患者具有过敏性反应的指征。地图舌患者常有精神紧张的主诉，并且舌黏膜病损的变化与心理压力的情况有关。

（三）临床表现

地图舌多见于儿童和青少年，浅层的慢性剥脱性舌炎，丝状乳头区域性剥脱形成红斑区，边缘为 1～3mm 宽的白色或黄白色弧形边界，稍隆起。病变具有游走性，整个舌背病损呈现地图状外形。患者通常无自觉症状。病变可自愈，常有复发，预后良好。

（四）西医治疗

一般予以维生素 C、维生素 B_2、口服葡萄糖酸锌片等治疗。有些则予以镇静剂补充维生素、铁剂、抗生素、碱性漱口液治疗。也可尝试用康复新液含漱治疗：康复新液对地图舌的作用可能与其改善皮肤的微循环、促进肉芽组织生长及血管新生，利于丝状乳头恢复及消除炎性水肿有关；微量元素锌缺乏，铜含量的增高可能是游走性舌炎的一个重要病因，临床上通过使用葡萄糖酸锌补充锌能有效治疗小儿游走性舌炎。

（五）中医辨证论治

中医对地图舌的方药治疗以清热利湿、健脾和胃、益气养阴之法为主。

（六）中西医预防与康复

中医推荐脾胃阴虚的孩子应该多吃一些具有养阴生津功能的食物，如小米、麦粉、各种杂粮、豆类及豆制品；多摄入牛奶、鸡蛋、瘦肉、鱼肉，因为这些食物蛋白质含量高，微量元素丰富，而脂肪含量少，营养丰富而不生内热；应多吃水果、蔬菜，特别是苹果、甘蔗、香蕉、山楂、乌梅、西瓜等含维生素种类多的果类。脾胃气虚的孩子则应吃一些能够健脾益气的食品，如粳米、薏米、山药、扁豆、莲子、大枣等，既能健脾益气，又能和胃。

西医建议地图舌患者在生活习惯方面应该多加重视：首先，保持口腔清洁，饭后漱口，晚上睡前刷牙或漱口；其次，保持充分的睡眠，避免过度劳累；再次，饮食丰富，膳食应注意粗细粮搭配、荤素兼食，防止孩子偏食、挑食，以免发生胃肠功能紊乱和营养缺乏。

参考文献

程炜鞾，2013. 中西医结合治疗小儿地图舌的研究进展［J］. 中国优生优育，19（3）：219-221.
刘婵柯，袁娟娜，谢婷，等，2019. 范瑞强应用中医药治疗唇炎经验［J］. 中华中医药杂志，34（9）：4111-4113.
吕小茹，夏庆梅，李楠，等，2018. 慢性唇炎的中西医治疗［J］. 当代医药论丛，16（2）：30-32.
吴闽枫，郭婉军，郭冬婕，等，2019. 慢性唇炎中医理论溯源及临床经验采撷［J］. 中华中医药杂志，34（1）：187-189.

第三章

牙与牙槽外科

第一节　牙拔除术

我国在新石器时期就有拔牙的习俗，我国古籍中也有很多关于拔牙的记载。拔牙，我国古文献中又称凿齿、折齿、摘齿、缺齿、断齿、打牙等。它是我国远古居民以至近现代人有意识地拔取或敲断某些健康前牙的行为。现代医学中拔牙术是口腔科一个最基本的手术。拔牙不仅能造成局部组织不同程度的损伤，引起出血、肿胀、疼痛等反应，而且可导致不同程度的血压、体温、脉搏的波动。拔牙过程中应严格掌握适应证与禁忌证，尤其当患者有心脑血管等全身疾病时，稍有不慎，可能给患者带来严重伤害。

（一）中医理论基础

《景岳全书·卷三十·血证》云："手足阳明二经及足少阴肾家之病，盖手阳明入下齿中，足阳明入上齿中。又肾主骨，齿者骨之所终也。"在中医的理论体系里牙和肾有密切联系，因为肾的主要的功能里面有肾主骨这一条，而牙是骨之余，也就是牙和骨头都是归于肾主要功能的管辖之下。所以肾气不足时，会出现牙松动的症状。中国古代拔牙除一些地方的特定习俗外，主要是因为牙彻底坏掉，而不得不拔。

（二）适应证和禁忌证

1. 适应证

（1）牙体病

无法修复的龋齿、牙根情况异常，不宜作覆盖义齿或桩冠。

（2）牙周病

Ⅲ度以上松动的牙，牙周骨组织大部分已破坏，反复感染，治疗无效，严重影响咀嚼功能。

（3）根尖周病

根尖破坏严重，无法用根管治疗、根尖切除等方法治愈的牙。

（4）阻生牙

反复感染或引起邻牙牙根吸收、邻牙龋变。

（5）滞留乳牙

影响恒牙正常萌出者。若同名恒牙先天缺失，乳牙功能良好可保留。

（6）病灶牙

经常引起颌面部炎症，疑为与全身某些疾病有关的牙，如风湿病、肾炎及眼科一些疾病。

（7）多生牙、错位牙

影响美观、咀嚼功能的牙，以及致软组织创伤、妨碍义齿修复的牙。

（8）外伤牙

牙根折断应拔除，骨折线上的牙拔除与否视具体情况而定，一般应尽量保留，影响骨折愈合者则应及早拔除。

（9）治疗需要

因正畸治疗需减数的牙或义齿修复需拔除的牙；恶性肿瘤进行放射治疗前，为预防严重并发症而需要拔除的牙。

2. 禁忌证

拔牙禁忌证不是绝对的，某些禁忌拔牙的疾病，经过积极治疗，在良好保护下仍可进行拔牙手术。

（1）血液系统疾病

如血友病、血小板减少性紫癜、再生障碍性贫血、白血病等。给患有这些疾病的患者进行拔牙术，可能引起严重的全身反应，甚至危及生命。不具备条件的医疗机构一般不宜拔牙，如必须拔牙时应慎重对待，术前做好应急措施的准备，如输血、抗感染等。

（2）心脏疾病

一般心脏病、心代偿功能正常者，术前给予镇静剂，可行拔牙术，用利多卡因局部麻醉，禁加肾上腺素。如患者有发绀、颈静脉怒张、呼吸困难、心律失常等心功能代偿不全症状者，不宜行拔牙术。

（3）高血压

血压高于 180/100mmHg 不宜拔牙。如有高血压病史，但无症状，目前血压低于本人基础血压，可在拔牙前给予适量镇静剂，术中选用利多卡因做麻醉剂行拔牙术。

（4）糖尿病

一般不行拔牙术，但血糖已控制，在抗生素保护下可行拔牙术。

（5）孕妇

妊娠 3 个月前、6 个月后不宜拔牙，前者拔牙易流产，后者易早产。经期不宜拔牙，否则易造成拔牙创口代偿性出血。

（6）颌面部急性炎症

急性炎症期是否拔牙应根据具体情况而定。例如，急性颌骨骨髓炎患牙已松动，拔除患牙有助于建立引流，减少并发症，缩短疗程。复杂阻生牙的拔除，由于创伤大，有可能使炎症扩散，应先控制炎症。但容易拔除的阻生牙，拔除有利于冠周炎症的控制，可在抗生素控制下拔牙。

（7）严重的慢性病

如肾衰竭、活动性肺结核、肝功能损害严重者不宜拔牙。

（8）恶性肿瘤

恶性肿瘤波及牙时，不应单独拔牙，以免引起肿瘤扩散。此时牙的摘除应与肿瘤根治术一并进行。

（9）甲状腺功能亢进症（甲亢）

未经治疗的甲亢患者禁忌拔牙手术。如必须拔牙，则应在治疗后，使脉搏不超过 100 次/分。注意局部麻醉药中不加肾上腺素。

（三）术前准备及手术步骤与方法

1. 手术准备

1）对患者进行耐心解释，消除顾虑。

2）细心核对牙位、数目，估计手术难度，并做常规洗手消毒。

3）患者取坐位。拔上颌牙时，患者头稍后仰，上牙面与地平面成 45°。上颌与术者肩部同一高度。拔下颌牙应使患者下牙面与地平面平行，下颌与术者肘关节在同一高度或略低。

4）手术前嘱患者反复漱口，如牙结石多，应先进行洁牙。口腔卫生不好的患者，应先用3%过氧化氢棉球擦洗牙齿，然后漱净，或用 1∶5000 高锰酸钾溶液冲洗术区，后用 1%～2%碘酊消毒拔牙区。复杂的拔牙手术需切开缝合者，要用 75%乙醇消毒口周及面部下 1/3 的皮肤，在颈前和胸前铺孔巾。

5）准备拔牙器械。

2. 步骤与方法

常规消毒，核对牙位，施行麻醉，观察患者反应，不可离开，麻醉显效后，按步骤拔除患牙。

（1）分离牙龈

消毒龈缘，用牙龈分离器或探针紧贴牙面插入龈沟内直达牙槽嵴，先分离唇颊和舌侧，然后再分离邻面，分离牙龈应彻底。

（2）挺松牙齿

将牙挺的刃插入牙的近中根与牙槽嵴之间，挺刃内侧面紧贴牙根面，以牙槽嵴为支点，然后使用旋转、楔入、撬动的力量，逐步使牙松动移位。

（3）安放牙钳

选好牙钳，正确握持，钳喙的长轴与牙的长轴平行。安放时钳喙分别沿牙的唇（颊）侧及舌（腭）侧插入，直达牙颈部，使牙钳紧紧夹住患牙。

（4）拔除患牙

安放好牙钳，夹紧患牙后，分别使用摇动、扭转和牵引力量，使牙松动，脱出牙槽窝。手术的同时术者应运用左手保护，以免牙钳伤及患者对颌牙。

（四）术后处理

1）检查拔除患牙的完整性，有无断根，如发现有断根应拔除。

2）搔刮检查牙槽窝，清除碎牙片、骨片、炎性肉芽组织，然后覆盖纱布用拇指、示指挤压牙槽骨复位，使其恢复原来大小，减少术后出血，加速创口愈合。

3）修整牙槽骨，如有过高的牙槽骨间隔，或凸出的牙槽骨嵴，应用咬骨钳咬平修整，以利于创口的愈合和以后的义齿修复。

4）对切开、翻瓣拔牙或牙龈撕裂者均应进行牙龈对位缝合，以防止出血。一般拔牙创面不需进行缝合。

5）在拔牙创面上放置消毒的纱布棉卷，嘱患者咬紧，半小时后吐出。

（五）各类牙拔除特点

1. 上颌前牙

上颌前牙均为单根，根较直，呈圆锥形，唇侧骨壁较薄。拔除时向唇腭侧摇动或旋转使患牙脱臼，沿牙长轴线牵引拔出。

2. 上颌尖牙

牙根粗壮且长，比较牢固，唇侧骨板较薄。拔除时要向唇腭侧反复摇动，再加用旋转力量并向前下方牵拉拔出。用力较大，但不能施用暴力，否则亦致唇侧骨板折裂，影响创口愈合。

3. 上颌前磨牙

为扁根，根周骨质致密，有半数的第一双尖牙有分根现象。拔牙时应先向颊腭侧慢慢摇动，后沿牙长轴向颊侧方向牵引拔出。此牙根扁，不宜扭转，以免造成断根。

4. 上颌第一和第二磨牙

上颌磨牙为 3 个根，颊侧两根较小，腭侧一根粗而长，尤其第一磨牙根分叉大，周围骨质较厚，非常坚固，拔除困难。上颌第二磨牙虽分 3 个根，但根较短，根分叉较小。拔牙时先将牙挺松，做颊腭侧摇动使之脱位，向颊侧顺牙的长轴线牵引拔出。上颌第一、第二磨牙的拔除不能用旋转力，以避免牙根折断。

5. 上颌第三磨牙

牙根变异大，多为融合根，根向远中弯曲，远中骨质疏松，阻力较小。操作时可先挺松，再顺远中颊侧向下牵引拔出。拔牙时防止用力过猛发生根折。一旦根折，取出困难，应尽量避免。

6. 下颌前牙

切牙根短、细且扁平，牙槽骨壁也较薄，单尖牙根较粗大，都为单根。拔时做唇向侧摇动，松动后向上向外牵引而出，注意切勿用力过猛，以免伤及上颌前牙。

7. 下颌前磨牙

下颌前磨牙均为锥形单根，牙根较长而细，用力不当易折断。先用牙挺挺松，再用牙钳向颊侧牵引拔出。

8. 下颌第一和第二磨牙

下颌第一、第二磨牙大多为两个扁平根，根尖弯向远中，有时见远中根分为两根者，其牙四周骨壁坚实，颊侧有外斜线增厚。拔除时阻力大，应先挺松患牙，用钳伸入牙颈部由舌至颊侧摇动后向上牵引拔出。

9. 下颌第三磨牙

下颌第三磨牙的生长位置、方向、牙根形态变异较大。正位和颊向错位的下颌第三磨牙较易拔除，阻生牙则较难拔除。

10. 阻生牙拔除法

阻生牙常见于下颌第三磨牙，不能正常萌出，反复引起冠周炎，牙体本身龋坏，或有根尖病变及埋伏骨内压迫下牙槽神经出现症状者，必须拔除。阻生牙拔除法分挺出法和劈开拔除法。

11. 牙根拔除法

凡在拔牙时折断而残留的牙根，原则上都应拔除。但根尖无炎症病变的小断根可以不拔。取断根手术复杂，造成损伤较大，年老体弱不能坚持者可不拔除。

（六）中医拔牙方法

据传说，我国古代有用“离骨散”进行拔牙，但已年久失传。早在清代乾隆五年（公元1740年）王维德著《外科证治全生集》，有取鲫鱼霜，即齿丹作麻药，可使牙齿脱落的记载。乾隆嘉庆时代《番苗画册》中有《打牙图》，术者站于患者前方，手持棍棒之一端，置牙上，再以棒槌敲打棍棒的另一端，将牙拔除之。哈尔滨医科大学附属第一医院口腔科将蚂酥、川乌、草乌、南星和胡艾粉碎后用75%乙醇100ml浸泡，按渗滚法制备，得滤液加入樟脑溶解应用于口腔拔牙的麻醉方面，取得了较好的效果。

（七）中西医预防与康复

拔牙后当日不能刷牙漱口，术后2小时可进食，避免用患侧嚼食物。拔牙当天可能有少量渗血，属正常现象，嘱患者勿恐慌。若疼痛不止并有加重的情况应及时复诊。

拔牙后一般可以不给予抗生素治疗。如果是急性炎症期拔牙或阻生牙拔除，可在手术前、后给予抗生素预防感染。

参考文献

冯叶，2020. 微创技术拔除阻生牙的临床效果［J］. 中国当代医药，27（27）：119-121.

郭国峰，蔡菁华，杨建斌，等，2020. 微创拔牙术应用于下颌低位埋伏阻生牙拔除中的效果及对术后并发症的影响分析［J］. 临床医药实践，29（9）：668-671.

罗寒，刘小雅，施琥，2020. 降低拔牙术引起牙槽骨吸收的研究进展［J］. 医学综述，26（22）：4473-4477.

第二节　拔牙术中常见的并发症及防治

一、术中并发症及防治

（一）术中并发症

1. 邻牙损伤

邻牙损伤由使用牙钳、牙挺不当，或术者用力过猛失去控制导致。

2. 牙龈撕裂

因分离不彻底、牙钳安放不当损坏牙龈，牙挺支点选择不好滑脱损坏牙龈或软组织。

3. 牙槽骨损伤

多见于尖牙或上颌第一或第三磨牙拔除时。由牙形态异常、牙根和牙槽骨粘连，术者用力过猛所致。

4. 上颌窦贯通

上颌第二前磨牙、第一和第二磨牙的牙根与窦底仅有很薄的骨板或无骨板相隔，在拔除残根时，牙挺用力不当，易将断根推入上颌窦。

（二）术中并发症的防治

1. 邻牙损伤

应严格遵守操作规程，使用牙挺时不能以邻牙为支点，安放牙钳必须遵循钳喙与牙长轴一致的原则，控制用力，同时注意左手的保护。

2. 牙龈撕裂

拔牙前牙龈分离要彻底，牙钳要紧贴牙面延伸至牙颈部，勿夹至牙龈。如发生牙龈撕裂应根据情况进行缝合。

3. 牙槽骨损伤

用钳拔牙时，应该逐渐摇动以扩大牙槽窝而不要突然使用暴力。下颌第三磨牙在劈冠和使用牙挺时，不可剧烈地锤击或挺撬，应谨慎操作。若已发现折裂，小骨片可与牙一并去除，大骨片与牙龈相连应复位缝合。

4. 上颌窦贯通

在拔除残根视野不清时不可盲目向里挺，应从牙根与牙槽间隙向外挺。若没有间隙，可去除部分骨质。若是细小残根，可不必取出。一旦残根进入上颌窦内，应行上颌窦根治术取出。

二、术后并发症及防治

（一）术后常见并发症

1. 出血

拔牙后半小时仍有较多新鲜渗血者，应查明原因，多为局部因素。

2. 感染

多由创口异物和炎性肉芽组织的残留引起，表现为创口经久不愈、慢性溢脓、肉芽组织增生、周围牙龈红肿等。

3. 干槽症

干槽症实为牙槽窝骨板感染，下颌阻生牙拔除后多见，由手术时间过长、创伤过大、创口暴露时间过长、消毒不严创口感染、局部供血不足、患者全身抵抗力差所致。表现为拔牙后3～4日手术区有持续性疼痛并向耳颞部放射，有时可出现低热、全身不适。牙槽窝无凝血块，骨壁有灰白色假膜，触痛明显，有臭味。

4. 下牙槽神经损伤

下牙槽神经损伤多见于下颌阻生牙拔除后。因为阻生牙尤其低位者，根尖距下颌管甚近，掏取根时如果根尖移位于下颌管内，或使用牙挺反复撬动弯曲的尖均可损伤下牙槽神经。

（二）术后常见并发症的防治

1. 出血

查明原因对症处理，局部出血一般可在牙槽窝内放置明胶海绵、止血粉等用纱卷加压咬。若仍不能止血，则用碘仿纱条填塞牙槽窝2～3日后逐步取出。如牙龈撕裂应缝合止血。若因全身因素出血，应查明原因，请内科医生合作进行全身治疗。

2. 感染

拔牙后行常规刮净牙槽窝，特别是有根尖炎症的患者更应彻底刮净。局部清创刮治，清洁创面，配合抗生素治疗。

3. 干槽症

手术过程中严格遵守无菌原则，刮净牙槽窝，减少手术创伤，缩小创面，消除残留感染灶，减少骨面暴露，保护好牙槽窝内凝血块。一旦发生干槽症，在局部麻醉下行牙槽窝清创术，并用3%过氧化氢溶液、1∶5000高锰酸钾液冲洗清洁，用碘仿纱条、抗生素明胶海绵填塞，严密缝合，7～10日后取出纱条。全身应用抗生素治疗。

4. 下牙槽神经损伤

拔除下颌低位阻生智齿时，应想到有损伤下牙槽神经之可能而注意避免。折断而无病变的根尖，取出困难可不取。下牙槽神经损伤后，多数病例在数月内可自行恢复；少数难恢复者，可采用针刺、理疗、注射维生素B_{12}等。

三、中医辨证论治

（一）出血

拔牙术后出血一症，中医古籍中甚少记载。研究其病状可将之归属于中医之“齿衄”范畴，亦即“牙宣”病的范畴。据明代张景岳“血动之由，惟火惟气”的理论，对于本病的辨治，则可从火盛、气逆立论。本病论其病状，从中医学角度来说，龈为肉之余，为阳明所主，上龈归足阳明胃经所属，下龈归手阳明大肠经所属，又肾主骨生髓，髓为肾之精气所充，而“齿为骨之余”，亦即牙与骨出于同一源头，所以说牙也是由肾中精气所充。古人也有“齿者，肾之标，骨之本也”的说法。叶氏《温热论》也说“齿为肾之余，龈为胃之络”。因此多数医家认为牙龈部位的出血多由胃热或阴虚引起，详细来说就是胃火上炎灼伤血络或肾阴亏虚、虚火内动从而迫血妄行。本病在分型上虽有虚证肾阴亏虚、实证胃火上炎的分型，但论其本质，乃是脾胃运化失司导致的食积肠胃、滞而化火的“虚中夹实证”以及肾阴亏虚、虚火上炎的“虚证”。然证虽有虚实，但无论虚实，其出血都与火热上迫相关。据中医“急则治其标，缓则治其本”的急症处理原则，本症首要处理方法是及时地降火止血，待出血停止后，再针对患者的根本病因进行调适、治疗。

因患者体内正气功能紊乱，气对人体的修复功能以及气的摄血功能受到影响，加压止血治疗后不能有效抑制。部分医生研究使用祖国传统针刺穴位的方法对其进行治疗，治疗的出发点在于通过针灸针对穴位的刺激使患者体内的正气功能得到调整和恢复，从而激发气的修复功能和摄血功能以达到止血的目的。经过具体实践操作，取得了不错的治疗效果。

（二）干槽症

干槽症是现代医学病名，中医文献对本病记载甚少。部分医者认为，本病病因多为平素气血虚弱，加之拔牙时间过长，耗伤气血，以致创面不能收敛。临床运用八珍汤加味，补益气血，使创面得到气血的滋养，得以获愈。

《灵枢·口问》曰“耳者宗脉之所聚也”“十二经脉上结于耳”。耳穴是耳郭与经络、脏腑相通的部位，故刺激上述耳穴有调节经络、祛风通络、镇静安神、止痛的功能。宫巧红、王斌等利用全息推拿疗法缓解阻生齿拔除后干槽症疼痛，临床上取得了较好的疗效。

参考文献

傅建华，1985. 干槽症治验体会［J］. 辽宁中医杂志，(1)：30.

宫巧红，王斌，2013. 全息推拿疗法在缓解阻生齿拔除后干槽症疼痛中的研究［J］. 中国医学创新，10 (25)：39-41.

张慧宇，刘斌钰，白振军，等，2018. 针刺疗法治疗拔牙术牙龈撕裂出血 48 例疗效分析［J］. 山西大同大学学报（自然科学版），34 (6)：41-42，50.

第四章 口腔颌面部感染

第一节 概 论

感染（infection）是微生物对宿主异常侵袭引起的微生物与宿主之间相互作用的一种生态学现象，广义上的感染是微生物对宿主细胞、组织或血液系统的异常攻击和宿主对这种攻击反应的总和。感染的结局是微生物的增殖、限制和死亡，或者宿主的隐性感染、带菌、显性感染，或因对宿主损伤严重、治疗不力而死亡。

一、口腔颌面部感染途径

口腔颌面部感染的途径主要有以下 5 种。

1. 牙源性

病原菌通过病变牙或牙周组织进入体内发生感染者，称为牙源性感染。牙源性途径是口腔颌面部感染的主要途径。

2. 腺源性

面颈部淋巴结可继发于口腔上呼吸道感染，引起炎症改变；淋巴结感染又可穿过淋巴结被膜向周围扩散，引起筋膜间隙的蜂窝织炎。

3. 损伤性

口腔颌面部感染可继发于损伤后。

4. 血源性

机体其他部位的化脓性病灶通过血液循环形成口腔颌面部化脓性病变。

5. 医源性

医务人员行局部麻醉、手术、穿刺等操作未严格遵守无菌技术造成的继发性感染，称为医源性感染。

二、口腔颌面部感染致病菌

引起感染的微生物不一定是致病菌或病原体，感染可能是正常微生物的易位或易主的结果。在人类菌群失调并且发生在口腔颌面部中常可作为病原菌的菌种有以下类型。

1. 葡萄球菌（staphylococcus）

葡萄球菌分为金黄色、表皮（白色）、腐生性葡萄球菌三类，是常见的球菌正常菌群成员之一，广泛分布于自然界的空气、土壤、水和物品上，也常存在于人和动物的皮肤上和与外界相通的腔道中，如鼻腔、口腔。

2. 链球菌（streptococcus）

链球菌是一类链状排列的革兰氏阳性球菌，兼性厌氧或专性厌氧，不形成芽孢。广泛分布于自然界，如在动物及人体的口腔、上呼吸道、食管、肠道、皮肤、泌尿道中均可被检出。大多数链球菌是人或动物体内正常菌群成员，参与宿主生物屏障的构成，在维持宿主生态平衡中起重要作用。

3. 大肠埃希菌（colibacillus）

肠杆菌种是革兰氏阴性小杆菌，嗜氧或兼性厌氧，是一类相互有关而又有一定差别的一大群细菌。广泛存在于自然界，但并非所有肠杆菌种成员都是肠道寄生菌，也不是全部都对宿主有致病性。大肠埃希菌还是一个多能性病原菌，即对人和动物均可引起疾病，对人体则具有引起不同系统疾病的能力。大肠埃希菌通过产生内毒素、外毒素及其侵袭能力而导致人类的胃肠道、泌尿道、脑膜和伤口等部位感染，甚者导致败血症。

4. 铜绿假单胞菌（bacillus pyocyaneus）

铜绿假单胞菌为革兰氏阴性杆菌，常存在于肠道及皮肤上，但多属“过路菌”，一般不致病，在原发感染中致病力不大。但在菌群失调或抗生素大量应用后，铜绿假单胞菌可成为继发感染的重要病原菌，如在口腔颌面部大面积烧伤，严重创伤或手术后创面的后期，可成为感染的主要病原菌，在大面积癌肿创面上亦可继发感染。由于其对绝大多数抗生素不敏感，故可导致严重的局部和全身感染。

5. 白念珠菌（candida albicans）

白念珠菌为真菌的酵母型，又称白色假丝酵母菌，是人口腔、消化道、上呼吸道及阴道黏膜上的正常菌群。其数量在粪便中为 10^3～10^5 个/g。正常情况下不致病，一旦抗生素的诱导或全身免疫功能下降，其数量超过一定水平或占优势就可致病，如引起黏膜、皮肤和内脏的念珠菌病。白念珠菌的菌交替症相当广泛，在肠道出现病变时，常同时伴有口腔或呼吸道的感染，如口腔炎、口角糜烂、玫瑰舌等。

6. 变形杆菌（proteus）

变形杆菌是肠杆菌种的一族，为革兰氏阴性菌，是健康人的肠道“过路菌”，一般 3%～5%的人可以检出，也可存在于下尿道。与口腔颌面部关系较密切的是变形杆菌属中的奇异变形杆菌、普通变形杆菌、摩氏变形杆菌和雷氏变形杆菌。目前这类细菌已从肠道、泌尿道、伤口、烧伤创面、呼吸道、眼、耳、喉等部感染的标本中分离出。

7. 类杆菌（bacteroides）

类杆菌为革兰氏阴性菌，无芽孢专性厌氧杆菌，是人类口腔、泌尿生殖道，尤其是肠道内的常驻菌，而以结肠内的数量最多。类杆菌除具有对宿主的营养、胆汁胆固醇的代谢、定植抗力、免疫功能和促进生长发育等一定的生理功能外，其作为条件致病菌可引起临床各科感染疾病已被公认。

8. 放线菌（actinomyces）

放线菌为革兰氏阴性杆菌，无芽孢，无动力，既是人和恒温动物黏膜表面定植的正常菌群成员，也是口腔正常菌丛之一，如口腔的牙菌斑、牙石、龈沟唾液和扁桃体等部位均存在放线菌。已发现的放线菌有 10 余种，其中与人类临床发病有关的是衣氏放线菌（*A.israelii*）、牛型放线菌（*A.bovis*）、酿脓放线菌（*A.pyogenes*）、黏性放线菌（*A.viscosus*）和梅氏放线菌（*A.meyeri*）等，而其他菌种尚未有确切的致病性报告。目前认为致病性的菌种实际上是机会病原菌，常因免疫抑制剂的应用、局部损伤或拔牙后发生的内源性感染，以及在其他炎症基础上而发生混合感染。

9. 梭菌

梭菌也称梭状芽孢杆菌（clostridia），为革兰氏阴性厌氧或微嗜氧杆菌，产生芽孢，有鞭毛可运动，但其中的产气荚膜梭菌有荚膜。梭菌广泛分布于自然界，均为厌氧菌，但对厌氧条件要求不同，破伤风、肉毒和水肿梭菌对厌氧要求严格，而溶组织梭菌、产气荚膜梭菌在少量氧环境中亦能生长。临床多在外伤、软组织挫裂伤、伤口内死腔、异物存留和局部组织血供不良的条件下发病，也可发生为双相性的感染，如在某些口腔颌面部间隙感染中，先有需氧菌感染，消耗氧气后继发厌氧菌感染。

10. 其他菌种

与口腔颌面外科关系较密切的病原体还包括隐球菌、炭疽杆菌、球孢子菌、芽生菌、组织胞浆菌、狂犬病毒、疱疹病毒和巨细胞病毒等，可在抵抗力下降的患者中引起感染。

三、口腔颌面部感染的临床表现

1. 局部症状

口腔颌面部解剖部位表浅，一旦发生感染可早期发现，炎症区域出现红、肿、热、痛的体征，但病变与正常组织间没有明显的分界线，水肿区常超过病变范围，与炎症区相关的淋巴结出现肿大、压痛等炎症症状相关。由于炎症的部位不同而有相应的功能障碍发生，软组织炎症肿胀区变硬、压痛明显。通过增强机体抵抗力及合理应用抗菌药物，感染局限，有可能自行吸收而消散；若发病 5～7 天后，病变体征无明显消退，出现坏死、渗出物集聚，并形成分界清楚、有一定范围的脓腔。浅表脓肿可叩得波动感，皮肤有凹陷性水肿。

炎症区的组织变性渗出致使局部器官功能障碍，此外，炎症相邻结构（主要是颌周咀嚼肌群）受到炎症递质的激惹、神经刺激反射而出现肌肉痉挛，引起不同程度的张口受限；舌根、口底、颌下、咽旁间隙感染尚可导致吞咽、咀嚼、语言甚至呼吸的困难。隐蔽部位（如颞下间隙、翼颌间隙）感染除有一般感染症状外，局部可无明显的红、肿、热、痛体征，而主要表现为患侧疼痛及张口受限。腐败坏死性蜂窝织炎的受累区皮肤呈弥漫性肿胀，压之有经久不回复的凹陷性水肿，称之为副性水肿，皮肤灰白发亮；随着细菌毒力的作用发挥，局部循环障碍加重，皮肤色泽常为暗红或紫色；因组织间隙中有气体产生，可触及捻发音。

2. 全身症状

口腔颌面部各种感染的全身症状的表现相距甚远。如面部疖可无明显症状。而急性中央性颌骨骨髓炎及多个颌周间隙蜂窝织炎则可伴较重的全身症状，如畏寒、发热、全身不适、食欲减退、尿量短赤；血液白细胞总数不同程度升高，中性粒细胞比例增加；个别病情严重者可有败血症发生，甚至中毒性休克发生，出现系列全身症状；由于面部静脉系统的解剖结构及与颅内硬脑膜静脉窦相通连的特点，面部上唇、鼻周所谓危险三角区的疖、痈可导致海绵窦静脉炎或血栓形成，而引发脑膜激惹及眼静脉回流受阻症状，出现窦内的脑神经（动眼、滑车、展、三叉神经）受累体征。慢性炎症患者，因局部病变经久不愈，长期排脓，全身低热，进食较差，而表现为全身衰弱、营养不良和贫血等症状。

四、口腔颌面部感染的诊断

口腔颌面部炎症由于位于体表，局部有典型的红、肿、热、痛及相应功能障碍，常易早期做出诊断。位于深在部位的炎症，结合局部组织结构功能障碍的表现，以及借助血液检验、超声波、X 线、CT 和穿刺涂片等方法亦可早期明确诊断。浅表部位处脓肿根据局部可触及液体的波动感可做出诊断；深在部位的脓肿常根据病程、局限性压痛点做出诊断；对在隐蔽部位的颞下间隙、翼颌间隙及有致密筋膜结构包裹的颞间隙、咬肌间隙和淋巴结内脓肿，常用病变中心区穿刺抽脓得以证实。

五、口腔颌面部感染的治疗

口腔颌面部感染的治疗，除全身正确而全面的疗法外，不同部位、不同性质炎症的局部处理措施又是治疗效果好坏的关键。

1. 局部治疗

感染性炎症的渗出期，机体免疫反应形成细胞及体液免疫屏障，促进炎症的局限和消散。此时，保持局部静态是保证这一防御反应取得良好效果的重要条件。故在急性炎症期应避免对炎症区的不良刺激；面部疖、痈，切忌挤压、抓搔，以免造成感染扩散。并根据炎症的不同阶段给予局部处理。

（1）热敷

炎症局部热敷或理疗有促进血液循环，加速渗出液吸收和加强白细胞吞噬作用的效果，但鉴于口腔颌面部血循环丰富，且与颅内有交通的特点，宜持保守态度，除颌周间隙蜂窝织炎及淋巴结炎的早期可选用湿热敷、局部红外线照射外，面部疖、痈，特别是危险三角区的疖、痈，热敷后有促成海绵窦静脉炎发生的可能，应严禁使用。

（2）外敷药物

在炎症形成脓肿前，外敷药物有消肿、止痛的效果，常用药物有鱼石脂软膏、六合丹、金黄散等。

（3）脓肿切开引流术

化脓性炎症已经形成脓肿或脓肿已溃破但引流不畅者，必须进行切开引流或扩大引流术。炎症区肿胀局限，该区皮肤发红、发亮，压痛明显，有波动感是脓肿形成的指征；深部脓肿经穿刺抽出脓液者，均应立即切开引流。

（4）病灶的处理

口腔颌面部感染绝大多数由牙源性感染扩散而来，虽然此时口腔颌面部炎症是主要矛盾，但在治疗时应将病灶牙的处理纳入整个治疗措施中。

2. 全身治疗

全身治疗包括针对局部炎症区或全身继发感染病原微生物的病因治疗，以及针对因感染所致的高热治疗及全身代谢、水、电解质平衡紊乱的纠正和支持疗法两个方面，后者对改善患者的一般状况和增强其抵抗力，促使感染好转、局限或消散有重要意义。口腔颌面部感染早期多无明显的全身并发症，全身治疗主要为抗菌药物的应用。但某些面部痈、急性颌骨骨髓炎、腐败坏死性蜂窝织炎等感染，却可出现严重并发症，如败血症、脓毒血症、海绵窦血栓性静脉炎、脑膜炎、脑膜脑脓肿、肺肝脏器感染、中毒性休克及全身水和电解质平衡失调、酸中毒等。如诊断及治疗不及时，可威胁患者的生命。

（1）对症处理及支持疗法

1）急性炎症期的患者应根据病情适当卧床休息，注意加强营养，给予易消化及富含维生素 B、C 的食物。

2）高热的处理，采取冷敷头部，乙醇擦浴，冷水灌肠或冰袋冷敷腋窝、腹股沟部等物理降温措施，或给予解热药物。

3）纠正水、电解质代谢和酸碱平衡失调。

4）严重感染时，可考虑肾上腺皮质激素（如氢化可的松、地塞米松）的应用，因其具有抗炎、抗毒、减轻水肿、降低体温、升压及增加肾小球滤过率的作用。

5）冬眠疗法，用于中毒性休克、病情严重者，冬眠疗法的降温可减轻机体对炎症因子的过度反应，为抗菌药物发挥有效作用争取时间，创造条件。但对伴有心血管疾病、血容量不足、肺功能不足者慎用。

（2）抗感染药物的应用

抗菌药物的应用是炎症治疗的基本疗法，但使用不当时，不仅造成药物的浪费，而且引起细菌的耐药性，严重影响疗效。一般说来，对局限、表浅的化脓性感染，机体情况良好，无全身症状者，应重点放在局部的处理，可不用抗菌药；只有在较重的深部感染或全身感染时才给予抗菌药物。药物种类最好根据细菌培养结果来确定，在无条件做细菌培养或尚无细菌培养结果时，可根据感染来源、临床表现、脓液性状和脓液涂片检查等估计病原菌的种类，选择抗菌药物，并宜选用抗菌谱较广的抗菌药物，或两种以上的抗菌药物。

第二节 抗菌药物在抗感染中的应用

一、抗菌药物使用的基本原则

1）尽早确立病原学诊断。

2）熟悉选用药物的适应证、抗菌活性、药代动力学和不良反应。

3）按照患者的生理、病理和免疫等状态合理用药。

4）抗菌药物的应用要严加控制或尽量避免以下情况。

a. 预防用药估计占抗菌药物总用量的30%～40%，但有明显指征者仅限于少数情况。

b. 口腔颌面部皮肤和黏膜等局部应用抗菌药物应尽量避免，因易引起耐药菌的产生或变态反应。

c. 病毒性感染和发热原因不明者，除并发细菌感染或病情危急外，不宜轻易采用抗菌药物。

d. 联合应用抗菌药物必须有明确的指征。

5）应采取综合治疗措施。在治疗细菌感染时，必须充分认识人体免疫功能的重要性，过分依赖抗菌药物的作用而忽视人体内在因素往往是治疗失败的主要原因之一。

二、抗菌药物的给药途径

抗菌药物的给药法分全身和局部应用两类。全身应用包括静脉推注和静脉滴注、肌内注射和口服，局部应用包括气溶吸入、腔内注射、滴眼、滴鼻、皮肤和黏膜应用等。

（一）全身应用

口服给药最为简单，很多抗菌药物均可口服，口服后大多迅速吸收，虽然吸收程度很不一致，但血中或尿中有效浓度于数小时内即可达到，轻症感染和中度感染均可用口服法给药。

（二）局部用药

局部用药的原则如下。

1）选用能选择性抑制或杀灭局部细菌的药物。

2）选用药物刺激性小，且可与局部麻醉剂同用。

3）选用药物不易发生过敏反应。

4）应选用主要供局部应用的药物，尽量少用供全身应用的常用抗菌药，以免细菌产生耐药性。

5）用于颌面部大面积烧伤或创伤时应注意抗菌药物可因大剂量吸收而发生不良反应的可能。

第三节　智齿冠周炎

智齿冠周炎（pericoronitis of third molar）是指成人第三磨牙萌出过程中牙位不正发生阻生时，牙冠周围软组织发生的炎症。由于多发生于下颌，故临床也将智齿冠周炎特指下颌第三磨牙的冠周炎。

本病相当于中医学的“牙痈”“合架风”“尽牙痈”“角架风”。

一、西医病因

由于人类进化过程中食物种类变化，带来咀嚼器官的功能退化，造成颌骨牙槽突长度与牙列所需长度的不协调。下颌第三磨牙（智齿）是最晚萌出的牙，因萌出空间不足，导致程度不同的阻生。牙冠可部分或全部为龈组织覆盖，在龈瓣与牙冠之间形成较深的盲袋（图 4-1）。食物碎屑和细菌极易嵌塞于盲袋内，当冠部牙龈因咀嚼食物而损伤形成溃疡及全身抵抗力低下时，局部存在的正常菌群失调或细菌毒力增强，引起冠周炎的急性发作。

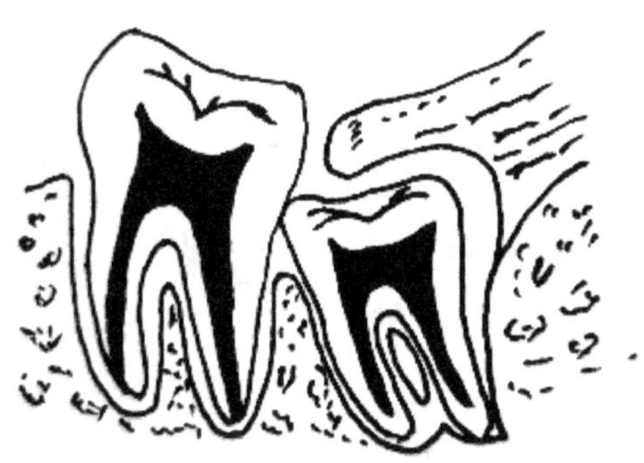

图 4-1　盲袋的形成

二、中医病因

中医学认为，智齿冠周炎系内有胃火，加之外有毒热，外热引动内火，循经集聚于牙咬合处，气血壅塞，热盛化腐成痈而致。

（一）风热外袭

牙龈分属于足阳明胃经和手阳明大肠经，阳明经风火凝结，加之内热灼津，风热之邪循经上行，集聚牙咬合处而致本病发生。

（二）胃肠蕴热

平素饮食不节，过食辛辣炙煿厚味，胃肠蕴热，循经上炎，气血壅滞，热灼血腐，化脓成痈而致本病发生。

三、临 床 表 现

智齿冠周炎常表现为急性炎症。初期，智齿区牙龈及磨牙后区肿痛不适，进食、咀嚼、吞咽活动时，疼痛加重；如病情发展，局部可呈自发性跳痛或沿耳颞神经分布区出现反射性疼痛；当感染侵及咀嚼肌时，可引起反射性肌痉挛而出现不同程度的张口受限；初期常无明显全身症状，当炎症发展或伴肌间隙感染时，出现不同程度的畏寒、发热、头痛、全身不适、食欲减退及大便秘结症状。口腔局部检查，多数患者可见智齿萌出不全，牙冠被肿胀的龈瓣全部覆盖时，须用探针触及智齿；智齿周围的软组织及牙龈发红，肿胀；牙龈边缘糜烂，有明显触痛，有时可见从龈袋内溢出脓液；当炎症局限后，可形成冠周脓肿；通常有患侧下颌下淋巴结的肿大、压痛。冠周炎炎症可直接蔓延或经由淋巴管扩散，引起邻近组织器官或筋膜间隙的感染。

四、诊断及鉴别诊断

（一）诊断要点

根据病史，临床症状和检查所见，可做出正确诊断。如智齿周围牙龈红肿、龈袋溢脓，探诊检查可探到有未萌出或阻生的智齿牙冠存在；X 线片可帮助了解智齿的生长方向、位置、牙根的形态及牙周情况（图 4-2）。

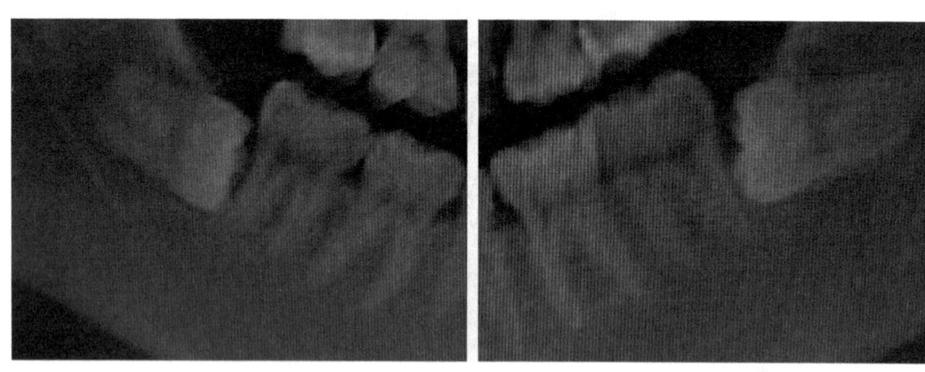

图 4-2　阻生智齿

（二）鉴别诊断

1. 牙髓炎

多有自发痛、冷热刺激痛，夜间疼痛加重，对症治疗后疼痛减轻。

2. 邻近磨牙根尖周炎

在下颌智齿冠周炎合并面颊瘘或位于下颌第一、二磨牙颊侧瘘时，可误认为由相邻磨牙的炎症所致，特别在邻牙牙周组织存在病变时，更容易发生误诊。

3. 肿瘤

反复炎症发作，局部肿胀明显者应与恶性肿瘤相鉴别。

五、治　　疗

（一）西医治疗

智齿萌出期常有轻微的疼痛不适症状，常被患者忽视而延误治疗，致使炎症发展甚至引起严重的并发症。智齿冠周炎以局部治疗为重点：在急性期除给予消炎、镇痛药物外，应以局部冲洗、涂药为主；慢性智齿冠周炎，若为阻生齿则应尽早拔除，以防反复急性发作或带来并发症。

1. 局部冲洗

局部盲袋内有食物碎屑、坏死组织和脓液积存难以自动清除，常用钝针头伸入袋底，以生理盐水、1%～3%过氧化氢溶液、1∶5000 高锰酸钾液或 0.1%氯己定液等反复冲洗，至溢出液清亮为止；局部擦干后用探针蘸 2%碘甘油或少量碘酚液放入龈袋内，每日 1～2 次，并用温热盐水等含漱液漱口。

2. 抗菌药物和全身支持疗法

根据局部炎症及全身反应程度和有无并发症，选择抗菌药物和全身支持疗法。

3. 切开引流术

如龈瓣附近形成脓肿，应及时切开并置引流条。

4. 冠周龈瓣切除术

当急性炎症消退时，对智齿有足够萌出位置且牙位正常者，智齿冠周龈瓣可在局部麻醉下予以切除，以消除盲袋。

5. 下颌智齿拔除术

下颌智齿牙位不正、无足够萌出位置、相对上颌第三磨牙位置不正或已拔除者，为避免智齿冠周炎的复发，应尽早予以拔除。

（二）中医辨证论治

1. 风热外袭证

证候　多见于病发初期，全身及局部症状均较轻。智齿周围软组织轻微红肿，探痛，盲袋内可有少许溢脓或有咀嚼疼痛，头痛低热，全身不适，口渴，舌面微红，舌苔黄，脉数。

治法　疏风清热，消肿止痛。

方药　银翘散合清胃散加减。口渴者，加天花粉、芦根；疼痛严重者，加川芎、白芷。

2. 胃肠蕴热证

证候　牙龈肿痛剧烈，牵涉耳颞部及腮颊，盲袋内溢脓，舌根及咽部肿痛，甚至吞咽困难，张口受限，颌下淋巴结肿大、压痛，口渴，便秘，舌红，苔黄腻，脉滑数。

治法　清泻胃火，凉血消肿。

方药　清胃散合仙方活命饮。大便秘结者，加大黄、芒硝；肿痛甚者，加蒲公英、紫花地丁、夏枯草、栀子；脓流不畅者，加皂角刺。

第四节 面颈部淋巴结炎

面颈部的淋巴组织丰富，构成区域防御系统，不同解剖部位及器官的淋巴管流入的一级淋巴结不同，根据面颈部淋巴结的部位及排列方向，分为环形组和纵形组两大淋巴结群。它能将口腔、颌面部炎症的病原微生物及炎症因子引流到相应的区域淋巴结，引起反应性增生或炎症。

急性化脓性淋巴结炎属中医的“夹喉痈”“颈痈”“痰毒”范畴。

一、病因病理

（一）西医病因病理

面颈部淋巴结炎的病原菌以金黄色葡萄球菌及溶血性链球菌最多，常继发于牙源性及口腔感染，也可来源于颜面皮肤的损伤、疖和痈等。小儿则多数由上呼吸道感染及扁桃体炎引起。不同部位的感染沿淋巴管侵入相应的区域淋巴结引起炎症。

（二）中医病因病机

1. 化脓性淋巴结炎

（1）风热痰凝

由外感风热毒邪，内有湿痰互结，热毒夹湿痰结于少阳、阳明，气血瘀滞所致。

（2）热毒炽盛

邪热入里，夹湿痰结聚于经络，阻于颈部成核，引致本病。

（3）正虚毒恋

脾虚失运，生湿生痰，痰湿蕴结，毒邪流注结于颈部而发为本病。

2. 结核性淋巴结炎

其发病主要有两个方面：一为外因感染；二为肝郁脾虚，或正气亏虚，抗病力弱，痨“虫”经血脉流注于颈项所致。

二、临床表现

（一）化脓性淋巴结炎

1. 急性化脓性淋巴结炎

急性化脓性淋巴结炎多见于小儿上呼吸道感染及成人牙源性感染和颌周筋膜间隙的蜂窝织炎后伴发。急性炎症初期以淋巴结内的充血、渗出病变为主，淋巴结肿大变硬，自觉疼痛、压痛明显，分界清楚，与周围组织无粘连，淋巴结尚可移动；当炎症波及淋巴结包膜外，周围出现蜂窝织炎，则肿胀弥散，周界不清，表面皮肤发红。全身反应不明显，伴有低热，体温常在38℃以下。感染未予控制可发展成脓，表现局部疼痛加重，表浅皮肤肿胀局限，中心变软，明显压痛。

2. 慢性化脓性淋巴结炎

慢性化脓性淋巴结炎多因口腔慢性牙源性病灶引起，也可在急性炎症期后未能消除病灶，在机体抵抗力强，细菌毒力较轻的情况下引起，病变常表现为慢性增殖性炎症。临床特征是大小不等的淋巴结肿大，较硬，与周围组织无粘连，活动并有轻压痛。全身无明显症状，如此可持续较长时间，一旦机体抵抗力下降，可以突然转变为急性发作。

（二）结核性淋巴结炎

结核性淋巴结炎多见于儿童和青少年。轻者仅有淋巴结肿大而无全身症状。重者因体质虚弱、营养不良或贫血而见有低热、盗汗、疲倦等症状，并可同时有肺、肾、肠、骨等器官的结核病变或病史。局部最初可在颌下、颏下或颈侧发现单个或多个成串的淋巴结，缓慢肿大、较硬，但无痛，与周围无粘连。病变继续发展，淋巴结中心因有干酪样坏死，组织溶解变软，逐渐液化破溃。皮肤表面无红、热及明显压痛，扪及波动感。此种液化现象称为“冷脓肿”，脓肿破溃后可形成经久不愈的瘘。

三、诊断及鉴别诊断

急性淋巴结炎根据病史及临床表现，如有上呼吸道感染史，体温增高，白细胞总数增加，核左移，急性红肿热痛等症状，可以确定诊断。慢性淋巴结炎与结核性淋巴结炎易于混淆，但后者常为多数淋巴结肿大，颈深淋巴结多见，无急性炎症过程。形成脓肿后可借穿刺抽脓鉴别诊断，结核性冷脓肿的脓液稀薄污浊，暗灰色似米汤，夹杂有干酪样坏死物。

急性化脓性下颌下淋巴结炎应与化脓性颌下腺炎相鉴别，后者常因外伤、导管异物或结石阻塞而继发感染。双手触诊检查时慢性颌下腺炎的颌下腺肿大，故包块的位置深而固定，压迫肿大腺体可从导管内挤出脓液，导管口乳头有红肿炎症。颌下区慢性淋巴结炎应与淋巴结肿瘤或颈部转移性癌相鉴别，必要时可手术摘除淋巴结做活体组织病理检查以明确诊断。

四、治　疗

（一）西医治疗

1）急性淋巴结炎多见于幼儿，炎症初期，常有全身高热及中毒症状，故应注意全身支持疗法及水、电解质平衡，患者要安静休息，根据常见病原菌选择抗生素。局部可用物理疗法（超短波等）、热敷，或中药六合丹等外敷治疗。肿大淋巴结中心区变软，有波动感，或经局部穿刺抽出脓液者，说明已进入化脓期应及时切开引流。因口腔病灶牙引起者，同时要进行病灶的治疗。

2）慢性淋巴结炎多见于成人，一般不需治疗，但反复急性发作者应寻找引起炎症的病灶，予以清除。淋巴结增大明显经久不缩小，且有疼痛不适者也可采用手术将肿大淋巴结切除。

3）结核性淋巴结炎应用抗结核药物，如异烟肼、利福平等。对于局限、可移动的淋巴结经药物治疗效果不明显者，均需及早手术摘除。

（二）中医辨证论治

1. 化脓性淋巴结炎

（1）风热痰毒证

证候　颈侧或颌下等处淋巴结肿痛，皮肤灼热，初起活动，逐渐漫肿坚实。伴发热，恶寒，周身不适，头痛，咳嗽，舌质红，苔黄，脉浮数。

治法　疏风清热，化痰散结。

方药　牛蒡解肌汤加味。热甚者，加黄芩、生石膏；便秘者，加瓜蒌仁、枳实；成脓者，加炙山甲、皂角刺。

（2）热毒蕴结证

证候　患处红、肿、热、痛，肿势蔓延，疼痛加剧如鸡啄。伴高热口渴，小便黄赤，大便秘结，舌红，苔黄腻，脉弦数。

治法　清热解毒，托毒排脓。

方药　凉膈散合五味消毒饮加减。

（3）正虚毒恋证

证候　淋巴结肿胀微痛，或瘘口久不收敛，流脓稀薄，疮面色暗。面色白，神疲乏力，舌淡，脉弱。

治法　补气养血，托毒透脓。

方药　托里消毒散加味。久不收口者，加黄芪、党参、煅牡蛎、五味子、麦冬。

2. 结核性淋巴结炎

（1）初期（肝郁脾虚、气结痰凝）

证候　可见单个或数个硬结，按之坚实，推之可动，不热不痛，皮色不变，舌苔白，脉弦。

治法　疏肝解郁，理气散结。

方药　贝母瓜蒌散合二陈汤。

（2）中期（痰郁化热、腐肉成脓）

证候　硬结逐渐增大并与周围组织粘连，推之不移；或液化成脓，皮色暗红。全身伴有低热，盗汗，舌红，脉数。

治法　清热化痰，托毒透脓。

方药　贝母瓜蒌散合透脓散。

（3）后期（痰热伤阴、气血不足）

证候　局部破溃，脓水清稀，久则成瘘，经久不愈，低热盗汗，乏力纳差，舌质红，脉细数。

治法　补气养血，祛腐生肌。

方药　香贝养荣汤。若盗汗低热者，加银柴胡、地骨皮、鳖甲；咳嗽，加沙参、桑白皮。

3. 其他治疗

1）外敷药：急性者可外敷金黄散，以消肿，散瘀，止痛。

2）脓肿破溃形成瘘道者，可用九一丹，以拔脓外出，祛腐生肌。

3）脓尽可用生肌散、红油膏收敛疮口。

第五节　口腔颌面部间隙感染

口腔、颌面、颈部深面的知名解剖结构，均有致密的筋膜包绕。在这些解剖结构之间有数量不等而又彼此连续的疏松结缔组织或脂肪组织充填及神经血管束经过。由于感染常沿着这些阻力薄弱的结构扩散，故将其视为感染发生和扩散的潜在间隙。有时间隙尚包含涎腺及淋巴结，但在正常解剖结构中这些部位均为脂肪、结缔组织、神经血管束及腺体所占据，并无真性间隙存在。只有当感染发生后，组织遭到破坏，炎性产物集聚，甚者脓液形成时，间隙方始出现。根据解剖结构的关系和临床感染常表现的部位，人为地划分为不同名称的间隙，临床常见的有眶下间隙、咬肌间隙、翼下颌间隙、颞下间隙、颞间隙、下颌下间隙、咽旁间隙、颊间隙和口底间隙。

本病属于中医“痈”“疽”等范畴。

一、病 因 病 理

（一）中医病因病机

1. 风热外袭

外感风、火、暑、燥等阳邪，热毒蓄积于局部，留于经脉，邪正相搏，郁久化毒而成。

2. 脾胃积热

多食膏粱厚味、醇酒辛辣，久必化生积热，脏腑蕴热，积热循经上行，凝聚局部，气血失和，血败肉腐而致本病。

（二）西医病因病理

口腔颌面部间隙感染多为继发性混合感染，临床上最常见的是牙源性感染，其次为腺源性感染。致病菌以溶血性链球菌为主，其次为金黄色葡萄球菌，厌氧菌所致的感染少见。感染性质可以是化脓性或腐败坏死性。

口腔颌面部各间隙内为疏松结缔组织和脂肪组织，内含血管、神经，外被致密筋膜包裹，各间隙之间互相连通，感染易于发生和扩散。

二、临 床 表 现

（一）眶下间隙感染

眶下间隙（infraorbital space）位于眼眶下方，上颌骨前壁与面部的上唇方肌、犬牙肌和颧肌等表情肌之间。其上界为眶下缘，下界为上颌骨牙槽突，内界为鼻侧缘，外界为颧骨。间隙中有从眶下孔穿出的眶下神经、血管及眶下淋巴结。此外尚有走行于肌间的内眦动脉及面前静脉，分别与眼静脉、眶下静脉、面深静脉相交通。

1. 感染来源

眶下间隙感染多来自上颌尖牙及第一前磨牙，或上颌切牙的根尖部化脓性炎症或牙槽脓肿，穿破骨密质进入间隙，上颌骨骨髓炎的脓液穿破骨膜进入，上唇底部与鼻侧的化脓性炎症扩散至眶下间隙。

2. 临床特点

早期表现为以尖牙窝为中心的眶下区肿胀；肿胀范围常波及内眦、眼睑、颧部皮肤。肿胀区皮肤发红、张力增大、眼睑水肿、睑裂变窄、鼻唇沟消失。脓肿形成后，眶下区可触及波动感，口内前庭龈颊沟处有明显肿胀、膨隆、压痛明显、极易扪得波动，少数可由此自行穿破后溢出脓液。由于肿胀及炎症激惹眶下神经，可引起程度不同的疼痛。

眶下间隙感染向上可向眶内直接扩散，引起眶内蜂窝织炎；亦可沿面静脉、内眦静脉和眼静脉向颅内扩散，并发海绵窦血栓性静脉炎。

3. 治疗

眶下间隙蜂窝织炎可以局部外敷中药及从针对感染病灶牙的处理着手；一旦脓肿形成应及时做切开引流术，从低位引流原则出发，常在口腔前庭黏膜转折处的丰满膨隆处做切口，横行切开黏骨膜达骨面，用血管钳向尖牙窝方向分离脓肿，使脓液充分引流，生理盐水冲洗脓腔，留置橡皮引流条。

（二）颊间隙感染

颊间隙（buccal space）位于颊部皮肤与颊黏膜之间，颊肌所在部位。间隙中有颊脂垫、腮腺导管前段和颊部淋巴结，其间有面神经颊支、颌外动脉、面前静脉走行。颊间隙通过颊脂垫的突起和血管与颞下间隙、颞间隙、咬肌间隙、翼下颌间隙和眶下间隙等相通。

1. 感染来源

颊间隙感染常见源于上、下颌磨牙及前磨牙的根尖感染或牙槽脓肿；其次为颊部皮肤或黏膜的损伤或溃疡；或由颊及颌上淋巴结的炎症扩散所致。

2. 临床表现

颊间隙蜂窝织炎表现为颊部红肿，其临床特点取决于发生炎症的部位，在颊部皮下或黏膜下的脓肿，病程进展缓慢，肿胀及脓肿范围较为局限。但感染波及颊脂垫时，则炎症发展迅速，肿胀波及整个颊部，并可向相通间隙扩散，形成多间隙感染。

3. 治疗

脓肿形成后，应按脓肿部位决定由口内或面部做切口引流。口内应在脓肿低位即口腔前庭、下颌龈颊沟处切开；颊部局限的皮下脓肿可在脓肿浅表皮肤做横行切开；广泛颊间隙感染则应该从下颌骨下缘下 1～2cm 处做平行于下颌骨下缘的切口，从切开的皮下向上潜行钝分离至颊部脓肿。应注意避免损伤颊部的面神经、腮腺导管及血管等。

（三）颞间隙感染

颞间隙（temporal space）位于颧弓上方的颞区，可分为颞浅与颞深两间隙。借脂肪结缔组织与颞下间隙、翼下颌间隙、咬肌间隙和颊间隙相通。

1. 感染来源

颞间隙感染常由牙源性咬肌间隙、翼下颌间隙、颊间隙或颞下间隙感染扩散引起。其次耳源性感染（化脓性中耳炎、颞骨乳突炎）、颞部疖痈、颞部外伤继发感染也可波及颞间隙。

2. 临床特点

颞间隙感染临床表现取决于是单纯颞间隙感染还是伴有相邻多间隙感染，肿胀范围可仅局限于颞间隙感染，或同时有腮腺咬肌区、颊部、眶部、颧部等区广泛肿胀的多间隙感染。病变区表现有凹陷性水肿、压痛、咀嚼痛、明显的张口受限。颞浅间隙脓肿可触到波动感；颞深间隙脓肿需借助穿刺抽出脓液方能明确诊断。由于颞肌坚厚、颞筋膜致密，故颞深间隙脓肿难以自行穿破，脓液长期积聚于颞骨表面，可引起骨髓炎。颞间隙的解剖位置加之颞骨鳞部骨壁薄，内外骨板间板障少，感染可直接从骨缝或通过进入脑膜的血管蔓延导致脑膜炎、脑脓肿等并发症。

3. 治疗

继发于相邻间隙感染的颞间隙蜂窝织炎，可因其他间隙脓肿切开引流后，其炎症也随之消退。当颞间隙脓肿已形成时，则应根据脓肿的深浅、脓腔的大小而采用不同形式的切口引流。浅部脓肿可在颞部发际内做单个皮肤切口；深部脓肿应做 2 个以上与颞肌纤维方向一致的直切口，彼此贯通引流；当疑有颞骨骨髓炎或有多个间隙感染需从上向下做贯通引流时，可顺颞肌上附着做弧形皮肤切口，切开颞肌附着，由骨面翻起颞肌，使颞鳞部完全敞开引流。弧形切口切忌在颞肌上做与肌纤维相交的横行切口，因为切断颞肌的同时可损伤颞肌的神经血管，破坏颞肌的功能，影响张口度。颞间隙脓肿切开引流后，若肿胀不消，脓液不减，探得骨面粗糙时，经 X 线片确定骨髓炎范围后，应积极做死骨清除术，以避免发生颅内感染。

（四）颞下间隙感染

颞下间隙（infratemporal space）位于颞骨下方，前界为上颌结节及上颌骨颧突的后面，后界为下颌骨髁突、茎突及茎突诸肌，上界为蝶骨大翼下方的颞下嵴，下界为翼外肌下缘水平，内界为蝶骨翼外板的外侧面，外界为下颌支上份内侧面、喙突及颧弓。以翼外肌下缘平面与翼下颌间隙分界，该间隙通过其中的脂肪组织和其中的颌内动静脉、翼静脉丛、三叉神经上下颌支的分支与颞间隙、翼下颌间隙、咽旁间隙、颊间隙和翼腭等间隙相通；并借眶下裂与眶内相通；借卵圆孔和棘孔与颅内通连。一旦发生感染，诸间隙可彼此扩散。

1. 感染来源

颞下间隙感染常由相邻间隙（如翼下颌间隙、颞间隙）感染扩散而来，也可见于医源性（如上颌结节、卵圆孔或圆孔阻滞麻醉时穿刺带入的）致病菌引起的感染，上颌磨牙根周感染或拔牙后感染扩散也可引起颞下间隙感染。

2. 临床特点

颞下间隙位置深在隐蔽，故感染发生时外观表现不明显，仔细检查可发现颧弓上、下及下颌支后方微肿，有深压痛，不同程度的张口受限。由于颞下间隙常伴相邻间隙的感染存在，因此可有颞部、腮腺咬肌区、颊部和口内上颌结节区的肿胀，以及合并有其他间隙感染的相应症状。

3. 局部治疗

若抗炎治疗症状缓解不明显，经口内（上颌结节外侧）或口外（颧弓下方与乙状切迹之间）途径穿刺有脓时应及时切开引流，以防向邻近间隙扩散。切开引流途径可由口内或口外进行，口内在上颌结节外侧前庭黏膜转折处切开，以血管钳沿下颌升支喙突内侧向后上分离至脓腔；口外切开沿下颌角下做弧形切口，切断颈阔肌后，通过下颌升支后缘与翼内肌之间进入脓腔。

（五）咬肌间隙感染

咬肌间隙（masseteric space）位于咬肌内侧与下颌升支外侧骨壁之间。由于咬肌在下颌支及其角部附着宽广，故潜在性咬肌间隙存在于下颌升支上段的外侧部位。咬肌间隙借脂肪结缔组织向前方与颊间隙相通，向上内经下颌乙状切迹与颞下、翼下颌间隙通连。

1. 感染来源

咬肌间隙蜂窝织炎常由下颌智齿冠周炎、下颌磨牙的根尖周感染等牙源性感染扩散所致，为最常见的颌面部间隙感染之一。

2. 临床特点

咬肌间隙感染的典型症状是以下颌支及下颌角为中心的咬肌区肿胀、压痛和张口受限。由于咬肌肥厚坚实，脓肿难以自行破溃，也不易触到波动感。若炎症在 1 周以上，压痛点局限或有凹陷性水肿，经穿刺有脓液，则应积极切开引流。长期脓液蓄积，可形成下颌骨升支部的边缘性骨髓炎。

3. 局部治疗

咬肌间隙脓肿的切开引流途径有口内法和口外法，口内法由翼下颌皱襞稍外侧切开，分离进入脓腔引流，但因引流口常在脓腔之前上份，体位引流不畅炎症不易短期控制，导致边缘性骨髓炎发生的机会增加，因此临床常用口外法切开引流。口外法切口从下颌支后缘绕过下颌角，距下颌下缘 2cm 处切开，切口长度为 5～7cm，逐层切开皮下组织、颈阔肌，暴露咬肌后切断其下颌角区的下附着，用骨膜剥离器由骨面推起咬肌，进入脓腔引出脓液，冲洗脓腔后填入盐水纱条引流，皮肤切口部分缝合，次日更换敷料时抽去纱条，换置橡皮管或橡皮条。如有边缘性骨髓炎形成，在脓液减少后应早期安排死骨刮除术。咬肌间隙感染缓解或被控制，有条件时应及早对引起感染之病灶牙进行治疗或拔除。

（六）翼下颌间隙感染

翼下颌间隙（pterygomandibular space）位于下颌支内侧骨壁与翼内肌之间，上界为翼外肌，下界为翼内肌附着的下颌角内侧，前界为颞肌及其附着的下颌支前缘，后界为下颌支后缘及腮腺。此间隙中有从颅底卵圆孔出颅之下颌神经及分支、下牙槽动静脉穿过。借疏松结缔组织与相邻的颞下间隙、颞间隙、颊间隙、颌下间隙、舌下间隙和咽旁间隙相通，经颅底血管神经通入颅内。

1. 感染来源

主要由下颌智齿冠周炎及下颌磨牙根尖周炎的牙源性感染扩散导致；其他可见于下牙槽神经阻滞麻醉时带入感染或相邻间隙（如颞下间隙、咽旁间隙）的炎症波及；也可以是下颌智齿拔除后的继发感染。

2. 临床特点

位置深在，早期体征不明显，常先有牙病史，继之出现张口受限，张口及吞咽疼痛。口腔内检查可见翼下颌皱襞区黏膜水肿丰满，口外检查在下颌支后缘稍内侧轻度肿胀，有深压痛。由于其位置深在，即使脓肿形成，亦难直接触及波动，常需穿刺方可确定；因而诊断常易延误，炎症可延及相邻的颞下间隙、咽旁间隙、下颌下间隙和颌后间隙等，导致病变的复杂化。

3. 治疗

翼下颌间隙脓肿的切开引流，可由口内或口外进行，但因口内切开受患者张口困难的限制，较少采用；而口外途径具有在直视下进行及患者体位利于引流的优点而常被采用。口内途径的切口在下颌支前缘稍内侧，即翼下颌皱襞稍外侧，下颌支前缘纵行切开 2～3cm，用血管钳钝性分离开颊肌后，沿下颌支前缘内侧进入翼下颌间隙。口外切口与咬肌间隙切开相类似，在分离暴露下颌角下缘后，在其内侧切开翼内肌附着及骨膜，用骨膜分离器剥开翼内肌后，进入间隙，放出脓液后用盐水或 1%～3%过氧化氢溶液冲洗脓腔，以盐水纱条填塞，次日更换敷料以橡皮管或橡皮条替换纱条，维持引流。

（七）舌下间隙感染

舌下间隙（sublingual space）位于口底黏膜下与下颌舌骨肌之间，外侧界为下颌骨体内侧，内侧界为颏舌肌与颏舌骨肌。舌下间隙中有舌下腺、下颌下腺延长部及其导管、舌神经、舌下神经和舌动静脉。舌下间隙后上与咽旁间隙、翼下颌间隙相通，后下沿下颌下腺延伸部通入下颌下间隙，两侧口底间隙在口底前份舌系带黏膜下彼此相连。

1. 感染来源

下颌的牙源性感染、口底黏膜外伤、异物、溃疡以及舌下腺及下颌下腺导管的炎症继发引起舌下间隙感染。

2. 临床特点

舌下间隙感染不多见，临床表现为口底一侧或双侧的舌下肉阜或颌舌沟区口底肿胀，黏膜发红，舌体被推挤抬高，一侧舌下间隙感染可将舌体推向健侧，舌运动受限，语言、进食和吞咽有不同程度的困难和疼痛，炎症向口底后份扩散时，可出现张口障碍和呼吸不畅。脓肿形成时在口底肿胀区可扪及波动，或自发穿破，有脓液溢出。如为涎腺来源，下颌下腺导管口可有脓液排出。有相邻间隙受累时可出现咽旁间隙、翼下颌间隙及下颌下间隙感染的相应临床症状。

3. 治疗

脓肿形成后，一般由口内途径切开引流，在口底肿胀最明显或有波动区，做与下颌体平行的黏膜切口，钝分离进入脓腔，注意勿伤及舌神经、舌动脉和下颌下腺导管。对口底黏膜溃破者，可沿溃破口稍做扩大，置入引流条。舌下间隙感染易由下颌舌骨肌后缘借颌下腺体进入下颌下间隙，一旦脓肿形成，则仅从口底引流已不可能，应早期由颌下区做切开引流。

（八）咽旁间隙感染

咽旁间隙（parapharyngeal space）位于咽腔侧方，咽上缩肌与翼内肌和腮腺深叶之间，呈倒锥体形，底在上为颅底的颞骨和蝶骨，尖向下止于舌骨。由茎突及附着茎突上诸肌将该间隙分为前后二部，前部称咽旁前间隙；后部称为咽旁后间隙。咽旁前间隙小，其中有咽升静脉、淋巴结和疏松结缔组织；咽旁后间隙大，有出入颅底的颈内静脉等。咽旁间隙与翼下颌间隙、颞下、舌下、颌下及咽后诸间隙相通，血管神经束上通颅内，下连纵隔，可成为炎症蔓延的途径。

1. 感染来源

感染多来自下颌后牙的牙源性感染，特别是下颌智齿冠周炎，以及腭扁桃体炎和相邻间隙感染的扩散，偶见腮腺炎、耳源性炎症和颈深上淋巴结炎的继发感染。

2. 临床特点

局部症状主要表现为咽侧壁红肿膨隆，腭扁桃体被推移突出，肿胀可波及同侧咽后壁、口底、软腭、舌腭弓和咽腭弓，腭垂（悬雍垂）推向健侧，同侧下颌角后方丰满、压痛。伴有翼下颌间隙、下颌下间隙炎症时，则咽侧及颈上部肿胀更为广泛明显。患者自觉有吞咽疼痛、进食困难和张口受限，若伴有喉头水肿，可出现声音嘶哑、不同程度的呼吸困难和进食呛咳。全身炎症反应明显，处理不及时可伴发严重的肺部感染、败血症和颈内静脉血栓性静脉炎等并发症。

3. 治疗

（1）口内途径切开引流术

张口无明显受限的患者，可在口内翼下颌韧带稍内侧，纵行切开黏膜层，由黏膜下用血管钳顺翼内肌内侧钝性分离进入脓腔。黏膜切口不宜过深，以防误伤大血管和神经。

（2）口外途径切开引流术

以患侧下颌角下为中心，距下颌下缘 2cm 做约 5cm 长的弧形切口，分层切开皮肤、皮下组织和颈阔肌后，顺翼内肌下附着之内侧，用血管钳向前、上、内方向钝性分离进入咽旁间隙，放出脓液后，盐水冲洗创口，用盐水纱条或橡皮条引流。

（九）下颌下间隙感染

下颌下间隙（submandibular space）位于二腹肌前后腹与下颌骨体下缘所形成的颌下三角内。下颌下间隙中包含有下颌下腺、颌下淋巴结，并有颈外动脉、面前静脉、舌神经和舌下神经通过。该间隙向上经下颌舌骨肌后缘与舌下间隙相通，向后内毗邻翼下颌间隙、咽旁间隙，向前通颏下间隙，向下借疏松结缔组织与颈动脉三角和颈前间隙相连。因此下颌下间隙炎症可蔓延成口底多间隙感染。

1. 感染来源

由于上呼吸道感染，面颊、舌和口底等部位的损伤、溃疡及炎症引起的颌下淋巴结炎的结外感染扩散为常见病因；但亦可见下颌智齿冠周炎、下颌后牙的根尖周炎、牙槽脓肿等牙源性炎症向下颌下间隙的直接扩散；化脓性下颌下腺炎亦可同时伴发下颌下间隙感染。

2. 临床特点

下颌下间隙蜂窝织炎临床表现为颌下三角区弥漫性肿胀，下颌骨下缘轮廓消失，皮肤紧张，压痛，按压有凹陷性水肿；脓肿形成后，中心区皮肤发红，脓肿形成可触及明显波动。下颌下间隙因与舌下间隙相续，感染极易顺颌下腺延伸部向舌下间隙扩散，此时可伴有口底后份肿胀，舌运动疼痛，吞咽不适等症状。下颌下间隙感染应注意与导管阻塞引起的潴留性下颌下腺肿大及下颌下腺炎相鉴别。

3. 治疗

下颌下间隙形成脓肿时范围较广，脓腔较大，但若为淋巴结炎症引起的间隙蜂窝织炎，脓肿可局限于一个或数个淋巴结内，则切开引流时必须分开形成脓肿的淋巴结包膜，方能达到引流的目的。下颌下间隙切开引流的切口部位、长度参照胀肿部位、皮肤变薄的区域决定，一般在下颌骨体部下缘以下 2cm 做与下颌骨下缘平行之切口，切开皮肤、颈阔肌后用血管钳钝性分离进入脓腔。

（十）颏下间隙感染

颏下间隙（submental space）是位于舌骨上区，双侧二腹肌前腹之间形成的颏下三角内的单一间隙。间隙内有少量脂肪组织及淋巴结。此间隙借下颌舌骨肌，颏舌骨肌与舌下间隙相隔。两侧与下颌下间隙相连，因此，二者间炎症极易彼此波及。

1. 感染来源

颏下间隙的感染多继发于颏下淋巴结炎。下唇、舌尖、口底之舌下肉阜区、颏部、下颌前牙及牙周组织的淋巴可直接汇流于颏下淋巴结，因此，以上部位的各种炎症、外伤及溃疡等均可引起颏下淋巴结炎，然后继发颏下间隙蜂窝织炎。

2. 临床特点

颏下间隙感染常由淋巴结炎扩散引起，故一般病情进展缓慢，肿胀早期限于淋巴结的增大，临床症状不明显；当淋巴结炎症扩散至结外，引起间隙蜂窝织炎时，肿胀范围扩展至整个颏下三角区，表现为局部皮肤水肿、疼痛。脓肿形成后局部皮肤紫红、凹陷性水肿，波动感可触及。炎症向后波及下颌下间隙可表现出相应症状。

3. 治疗

脓肿形成后，可在颏下最突出区做横行切口，分开颈阔肌达颏下间隙建立引流。

（十一）口底多间隙感染

口底多间隙感染又称口底蜂窝织炎（cellulitis of the floor of the mouth），是颌面部最严重的炎症之一，它是多间隙同时感染的疾病，通常波及双侧下颌下间隙、双侧舌下间隙及颏下间隙。其感染可能是金黄色葡萄球菌为主的化脓性口底蜂窝织炎；但多数是厌氧菌或腐败坏死性细菌为主的混合感染，称腐败坏死性口底蜂窝织炎，又称为路德维希咽峡炎（Ludwig angina），临床上全身及局部炎症反应均甚为严重。

1. 感染来源

口底多间隙感染可来自下颌牙的根尖周炎、冠周炎、牙周脓肿、骨膜下脓肿、颌骨骨髓炎、下颌下腺炎、淋巴结炎、急性扁桃体炎、口底软组织和颌骨损伤等。引起化脓性口底蜂窝织炎的病原菌，主要是葡萄球菌、链球菌。腐败坏死性口底蜂窝组织炎的病原菌，主要是厌氧性的腐败坏死性细菌。腐败坏死性感染又常常是混合性细菌感染，如产气荚膜杆菌、厌氧链球菌、败血梭形芽孢杆菌、水肿梭形芽孢杆菌、产气梭形芽孢杆菌以及溶解梭形芽孢杆菌等。

2. 临床表现

化脓性病原菌引起的口底蜂窝织炎，病变初期肿胀多在一侧下颌下间隙或舌下间隙，因此，局部特征与下颌下间隙或舌下间隙蜂窝织炎相似；如炎症继续发展扩散至整个口底间隙时，则双侧颌下、舌下及颏部均有弥漫性的肿胀。

腐败坏死性病原菌引起的口底蜂窝织炎、软组织的副性水肿非常广泛，水肿的范围可上及面颊部，下至颈部锁骨水平，严重者甚至可达胸前部。颌周有自发性剧痛，灼热感，皮肤表面粗糙而红肿坚硬。随着病情的发展，口底及舌体出现水肿，舌体肿大抬高，不能退缩而伸至上下前牙间，前牙呈开颌状态；舌下肉阜区黏膜有出血，可见青紫色瘀斑。由于舌体僵硬，运动受限，常使患者语言不清，吞咽困难，而不能正常进食。如肿胀向舌根、会厌或颈前发展，则可出现呼吸困难，以致患者不能平卧，严重时患者烦躁不安，呼吸短促，口唇青紫、发绀，甚至出现三凹症状，有发生窒息的危险。触诊局部皮肤可有压痛或波动感。如为腐败坏死性病原菌感染，则肿胀范围弥漫，皮肤色暗红，质硬如板状；由于神经坏死，故压痛不明显；因肌肉坏死，皮下组织软化，故挤压皮肤呈不易回复的凹陷，有气体存在，可触及捻发感。全身症状常很严重，多伴有寒战、高热，但在腐败坏死性蜂窝织炎时，由于全身机体中毒症状较重，有时体温并不很高，甚至在 38℃以下；且常合并败血症，表现为呼吸短浅，脉搏频弱，甚至出现血压下降；病情严重者脓肿还可向纵隔蔓延，此时预后多不佳。

3. 治疗

口底蜂窝织炎不论是化脓性病原菌还是腐败坏死性病原菌引起的感染，局部及全身症状均很严重，其中主要的危险是呼吸道的阻塞及全身中毒。在治疗上，除针对病原菌经静脉大量应用广谱抗生素，控制局部炎症及败血症外，还应重视全身的支持疗法，如输液、输血、维持水和电解质平衡等。局部积极早期做切开减压及引流术；如果出现呼吸困难或窒息症状时，更应及早做气管切开，保证呼吸道通畅后，再进行局部切开引流术。切开引流一般根据脓肿形成的部位从口外进行。选择皮肤发红、有波动感的部位进行切开较为容易；如局部肿胀弥漫或有广泛副性水肿，而且脓肿在深层组织内很难确定脓肿部位时，也可先进行穿刺，确定脓肿部位后，再切开；如肿胀已波及整个颌周，或已有呼吸困难现象时，则应做广泛性切开，达到减压及引流的目的。可在双侧颌下、颏下做与下颌骨相平行的“衣领”型或倒“T”型切口，充分分离口底各组织结构，使口底各个间隙的脓液得到充分引流；如为腐败坏死性病原菌引起的口底蜂窝织炎，肿胀一旦波及颈部及胸前区，皮下又触及捻发感时，应按皮纹方向做多处切口，并敞开创口以改变厌氧环境和充分引流。然后用3%过氧化氢溶液或1∶5000高锰酸钾溶液反复冲洗，每日4～6次，创口内置橡皮管引流。

三、中医治疗

（一）辨证论治

1. 风热外袭证

证候　局部红肿，坚硬，麻木，疼痛，全身伴恶寒发热，头痛，口渴，舌红，舌苔薄白而干或薄黄，脉数。

治法　疏风清热，消肿止痛。

方药　五味消毒饮加味。肿硬者，加夏枯草、防风；口渴者，加麦冬、天花粉、生石膏；痛甚者，加延胡索、川楝子。

2. 脾胃积热证

证候　局部见红肿、溃烂，黄白腐物增多，脓液增多，局部灼热或口臭，畏寒高热，食欲不振，大便秘结，舌质红，苔黄腻，脉洪数。

治法　清热凉血，泻火排毒。

方药　仙方活命饮加味。高热不退，加生石膏、羚羊角丝；便秘者，加大黄、栀子。

（二）外治法

1. 中药含漱

金银花、黄芩、薄荷、细辛等煎水含漱。

2. 外敷

红肿热痛者，外敷金黄散。脓肿破溃久不收口者，可外用生肌玉红膏。

（三）针刺治疗

1. 体针

选取合谷、内庭、足三里、手三里、颊车、外关、曲池等穴。每次选两穴，泻法，留针20分钟。

2. 耳针

选取上颌、下颌、屏尖、胃、肾上腺等穴。强刺激，留针20分钟。

（四）单方、验方

野菊花适量，水煎服；或取鲜品捣烂外敷患处。或鱼腥草适量，水煎服或取鲜品捣烂外敷患处。

第六节　颌骨骨髓炎

颌骨骨髓炎（osteomyelitis of the jaws）是由细菌感染以及物理或化学因素导致的颌骨炎症病变。颌骨骨髓炎的含义，除指骨髓的炎症外，还应包括骨膜、骨密质和骨髓腔内的血管、神经等整个骨组织的炎症。按颌骨骨髓炎的致病原因及临床病理特点，可分为化脓性颌骨骨髓炎与特异性颌骨骨髓炎。此外还包括物理性（放射线）及化学性因素引起的颌骨骨坏死后的继发感染等。

本病相当于中医的“骨槽风”“附骨”“穿腮”等。

一、化脓性颌骨骨髓炎

化脓性颌骨骨髓炎（pyogenic osteomyelitis of the jaws）占颌骨各类型骨髓炎的绝大多数。发病人数成人多于青少年，男性多于女性，下颌骨明显比上颌骨多。下颌骨骨髓炎多见于青壮年，上颌骨骨髓炎主要发生于婴幼儿，这与上、下颌骨结构特点、血供差异及炎症分泌物引流难易有关。

（一）西医病因病理

本病病原菌主要为金黄色葡萄球菌、溶血性链球菌以及肺炎球菌、大肠埃希菌和变形杆菌等。在临床上，经常看到的是混合性细菌感染。感染途径主要如下。

1. 牙源性感染

牙源性感染是化脓性下颌骨骨髓炎最常见的感染来源，占 90%左右。一般常由急性根尖周炎、牙周病和智齿冠周炎等引起；偶亦见于各种囊肿继发感染。

2. 颌骨相邻部位感染的波及

如颌周间隙化脓性感染可继发颌骨骨髓炎。

3. 损伤性感染

因口腔颌面部皮肤和黏膜损伤，开放性颌骨粉碎性骨折，颌骨手术后，病原菌直接侵入颌骨内，引起损伤性颌骨骨髓炎。

4. 血行性感染

临床上多见于儿童，成人较罕见，一般继发于颜面部化脓性病灶，如疖、痈、脓肿、中耳炎和泪囊炎的局部淋巴、血行播散；其他部位化脓性病灶及败血症、病原菌也可经血行扩散发生颌骨骨髓炎。

（二）中医病因病机

1. 热毒蕴结

口腔不洁，残浊余秽，龋蚀经久不愈；或饮食不节，过食肥甘厚味之品而生内热，更兼外感风热，邪毒乘虚而入，火热之邪循经上袭，深袭筋骨，热盛肉腐成脓，穿腮而出。

2. 肾虚骨弱

先天禀赋不足，肾虚体弱，又外感风寒，寒邪直中筋骨，寒凝阻滞，阻于肌骨血脉之中，致牙槽腐蚀而成此证。该证多见于小儿。

（三）临床表现

根据颌骨骨髓炎的临床发展过程可分为急性期和慢性期两个阶段。

（1）急性期

全身发热、寒战、疲倦乏力、食欲不振、白细胞总数升高、中性多核粒细胞增多；局部有剧烈跳痛、口腔黏膜及面颊部软组织肿胀、充血，可继发急性蜂窝织炎；病源牙有明显叩痛及伸长感。

（2）慢性期

全身症状轻，体温正常或仅有低热，全身消瘦，贫血，机体呈慢性中毒消耗症状；病情发展缓慢，局部肿胀，皮肤微红，口腔内或面颊部皮肤可出现瘘孔，并且溢脓。

按感染来源及病理特点，临床上又将化脓性颌骨骨髓炎分为两种类型，即中央型颌骨骨髓炎及边缘型颌骨骨髓炎。

（1）中央型颌骨骨髓炎

中央型颌骨骨髓炎多在急性化脓性根尖周炎及根尖脓肿的基础上发生。炎症先在骨髓腔内发展，再由颌骨中央向外扩散，然后累及骨密质及骨膜。下颌骨发病率明显高于上颌骨，这与颌骨局部解剖有密切关系。上颌骨有窦腔，骨组织疏松，骨板薄，血管丰富，侧支循环多，有感染时穿破骨壁易向低位的口腔引流，因而骨营养障碍及骨组织坏死的机会少，死骨形成的区域小，不易形成弥漫性骨髓炎。而下颌骨骨板厚且致密，单一血管供应，侧支循环少，炎症发生时不易引流，血管栓塞可造成大块骨组织营养障碍及死骨形成。临床上又分为急性期与慢性期。

（2）边缘型颌骨骨髓炎

边缘型颌骨骨髓炎与中央型颌骨骨髓炎的发病规律有很多相似之处，如多由牙源性的炎症感染所致；也有急性与慢性之分；但边缘型骨髓炎常为颌周筋膜间隙感染的继发性骨密质损害，故多发生在下颌骨，其中又以肌附着紧密的下颌升支及下颌角部居多，病变一般比较局限。根据骨质损害的病理特点，边缘型骨髓炎又可分为骨质增生型与骨质溶解破坏型。

（四）诊断

颌骨骨髓炎的诊断，应结合病史、临床症状、局部检查及 X 线摄片等方面来进行综合分析。首先应检查口腔有无智齿冠周炎等病灶牙，局部有无外伤史，有无全身感染性疾病史，身体其他部位及内脏器官有无化脓性病灶等来确定感染来源是牙源性、外伤性还是血源性。

在急性炎症期，全身及局部症状一般较明显，首先明确是中央型还是边缘型。中央型骨髓炎病变区面部肿胀、口内牙龈红肿、龈袋溢脓，牙极度松动，下颌骨可有下唇麻木，上颌骨可伴上颌窦化脓体征，颌骨 X 线摄片容易明确诊断。

慢性骨髓炎的诊断依据有急性炎症病史，有经久不愈的瘘管。骨面粗糙或活动死骨：X 线摄片可以确定颌骨坏死病变的程度，死骨是否分离，死骨的数目、形状、大小和所在部位有无病理性骨折等。

（五）西医治疗

1. 急性颌骨骨髓炎的治疗

在炎症初期，机体的抵抗力未下降之前，即应及时控制炎症发展，可望迅速治愈；如延误治疗，则常形成广泛死骨，造成颌骨骨质缺损。颌骨骨髓炎的治疗原则与一般炎症相同。但急性化脓性颌骨骨髓炎一般都来势迅猛，病情重，并常有引起血行扩散的可能。因此，在治疗过程中应首先注意全身治疗，防止病情恶化，同时应配合外科手术治疗。

2. 慢性颌骨骨髓炎的治疗

颌骨骨髓炎进入慢性期常有死骨形成，病变区肿痛反复发作且加剧，此时单纯药物保守治疗已不可能根治，应以外科手术方法去除已形成的死骨和病灶，方能痊愈。

（六）中医治疗

1. 辨证论治

（1）热毒蕴结证

证候　起病急骤，症见牙龈和腮颊红肿，龈沟溢脓，牙齿松动，跳痛难忍，不敢咬物，骨槽溃烂，流脓不止，可触及骨骼粗大或粗糙死骨，并有腐骨排出，高热畏寒，口焦渴，头痛纳呆，舌质红，苔黄厚，脉滑数。

治法　清热解毒，凉血消肿排脓。

方药　托里消毒饮加味。大便秘结者，加酒军、芒硝；疼痛严重者，加乳香、没药、延胡索；肿胀严重者，加天花粉、皂角刺。

（2）肾虚骨弱证

证候　禀赋不足，寒邪入骨，病起缓慢，腮颊之处隐隐作痛，肿胀坚硬，牙关开合不利，肿胀经久不退，溃口经久不愈，脓液清稀腥臭，头晕头沉，耳鸣，舌质淡胖，苔白，脉沉缓细弱。

治法　温肾散寒，排脓祛腐。

方药　阳和汤合二陈汤加味。气虚者，加黄芪；血虚者，加当归、赤芍。

2. 外治法

1）牙龈红肿疼痛者，冰硼散吹敷患处，每日5～6次。

2）腮颊红肿者，外敷金黄散；色白漫肿不热者，外敷阳和解凝膏。

3）溃口坚硬、肉暗紫黑者，以七三丹药线引流。

4）内有死骨，可内吹推车散，死骨排出后，以养阴生肌散收口。

3. 单方、验方

合欢皮适量，水煎洗患处或捣烂敷患处；或紫花地丁根适量，水煎洗患处或捣烂敷患处。

二、新生儿颌骨骨髓炎

新生儿颌骨骨髓炎一般指发生在出生后3个月内的化脓性中央型颌骨骨髓炎。其病因、病变过程、治疗原则具有别于前述化脓性颌骨骨髓炎。新生儿颌骨骨髓炎主要发生在上颌骨，下颌骨极为罕见。

（一）感染来源

新生儿颌骨骨髓炎多由血源性感染所致，故患儿多有急性感染或传染病史；也可见于口腔黏膜及牙龈损伤后病原微生物直接侵入；其他可由母亲患化脓性乳腺炎哺乳引起；颌骨相邻部位炎症，如泪囊炎或鼻泪管炎等的感染扩散也伴发上颌骨骨髓炎。

（二）临床表现

患儿全身症状因感染来源不同而有较大差异。如为血源性感染引起，则有败血症或脓毒血症的表现，患儿有高热、寒战、哭啼和烦躁不安，不能安静入睡，厌食，甚至呕吐，病情严重者，可出现嗜睡，外界刺激反应差或意识不清等全身症状。如为口腔损伤或泪囊炎继发者，全身症状可稍轻微。患侧面部眶下及内眦部红肿，病变迅速向眼睑周围扩散，出现上、下眼睑红肿，结膜充血，眼球突出。

（三）治疗

婴幼儿上颌骨骨髓炎有发病急、患者年龄小和全身症状变化快等特点。在治疗上应积极控制炎症发展，根据细菌培养及药物敏感试验选用有效的抗生素。注意全身水、电解质平衡及必要的支持疗法；一旦眶周、上颌牙龈区或腭部形成脓肿，要早期行切开引流术；全身中毒症状明显者，局部虽未进入化脓期，必要时施行早期切开引流，可使全身症状迅速缓解及好转，并能避免局部炎症继续扩散。婴幼儿骨髓炎急性期如果处理得当，多能得到治愈而不至于转入慢性期。

三、放射性颌骨坏死（骨髓炎）

口腔颌面部恶性肿瘤应用放射治疗日趋普及，放射线辐射后引起的放射性颌骨坏死（radionecrosis of the jaws）或继发的放射性颌骨骨髓炎（radionactive osteomyelitis of the jaws）也有增多的趋势。

（一）病因

放射线能对恶性肿瘤细胞的分裂起到抑制作用，但也能对正常组织起损害作用。在应用放射线治疗恶性肿瘤时，辐射导致骨坏死的机制有两个原因，其一是射线造成颌骨内动脉内膜炎，继而出现血管内膜肿胀，以致骨髓及骨膜血管栓塞，引起局部营养障碍；其二是射线直接对骨细胞的损伤。

（二）临床表现

放射性颌骨坏死病程发展缓慢，往往在放射治疗后数月乃至数年始出现症状。发病初期呈持续针刺样剧痛，放疗引起黏膜的抵抗力低下、破溃，牙槽骨、颌骨骨面外露，呈黑褐色；如继发感染，则在露出骨面的部位长期流脓，久治而不愈。死骨与正常骨常常界线不清，临床死骨分离过程可长达数年甚至 10 年以上。口腔及颌面软组织同样受到放射线损害，局部血运障碍，组织纤维化，极易因创伤或感染而造成组织坏死，最终导致口腔和面颊部软、硬组织坏死脱落的洞穿性缺损畸形。

（三）治疗

放射性骨髓炎与化脓性骨髓炎不同，虽已形成死骨，却并无明显界线，而且呈进行性发展。因此，治疗应考虑全身及局部两个方面。

1. 全身治疗

应用抗菌药物以控制感染。给药周期较长，一般持续 1～3 个月，症状缓解后可停药。若有急性发作应再次用药。本病疼痛剧烈应对症给予镇痛剂。增强营养，必要时给予输血、高压氧等治疗，以加速死骨的分离。

2. 局部治疗

放射性骨坏死的死骨分离缓慢，但死骨块往往穿破口腔黏膜或面颈部皮肤而裸露，并有不同程度的溢脓。

1）放射性骨髓炎的死骨未分离前，为了防止感染扩散，每天应进行创腔冲洗，更换敷料；对已露出的死骨，可用骨钳分次咬除，以减轻对局部软组织的刺激。

2）外科手术方法适用于已分离后的死骨，予以摘除，原则上对正常骨质不应涉及，以免造成新的骨坏死，故手术多在局部麻醉下进行，对于放射线损伤的口腔黏膜与皮肤，根据局部具体情况，在切除颌骨的同时一并切除，以免术后创口不愈合。

（四）预防

放射性骨髓炎预防的关键是在进行肿瘤放射治疗前，应估计到发生放射性骨坏死的可能性，而采取相应的预防措施。

1）放射治疗前进行牙齿洁治，注意口腔卫生。

2）放射治疗开始前，对口腔内可引起感染的病灶牙进行处理，对放射治疗后仍能保留的牙和牙周病患牙应做治疗，而对于包括残根、根尖周炎在内的无法治愈的病牙应予以拔除。

3）放射治疗前应去除口腔内固定的金属义齿，有活动义齿者，应在放射治疗疗程终止后，经过一定时期后再配戴，以免造成黏膜损伤。

4）放射治疗过程中，口腔内发现溃疡时，局部涂抗生素软膏，加强口腔护理，以防发生感染。

5）放射治疗后，一旦发生牙源性炎症，必须进行手术或拔牙时，应尽量减少手术创伤。术前、术后均应使用有效的抗生素，以控制继发感染。

第七节　口腔颌面部特异性感染

一、颌面部骨结核

引起面颈部结核性感染疾病的病原微生物是结核杆菌，即结核分枝杆菌，该菌染色后用酸、碱或乙醇洗涤不易脱色，故又称为抗酸杆菌。颌面骨结核（tuberculosis of the facial and jaw bones）多由血源播散所致。发病者多为儿童及青少年，较常见的发病部位是上颌骨与颧骨结合部以及下颌支。

（一）感染途径

骨结核绝大多数继发于结核分枝杆菌的菌血症。除主要途径血源性感染外，颌骨结核还可由口腔结核性溃疡、开放性牙髓、牙周病变及拔牙创伤的结核分枝杆菌感染，通过淋巴引流或直接进入牙槽突骨松质。

（二）临床表现

本病呈急性骨髓炎表现者罕见，一般为无明显症状的进行性肿胀，皮肤发红或改变不明显；受累骨质坚实隆起，有压痛，呈进行性、破坏性发展，当骨密质被破坏、病变侵及软组织及皮肤后，可在骨膜下形成冷脓肿，局部质地变软，能触及波动感。继而由皮肤或口内黏膜自行溃破，溢出淡黄色或咖啡色稀薄脓液，其中混有大小不等的块状物质；窦道经久不愈，脓液中有时可见小块状死骨。

（三）诊断

青少年患者常为无痛性眶下及颧部肿胀，局部可有冷脓肿形成，经久不愈的瘘管，混有坏死物的稀薄液体，或伴有全身其他部位结核病灶等；颌骨 X 线片有边缘模糊的骨质稀疏区；在骨质破坏干酪样坏死后，骨质萎缩或骨硬化；下颌角处形成多囊状腔洞，骨密质轻度膨胀，少见大块死骨形成。

（四）治疗

无论是否有全身其他结核病灶，均应首先给予全身抗结核治疗，抗结核治疗给药的选择、剂量及疗程与面颈淋巴结结核相同，即首先选用异烟肼、利福平、链霉素和乙胺丁醇等药物，一般两种以上联合应用，疗程 6～12 个月。此外注意营养等全身支持疗法。

局部治疗包括局部脓肿穿刺给药及病灶清除。颌骨结核性骨髓炎的病灶清除术是通过外科手术将脓液、干酪样物质、肉芽组织和死骨等彻底清除的治疗。

二、颌面部放线菌病

放线菌病是由放线菌感染引起的慢性化脓性肉芽肿性炎症。已发现放线菌有 10 余种，其中发生在人体内的主要是衣氏放线菌。在正常情况不发病，当机体患疾病及免疫抑制剂大量应用，导致免疫力降低时，在局部创伤或炎症基础上，发生正常定植菌的移位而发病。因此放线菌病实际上是病源性放线菌种引起的内源性感染。该菌为革兰氏染色阳性、无耐酸性、无鞭毛和芽孢的丝状杆菌。在放线菌感染的肉芽组织和脓液中，常含有浅黄放线菌丝，称为放线菌颗粒或硫磺颗粒。

（一）临床表现

颌面部放线菌病主要发生于面部软组织，软组织与颌骨同时受累者仅占 20%，以 20～45 岁的男性为多见。颌骨的放线菌病则最常见于下颌骨，其中又以下颌角、下颌支最常受累。上颌多见于眶骨及相邻颅骨。发生于腮腺下颌角部皮下组织的放线菌病，初期无自觉症状，表现为局部皮肤深部有坚如木质的无痛性硬结，范围逐渐发展变大并与深面粘连，表面皮肤呈红棕色，也与硬结粘连，形成一片广泛的硬结区。随后相继出现放线菌病波及区的典型症状，如炎症侵及深层咬肌时，有明显张口障碍及自发痛，局部有压痛，当咀嚼、吞咽时可诱发疼痛加重；面部软组织患病区触诊似板状，与周围正常组织无明显界线。炎症继续发展结节区逐渐液化，则皮肤表面变软，形成多数小脓肿，自溃或切开后，常可见浅黄色黏稠脓液溢出，肉眼或取脓液染色检查，可查出硫磺颗粒；新的结节可在附近陆续出现；与原病灶融合、成为凹凸不平的更大硬块，再形成多数瘘孔；持续排出含淡黄色“硫磺颗粒”的脓性物，瘘口边缘呈内陷溃疡，瘘口有肉芽组织增生突出，脓腔可相互通连。

当颌骨罹患放线菌病时，可伴有局限性骨膜炎和骨髓炎，部分骨质被溶解、破坏并有反应性骨质增生。X 线片上可见有多发的骨质破坏的稀疏透光区及骨膜成骨现象。如果病变侵入颌骨中心，造成严重骨质破坏时，可在颌骨内呈囊肿样膨胀，称为中央性颌骨放线菌病（central actinomycosis of the jaws）。

（二）诊断

颌面部放线菌病的诊断，主要根据临床表现及细菌学的检查。颌面部软组织呈硬板状；组织软化后形成多发性脓肿，破溃后即遗留经久不愈的多发性瘘孔；从脓肿中或从瘘孔排出的脓液中获得硫磺颗粒。

（三）治疗

颌面部软组织的放线菌病的治疗以抗生素应用为主。如已形成脓肿，也应手术切开排脓，可收到减轻炎症的效果。颌骨放线菌病有骨质破坏时，应施行病灶刮治术，并配合抗菌药物综合治疗。

1. 药物疗法

放线菌对目前使用的大多数抗生素（如β-内酰胺类的青霉素、头孢菌素）高度敏感；联合应用磺胺和链霉素可控制伴发的革兰氏阴性菌；对青霉素过敏或疗效不佳者，可改用四环素、红霉素、氯霉素、林可霉素和克林霉素等一种或数种，也可与碘化钾同时应用。

2. 手术治疗

应用抗生素的同时，可考虑配合手术治疗。

1）切开引流及肉芽组织刮除术：放线菌病已形成脓肿或破溃后遗留瘘孔，常有坏死肉芽组织增生，其中放线菌聚集的硫磺颗粒可抗吞噬及阻止抗生素发挥药效，故采用外科手术切开排脓或刮除肉芽组织，可加强抗菌药物的治疗效果。

2）死骨刮除术：放线菌病已侵及颌骨或已形成死骨时，应采用死骨刮除术。根据死骨部位及范围，选择相应的切口，显露骨面，将增生的肉芽组织和已形成的死骨彻底刮除。

三、颌面部梅毒

梅毒（syphilis）系由梅毒螺旋体或苍白螺旋体（treponema pallidum，TP）引起的一种慢性传染病，初起时即为全身感染，但病程极慢，病变发展过程中可侵犯皮肤、黏膜以及人体任何组织器官而表现出各种症状，其症状可反复发作，个别患者可潜伏多年，甚至终身不表现症状。

（一）感染途径

梅毒从感染途径可分为获得性梅毒又称（后天梅毒）、胎传梅毒（又称先天性梅毒）两类。后天梅毒绝大多数通过性交感染，极少数患者可通过接吻、抚摸接触传染。先天性梅毒为孕妇患获得性梅毒，尤其是早期梅毒，体内梅毒螺旋体借母血侵犯胎盘绒毛后，沿脐带静脉周围淋巴间隙或血流侵入胎儿体内，胎儿感染梅毒需在妊娠 4 个月后。

（二）梅毒分期

后天梅毒根据受染时间的长短、病程特点、机体反应性及传染性分为一、二、三期及隐性梅毒，其中一、二期合称早期梅毒，多在感染后 4 年内，此期传染性强。三期梅毒又称晚期梅毒，多在感染 4 年后发病，一般无传染性。隐性梅毒指感染后除血清反应阳性外，无任何临床症状者。

（三）临床表现

梅毒感染后的长期病程中，由于机体抵抗力和反应性的改变，症状时而显发，时而潜伏。

1. 后天梅毒

后天梅毒在口腔颌面部的主要表现有三个方面，依病程分别分为口唇下疳、梅毒疹和树胶样肿（梅毒瘤）。

2. 先天梅毒

早期先天性梅毒多在出生后第 3 周到 3 个月，甚至一年半后出现症状。婴儿常为早产儿，表现营养障碍。鼻黏膜受累，致鼻腔变窄，呼吸不畅，有带血的脓性黏液分泌。口腔黏膜可发生与后天梅毒相似的黏膜斑。先天梅毒又一特征表现为牙齿的发育异常：哈钦森牙和桑葚状磨牙。

（四）诊断

应根据详细而正确的病史、临床表现、实验室检查及 X 线检查综合分析判断，损害性质不能确定时可行组织病理检查。实验室检查包括梅毒下疳、二期梅毒的黏膜斑分泌物涂片检查梅毒螺旋体。血清学检查主要为性病研究实验室试验，以及未灭活血清反应素试验、快速血浆反应素环状卡片试验等。

（五）治疗

口腔颌面部梅毒损害无论先天或后天传染均为全身性疾病的局部表现。因此应行全身性治疗。目前最常用最有效的药物是青霉素及砷铋剂联合治疗。必须在全身及局部的梅毒病变基本控制以后，才可能考虑病变遗留组织缺损和畸形的修复和矫正治疗。

第五章

口腔颌面部损伤

外部各种损伤作用于口腔颌面部，使该区域组织结构的完整性受到破坏，并引起相应的功能障碍，称为口腔颌面部损伤（injuries of oral and maxillofacial region）。口腔颌面部位于人体暴露部分，在劳动生产、运动、交通和生活中常意外受到损伤，战时则又可受到火器伤等伤害，致伤原因中，目前道路交通事故伤居首位。由于口腔颌面部解剖生理的特殊性，该部位损伤的情况和治疗也有其特点，因此，学习口腔颌面部损伤的特点及救治的基本技能，对于及时、准确地抢救和治疗伤员具有重要意义。

第一节　口腔颌面部损伤的特点与急救

一、口腔颌面部损伤的特点

1. 易形成血肿，但创口易愈合

口腔颌面部皮下和黏膜组织疏松，发生损伤时潜在的筋膜间隙易形成血肿，且组织肿胀反应迅速而严重，如发生在口底、舌根或颌下区，可压迫呼吸道，引起呼吸困难，甚至发生窒息。但此处血运丰富又有利于组织的修复，由于再生能力和抗感染能力强，故创口容易愈合。因此，伤后 3～5 日，只要没有明显的感染，彻底清创后，伤口可做初期缝合。

2. 易并发颅脑损伤及其他部位的损伤

口腔颌面部上接颅脑，因此，上颌骨和面中 1/3 部位损伤容易并发颅脑损伤，常见的损伤类型是脑震荡、颅底骨折，其次为额骨骨折、脑挫伤和颅内血肿等。临床出现伤后昏迷、颅底骨折时可伴有脑脊液漏。

口腔颌面部下连颈部，因此下颌骨损伤容易并发颈部损伤和感染，可有颈部血肿、颈椎创伤或高位截瘫等。颈部钝器伤及颈部大血管时有可能在晚期形成颈动脉瘤、假性动脉瘤和动静脉瘘等。

口腔颌面部有涎腺、面神经和三叉神经的分布。例如：腮腺损伤，可并发涎瘘；面神经损伤，可并发面瘫；三叉神经损伤，其相应分布区域可出现麻木感。

3. 易发生窒息

口腔颌面部在呼吸道上端，损伤时可因组织肿胀、移位、舌后坠、血凝块和分泌物等异物堵塞呼吸道而影响呼吸或发生窒息。救治时首先需注意保持呼吸道通畅，防止窒息。

4. 易发生感染

口腔颌面部窦腔众多，有口腔、鼻腔、鼻旁窦及眼眶等，窦腔内存在一定数量的致病菌，如与创口相通，则易发生感染。因此，在清创处理时应首先关闭与这些窦腔相通的创口，以减少感染的机会。

5. 常伴牙损伤

口腔颌面部损伤常伴有牙损伤，被击碎的牙碎片可向邻近组织内飞溅，造成“二次弹片伤”，并可将牙附着的结石和细菌等带入深部组织，引起创口感染。颌骨骨折线上的龋坏牙可导致骨断端感染，影响骨折愈合。牙齿错位和咬合紊乱常作为颌骨骨折的诊断依据，骨折段上存留的牙齿常被用来进行骨折复位和固定。因此，恢复牙齿的正常咬合关系是颌骨骨折复位的金标准。

6. 易造成功能障碍和颌面畸形

口腔是消化道的入口，具有呼吸、咀嚼、吞咽、语言、表情等重要生理功能，损伤后所引起的组织移位和缺损，或因治疗需要做颌间牵引可造成暂时性或永久性功能障碍和面部畸形，从而加重伤员的思想负担和心理压力。因此，需尽可能保留有望存活的组织，尽量修复完整和恢复其外形，减少畸形。

二、口腔颌面部损伤的急救

口腔颌面部发生损伤时，常有窒息、出血、休克、颅脑损伤及胸腹伤等危急情况出现，如抢救不及时可能致死或严重致残；需及时抢救或请相关科室协助抢救。

（一）防治窒息

1. 窒息的原因

窒息（asphyxia）可分为阻塞性窒息和吸入性窒息两类。

（1）阻塞性窒息（obstructive asphyxia）

阻塞性窒息见于以下几种情况，以前两种情况为主。

1）组织肿胀：口底、舌根、咽喉部及颈部损伤后，可发生血肿和组织水肿，压迫呼吸道而引起窒息。面部烧伤者，还需注意可能吸入灼热气体而使气管内壁发生水肿，导致管腔狭窄引起窒息。

2）组织移位：常见于颏部粉碎性骨折，使下颌弓缩窄、舌后坠而堵塞呼吸道，也见于上颌骨横断骨折，骨伤块因重力、撞击力作用和软腭肌牵拉等因素向后下方移位而堵塞呼吸道。

3）异物阻塞：血凝块、呕吐物、碎骨片、游离组织块及其他异物等，均可堵塞呼吸道造成窒息，尤其是昏迷者更易发生。

4）活瓣样阻塞：受伤的黏膜瓣盖住了咽门而引起吸气障碍。

5）神经损伤：双侧喉返神经损伤，因声带运动障碍也会引起窒息。

（2）吸入性窒息（inspiratory asphyxia）

吸入性窒息主要见于昏迷者，因咳嗽和吞咽反射减弱或消失，伤后直接将血液、涎液、呕吐物、碎骨片、碎牙片、游离组织块或其他异物吸入气管、支气管或肺泡而引起窒息。

2. 窒息的临床表现

窒息的前驱症状为烦躁不安、出汗、鼻翼翕动、吸气长于呼气，或出现喉鸣；严重时可出现发绀、三凹征（吸气时锁骨上窝、胸骨上窝、肋间隙凹陷），呼吸急促而表浅，随之出现脉弱、脉数、血压快速下降及瞳孔散大、对光反射消失等危象。如不及时抢救，可致昏迷、呼吸心跳停止而死亡。

3. 窒息的急救处理

窒息的急救关键在于准确预测、及早发现和及时抢救，首先需判明引起窒息的原因，即可进行急救。

（1）阻塞性窒息的急救

根据阻塞的原因采取相应的急救措施。

1）及早清除口、鼻腔及咽喉部异物。

2）及时建立呼吸通道：对因咽部和舌根肿胀压迫呼吸道者，可经口或鼻插入通气导管，并根据伤情的发展行预防性气管切开。

3）将后坠的舌牵出：用手指、舌钳或巾钳等把舌牵引出口外，即使在窒息缓解后，尚需在舌尖后约 2cm 处用粗丝线或别针等穿过舌组织全层，将舌拉出口外并将牵拉线固定于绷带或衣服上，同时托下颌角向前，并使伤者的头偏向一侧，或采取俯卧位，便于涎液或呕吐物外流。

4）悬吊下坠的上颌骨骨折块：当上颌骨骨折及软腭下坠，出血多，可能引起呼吸道阻塞或导致误吸时，可用夹板、压舌板、筷子等通过两侧上颌前磨牙，将上颌骨骨折块向上悬吊，并将两端固定在头部绷带上（图 5-1）。

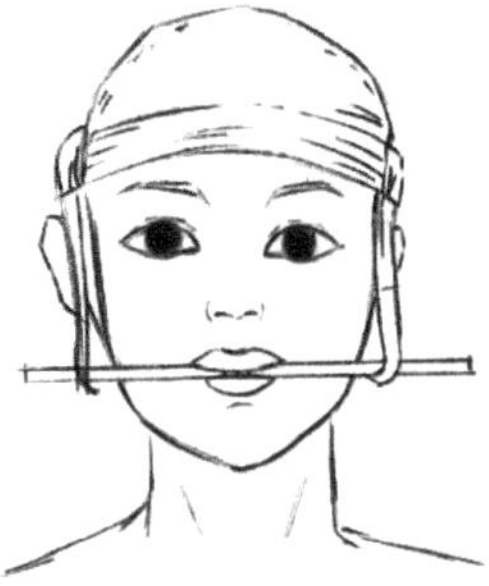

（2）吸入性窒息的急救

立即行气管切开术，通过气管导管充分吸出血液、分泌物及其他异物，解除窒息。同时需特别注意防治肺部并发症。

图 5-1　吊起上颌骨

（二）及时止血

1. 指压止血

指压止血是用手指压迫出血部位供应动脉的近心端，起到暂时止血的应急手段，然后再改用其他确定方法作进一步止血。如在耳屏前，用手指压迫颞浅动脉于颧弓根部，以减少头皮及颞额部的出血；在咬肌前缘压迫面动脉于下颌骨上，以减少颌面部的出血；在胸锁乳突肌前缘与舌骨大角交界处稍下方压迫颈总动脉至第 5 或第 6 颈椎横突上，可减少头颈部大出血等，但这样有时可能引起心动过缓、心律失常，因而非紧急情况一般不采用（图 5-2）。

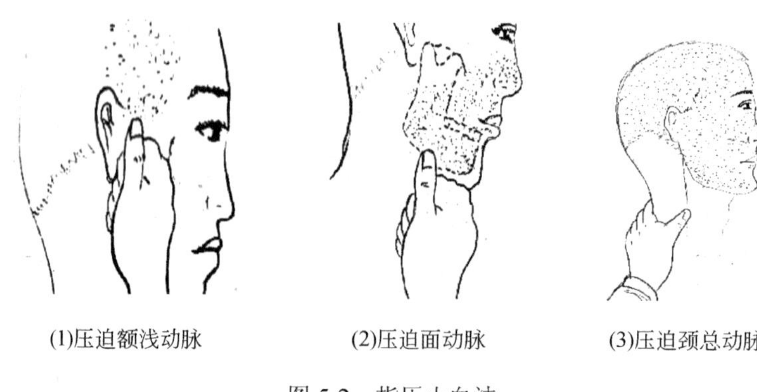

(1)压迫额浅动脉　(2)压迫面动脉　(3)压迫颈总动脉

图 5-2　指压止血法

2. 包扎止血

包扎止血适用于头皮、颌面等处的毛细血管、小动脉及小静脉的出血或创面渗血。方法是先清创，将软组织复位，然后在损伤部位覆以多层敷料，再用绷带加压包扎。注意包扎的力量要适中，以避免造成皮肤过度受压缺血，也不要加重骨折块移位和影响呼吸道通畅（图 5-3）。

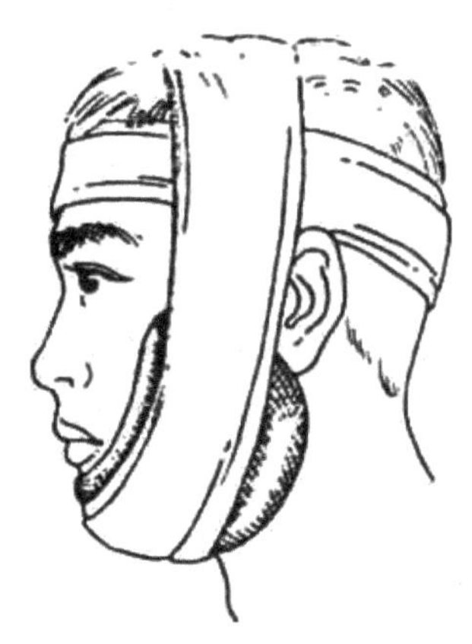

图 5-3　包扎止血法

3. 填塞止血

填塞止血适用于开放性和穿通性创口，也可用于窦腔出血。紧急情况时，可用纱布块填塞于创口内，再用绷带加压包扎，常规填塞时可用凡士林纱条或碘仿纱条。对于深而窄的伤口或较大的静脉出血难以结扎止血，或伤口有感染而无法结扎时，可用无菌纱布加压填塞于伤口内，填塞颈部或口底的伤口时，应注意保持呼吸道通畅，以免发生窒息。

4. 结扎止血

结扎止血是常用而可靠的止血方法。在创口内结扎出血的血管或在远处结扎出血动脉的近心端，止血效果确切可靠。如条件许可，对于创口内活跃出血的血管断端都需以血管钳夹住做结扎或缝扎止血；在紧急情况下，也可用止血钳夹住血管断端，连同止血钳一起妥善包扎并运送伤者。口腔颌面部较严重的出血，如局部不能妥善止血时，可结扎颈外动脉。

5. 药物止血

药物止血适用于组织渗血、小静脉或小动脉出血。局部应用止血粉、止血纱布或止血海绵等。可将药物直接置于出血处，外敷干纱布后加压包扎，全身使用止血药物，如卡巴克洛、酚磺乙胺、6-氨基己酸等作为辅助用药。

（三）抗休克治疗

创伤在短时间内大量失血可导致伤员休克。失血性休克的救治原则是完善止血，消除休克原因，恢复有效血容量，合理使用药物治疗以改善组织灌注，保持呼吸道通畅，有效吸氧，防止感染。抗休克治疗的目的在于恢复组织灌流量，补充血容量。如休克较轻或处于代偿期，或无条件输血者，可输右旋糖酐或复方氯化钠溶液。如休克较重，应以输血为主，适当补充其他液体。中度休克者第 1 小时可输血 1000ml 左右；重度者（收缩压低于 9.3kPa）要在 10～30 分钟输血 1500ml。

（四）伴发颅脑损伤的急救

口腔颌面部紧邻颅脑，极易合并闭合性颅脑损伤（最新调查结果显示，颅脑损伤是口腔颌面伤最常见的伴发伤，占 40%），对于首诊于口腔科的急诊伤员，必须充分估计合并颅脑损伤的可能，做到早期诊断、合理转诊、及时治疗。

颅脑损伤应详细了解伤情和前期处理情况，注意密切观察其意识状态、生命体征、眼部征象、运动障碍、感觉障碍、小脑体征、头部检查、脑脊液漏和眼底情况，并及时会同神经外科医生共同诊治。如鼻孔或外耳道有脑脊液漏出，禁止做耳道或鼻腔填塞和冲洗，以免引起颅内感染。对于昏迷者，要特别注意保持呼吸道通畅，防止误吸及窒息的发生。对烦躁不安者，给予镇静剂时禁用吗啡，以免抑制呼吸，影响瞳孔变化，以及引起呕吐，增加颅内压。对于有脑水肿、颅内压升高者应给予脱水治疗。昏迷一段时间，清醒后头痛加剧、不安，进而嗜睡，再次进入昏迷状态，瞳孔散大，对光反射消失，呼吸、脉搏变慢，血压升高等是硬脑膜外血肿的典型表现，应请神经外科医生会诊，通过手术清除血肿。

（五）防治感染

口腔颌面部损伤的伤口在与自然窦腔穿通以及泥土污染、组织出血或血肿、异物存留等情况下易发生感染。感染对伤员的危害有时比原发损伤更为严重。防治感染是急救处理中的一个重要环节。尽早清创是重要的手段之一。无清创条件时，应尽早包扎伤口，以隔绝感染源，防止外界细菌继续侵入。伤后应尽早使用抗生素，平时创伤多以被动免疫为主，及时注射破伤风抗毒素可预防破伤风，动物咬伤后要预防性注射狂犬病疫苗以预防狂犬病。

（六）包扎与运送

1. 包扎

包扎有压迫止血、暂时性固定、保护创面、缩小创口、减少污染或涎液外流及止痛的作用。常用的方法有十字绷带交叉包扎法和四尾带包扎法（图 5-4）。

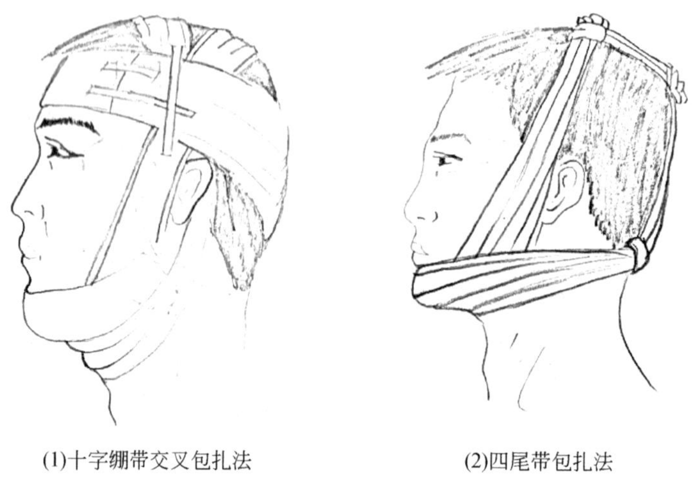

(1)十字绷带交叉包扎法　　(2)四尾带包扎法

图 5-4　常用包扎法

2. 运送

运送时应注意保持伤员呼吸道通畅，昏迷者可采用俯卧位，额部垫高，使口鼻悬空，以利于引流和防止舌后坠。一般伤员可采用侧卧位和头侧卧位，避免血凝块及分泌物堵塞咽部（图 5-5）。运送途中，应密切观察病情变化，防止发生窒息和休克，搬动可疑颈椎损伤者时，应多人同时搬运，一人稳定头部并加以牵引，其他人以协调的力量将伤者平直整体移动，颈部应放置小枕，头部两侧固定，防止头部摆动。

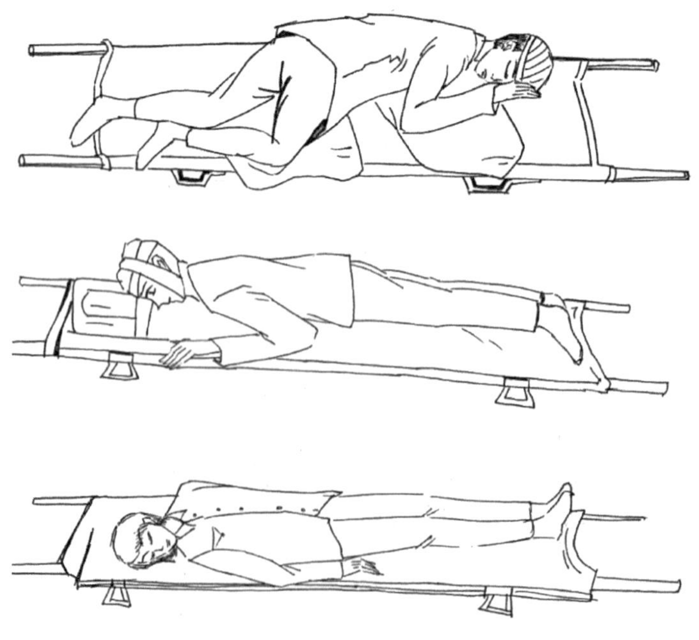

图 5-5　颌面伤员运送时体位

第二节 口腔颌面部软组织损伤的处理

口腔颌面部血运丰富，伤口愈合快，因此对有可能存活的组织，早期缝合的适应证更广，甚至包括已游离的组织，应予以保存和复位缝合。此外，颌面部损伤后初期处理的时间没有明确规定，主要根据伤口的状态确定，如果伤口没有严重感染，伤后 3 天都可以进行清创缝合，这与其他部位伤口的处理有明显不同。

一、闭合性损伤的处理

1. 擦伤（abrasion wound）

擦伤是皮肤与地面或粗糙物滑动摩擦产生的损伤，其临床特点是表皮破损或有深浅不一的平行线划痕，少量渗血，创面常附着泥沙或异物，由于皮肤感觉神经末梢暴露，故疼痛明显。处理：主要是清洗创面，防止感染，多数情况下可任创面暴露而无需包扎，待其干燥结痂，自行愈合。如发生感染，应湿敷。

2. 挫伤（contused wound）

挫伤指皮下及深部组织遭受损伤而无开放性创口，伤口的小血管和淋巴管破裂常有组织内瘀血，甚至发生血肿。其临床特点是局部皮肤变色、肿胀和疼痛。处理主要是止血、止痛、预防感染，促进血肿吸收及恢复功能，早期可冷敷和加压包扎止血。如血肿较大，可在无菌条件下用粗针头将瘀血抽出，然后加压包扎。已形成血肿者，2 天后可用热敷、理疗或中药外敷，促使血肿吸收和消散。如有感染，应予切开，清除脓液及腐败血凝块，建立引流，同时应用抗生素控制感染。

3. 蛰伤（sting wound）

蛰伤为蜂、蝎等昆虫所带毒刺蛰伤人体造成的损伤。其临床特点是局部红肿明显，疼痛剧烈。处理：先用镊子取出毒刺，局部用 5%～10%的氨水涂搽，以中和毒素，也可外敷清热解毒中药；或局部封闭，以减轻疼痛。

二、开放性创伤的处理

1. 刺伤、切割伤（incised and punctured wound）

刺伤、切割伤的皮肤和软组织已有裂口，刺伤的创口小而伤道深，多为非贯通伤，刺入物可将沙土和细菌带入创口深处，切割伤的创缘整齐，伤及大血管时可大量出血，如切断面神经，则发生面瘫。

处理　应早期行清创缝合术。清创时应注意探查面神经分支和腮腺导管有无断裂，防止漏诊。

2. 撕裂或撕脱伤（lacerated wound）

撕裂或撕脱伤为较大的机械力量将组织撕裂或撕脱所致。撕脱伤伤情重，出血多，疼痛剧烈，易发生休克。创缘不整齐，皮下及肌组织均有挫伤，常有骨面裸露及组织缺损。

处理　撕裂伤时应及时清创，复位缝合。撕裂的组织如与正常组织相连，应及时清创，将组织复位缝合。与正常组织少量相连或基本脱落的组织，如位于鼻翼、眼睑及耳垂等重要部位，仍不能放弃游离移植的可能，因为颌面部血运丰富，愈合能力强，仍有可能再植成功。撕脱伤如有血管可吻合者应即刻做血管吻合组织再植术；如无血管可供吻合，在伤后 6 小时内可将撕脱的皮肤在清创后，切削成全厚或中厚皮片做再植术。如撕脱的组织瓣损伤过重，伤后已超过 6 小时，组织已不能利用时，需尽早进行清创及切取皮片游离移植，以消灭创面，并注意控制感染。

3. 挫裂伤（contusion and laceration wound）

挫裂伤是较大机械力量的钝器伤，伤口的特点是创缘不整齐，裂开较大，创缘周围的皮肤常有擦伤，并有发绀色坏死组织，还可伴发开放性骨折。

处理　清创时应刮除没有出血的坏死组织，修整创缘，彻底止血，可做减张缝合，充分引流，如伴发骨折，应同时处理骨折。若有组织缺损，可同期整复或待后期整复。

4. 砍伤（carved wound）

砍伤为较大机械力的利器（如刀、斧等）所致的损伤。伤口的特点是创口较多，深浅不等，多伴有挫伤、开放性粉碎性骨折等。

处理　仔细清创，尽量保留可保留的组织，复位缝合。

5. 咬伤（bite wound）

咬伤可由狗及其他宠物，或鼠、狼、熊等动物所致，人咬伤或大动物咬伤可造成面颊部或唇部组织撕裂、撕脱或缺损，常有骨面裸露，外形和功能障碍，污染较重。

处理　应根据伤情，清创后将卷翻移位的组织复位缝合。如有组织缺损则用邻近皮瓣及时修复，缺损范围较大时，先做游离植皮消灭创面，待后期再行修复。对狗咬伤的病例，应预防狂犬病。

6. 烧伤（burn wound of oral and maxillofacial region）

烧伤类型有火焰烧伤、热灼伤、烫伤和化学烧伤，除具有一般烧伤的共性外，其特点如下。

1）由于血运丰富、皮下组织疏松，伤后组织反应较重。

2）口腔颌面部神经丰富，烧伤后疼痛剧烈，常伴高热和水、电解质紊乱。

3）口咽鼻腔黏膜烧伤，常因快速而高度水肿影响呼吸，甚至窒息。

4）创面易受到口鼻腔分泌物或进食时的污染而感染，不易护理。

5）口腔颌面部凹凸不平，烧伤深度常不一致，鼻、额、耳、唇等突出部位伤情较重。

6）口腔颌面部为人体容貌重要部分，如组织缺损、瘢痕挛缩、增生造成容貌的毁损，造成伤员的精神创伤较其他部位的烧伤更为严重。

处理　治疗遵循全身与局部相结合的原则，并注意颌面部烧伤的特点。全身治疗与一般外科相同，面部烧伤应予以暴露，浅Ⅱ度以内者，急性期用冷水清洗、湿敷，创面可涂中药制剂，轻度烧伤一般在 10 天内愈合。深Ⅱ度烧伤愈合后瘢痕挛缩，可造成畸形和功能障碍，应考虑在 10～14 天植皮；Ⅲ度烧伤在伤后 10～14 天时，可在麻醉下切除焦痂，并按照面部分区植皮。如有感染，术前应湿敷，使创面清洁后再植皮。

三、口腔颌面部特殊部位软组织损伤的处理

1. 舌损伤（lingual injury）

处理时应遵循以下原则。

1）舌部血运丰富，抗感染和再生能力较强，一般在清创处理中不做组织切除。

2）舌的生理活动度大，舌的长度与功能关系密切，清创缝合时应按前后纵行方向缝合，勿将舌尖弯向后方与舌体的创缘缝合，以免造成功能障碍（图 5-6）。

3）如舌的侧面与邻近牙龈或舌的腹面与口底黏膜都有创面时，应先缝合舌的创口，以免日后形成组织粘连而影响舌功能。

4）舌组织脆嫩，创伤后水肿明显，缝合时应采用粗线，远离创缘 5mm 以上，多带些深层组织或行贯穿缝合，并打四叠结，以利于消灭死腔和避免发生创口裂开。

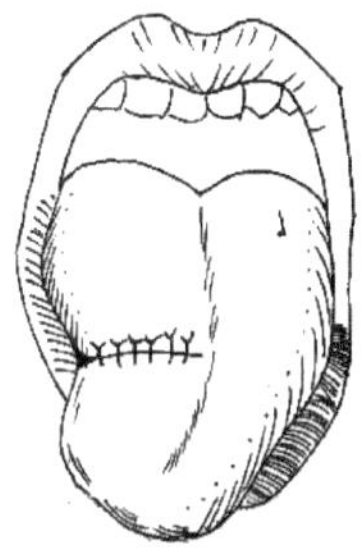

图 5-6　错误的舌损伤缝合法

2. 颊部损伤（buccal injury）

处理原则是尽量关闭创口和消灭创面，同时要预防张口受限。

1）无组织缺损或缺损较少者，应将黏膜、肌肉和皮肤分层对位缝合。

2）皮肤缺损较多而口腔黏膜无缺损或缺损较少者，应严密缝合口腔黏膜，关闭穿通创口。皮肤缺损在无感染的情况下应立即行皮瓣转移或游离植皮，或做定向拉拢缝合，如遗留缺损，以后再行整复治疗。

3）面颊部较大的全层洞穿型缺损，可将创缘的皮肤和口内的黏膜相对缝合（图 5-7）。遗留的洞穿缺损待后期整复，如伤情条件允许，也可在清创后用带蒂皮瓣、吻合血管的游离皮瓣及植皮术早期修复洞穿缺损。

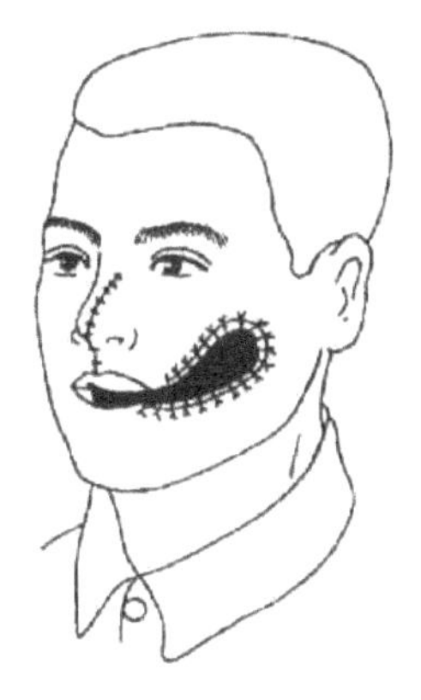

图 5-7　颊部洞穿缺损缝合

3. 腮腺创伤（parotid injury）

腮腺创伤包括腮腺和导管的损伤，腮腺与导管损伤，如未妥善处理，可导致涎液外溢，易使伤口感染，形成涎瘘，清创时应将损伤的腺体包膜缝合，并分层严密缝合皮下组织及皮肤。为了避免缝合口处因愈合不良而再度发生瘘口，可行“Z”形皮瓣转移术，使腺体包膜缝合口位于转移的皮瓣下方。再配合局部加压包扎，控制感染，使用抑制腺体分泌的药物，以加快损伤的愈合。有导管损伤时，应及时找出两断端，插入细塑料管，通至口腔内并固定于口腔黏膜上，然后缝合导管断端及周围组织。保留塑料管 10 天左右，待断端愈合后抽出。如导管

缺损而吻合困难，也可用颊部口腔黏膜行导管再造术。或将断端结扎，配合腮腺区加压，应用抑制腺体分泌的药物，使腮腺萎缩而达到治疗的目的。

4. 腭损伤（palatal injury）

腭损伤如无组织缺损，清创后应立即对位缝合。较小的损伤也可不予缝合。如有组织缺损而致口鼻相通，不能直接缝合时，应转移邻近黏骨膜瓣以关闭通口。或在硬腭缺损两侧做松弛切口，从骨面分离黏骨膜瓣后，向缺损处拉拢缝合。

5. 唇损伤（labial injury）

唇部表情功能活动丰富，具有显著的美观意义，唇损伤后常见的问题是唇红缘错位愈合、瘢痕或缺损，严重影响功能和美观。损伤一般包括撕裂伤、撕脱伤和穿通伤。

1）对于撕裂伤，特别在全层撕裂时，由于口轮匝肌收缩，致伤口明显暴露，易误诊为软组织缺损，清创后应特别注意缝合口轮匝肌，恢复其连续性，然后按正常的解剖形态准确对位缝合皮肤和黏膜。

2）对于撕脱伤，如离体组织尚完好，且伤后时间不超过 6 小时，应尽量缝回原处。

3）对于穿通伤，清创时应先缝合黏膜，然后再冲洗通道，最后缝合皮肤，以减少感染。

4）术中唇弓及唇内部分尽量不用含肾上腺素的麻醉药物，避免因为血管收缩而使唇弓的白线不清楚，影响准确对位。

6. 面神经损伤（facial nerve injury）

面神经损伤应检查面神经功能，发现面瘫体征，清创时应探查面神经分支，如发现神经断裂而无神经缺损时，应在适当减张处理后行神经吻合术；如有神经缺损或神经对端吻合仍有张力时，可就近切取耳大神经做神经移植术，以免贻误治疗时机，造成晚期修复困难。神经吻合和神经移植术的要点是无张力缝合和对位准确。

四、口腔颌面部软组织损伤的中医治疗

口腔颌面部软组织损伤的中医治疗宜在伤后病情稳定的情况下进行，由于损伤性质不同，治疗方法各异。中医学认为，气血凝滞而肿胀，阻塞不通则疼痛，故治疗以活血化瘀、消肿止痛为主。

1. 初期

证候　伤后 1 周内，局部肿胀、疼痛剧烈，功能轻度障碍，创口出血，青紫瘀斑或皮下瘀血，舌质紫暗或有瘀斑，苔薄白，脉涩滞。

治法　祛瘀活血，消肿止痛。

方药　桃红四物汤加味。

方解　方中桃仁、红花、川芎活血化瘀，熟地黄补血养阴，当归尾补血、活血止痛，白芍缓急止痛。

加味　疼痛甚加大黄、牡丹皮、制乳香、制没药。

2. 中后期

证候　伤后 2 周左右，局部肿胀渐消或转为黄褐色，疼痛减轻，功能轻度障碍或恢复，损

伤严重者活动受限，舌质暗，苔薄白，脉细涩。

治法　活血止痛，祛瘀生新。

方药　和营止痛汤加味。

方解　方中当归、川芎、赤芍、桃仁、苏木、乳香、没药活血祛瘀，通经止痛；乌药、陈皮理气消滞；川续断接骨续筋；木通通脉消肿；甘草调和诸药。

加味　如肿胀未消，局部灼热并发感染者，用五味消毒饮加味，以清热解毒。兼神疲乏力、气短懒言、面色淡白或萎黄、头晕目眩、心悸失眠、舌淡、脉弱等，加八珍汤，以补气养血。

第三节　牙与牙槽骨损伤

牙与牙槽骨损伤（injuries of teeth and alveolar process）在口腔颌面部损伤中较常见，尤其是前牙及上颌牙槽骨损伤的机会较多，多见于跌打损伤和意外损伤。

一、临床表现

（一）牙损伤

牙损伤可分为牙挫伤、牙脱位和牙折三类。

1. 牙挫伤（contusion of teeth）

牙挫伤为牙在外力作用（受到碰撞、打击或进食时无意间咬到沙石、碎骨片等硬物）下发生的钝性损伤，主要影响牙周膜和牙髓。伤后出现不同程度创伤性牙周膜炎的症状，如自觉伤牙伸长、松动、有咬合痛和叩击痛等。

2. 牙脱位（luxation of teeth）

较大的外力撞击可致牙脱位。根据损伤程度不同，可分为部分脱位和完全脱位。部分脱位又有牙的移位、半脱位和嵌入深部等。牙脱位时可见牙在牙槽中的位置有明显改变或脱落，局部牙龈可有撕裂和红肿，或并发牙槽突骨折，部分脱位的牙常有松动、伸长、移位和疼痛，并妨碍咬合；向深部嵌入者，牙冠外露变短，其位置低于咬合平面；完全脱位者牙已脱离了牙槽窝，或仅有软组织相连，甚至完全脱离。

3. 牙折（fracture of teeth）

牙折可分为冠折、根折和冠根联合折。

（1）冠折

可不露髓或露髓，前者无感觉异常或有不同程度的牙本质过敏反应，后者则牙髓刺激症状明显。

（2）根折

表现为牙松动或触压痛。折线越接近牙颈部，松动度越大；若折线接近根尖部，牙也可无明显松动。

(3) 冠根联合折

表现为伤牙触痛、压痛及咬合痛。

(二) 乳牙损伤

乳牙损伤多见于前牙，损伤类型同恒牙，其中以嵌入、半脱位和冠折多见。

(三) 牙槽骨骨折

牙槽骨骨折（fracture of alveolar process）由外力直接作用于牙槽骨所致，多见于上颌前部，可以单独发生，也可与颌面部其他损伤同时发生。临床上牙槽骨骨折常伴有唇和牙龈的肿胀和撕裂伤，摇动损伤区某一牙时，可见邻近数牙及骨折片随之移动，骨折片移位可引起咬合错乱。牙槽骨骨折时，常伴有牙折和牙脱位。

二、治　　疗

(一) 牙损伤

1. 牙挫伤

轻度挫伤可不做特殊治疗，暂不用患牙咀嚼食物以利于恢复。如牙周膜损伤较重，牙松动者，可对患牙行简单的“∞”字结扎固定，或用粘接法固定，并适当调整对牙，以减少其与患牙的接触，如牙髓受损，应做根管治疗。

2. 牙脱位

牙脱位的治疗以保留伤牙为原则。部分脱位者应先将牙充分复位，然后结扎固定 3 周左右。如牙已完全复位，离体时间不长，可将脱位牙经专科处理后再植入并固定。

3. 牙折

(1) 冠折

轻微冠折可不做特殊处理，若折缘锐利者应磨圆钝。如冠折有明显的刺激症状，并影响形态和功能者，应做牙冠修复。若冠折已穿髓，应尽早行牙髓或根管治疗，然后修复牙冠。

(2) 根折

近牙颈部的根折，应尽早行根管治疗，然后做桩冠修复；根中部的折断，应拔除伤牙；根尖 1/3 折断、牙松动，应及时结扎固定，并行根管治疗。

(3) 冠根联合折

冠根联合斜折牙，一般需拔除；冠根联合纵折牙，有条件者可行牙髓或根管治疗后全冠修复，但多数需拔除。

(二) 乳牙损伤

对半脱位的乳牙，若距相应恒牙萌出时间尚远者，可在局部麻醉下完全复位后固定。损伤乳牙需拔除者，对于 4 岁以上患儿，应做间隙维持器，以防邻牙移位及恒牙错位萌出。

（三）牙槽骨骨折

局部麻醉下将牙槽骨及牙复位到正常解剖位置，然后选用两侧邻牙作固位体，用金属丝牙弓夹板将骨折片上的牙结扎固定（图 5-8），或采用正畸科用的托槽法固定（图 5-9）。

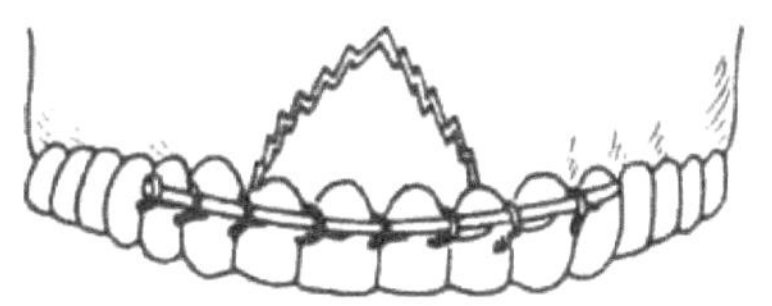

图 5-8　牙弓夹板固定牙槽骨骨折

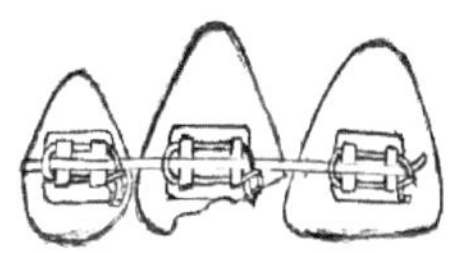

图 5-9　托槽固定法

第四节　颌骨骨折

颌骨骨折（fracture of the jaws）包括上颌骨骨折（maxillary fracture）和下颌骨骨折（mandibular fracture）。上颌骨骨折可以单独发生，但多数为与相邻组织同时遭受损伤；下颌骨面积较大，且是面部唯一可活动骨，位置突出，故在面部诸骨中最易骨折。颌骨骨折除有一般骨折的共性外，同时由于颌骨解剖结构和生理功能的特点，其临床表现及处理原则又具有特殊性。

一、病因病理

多由外来突然暴力，或火器伤，或交通事故所致。此外，从高处坠下、跌打损伤也可造成颌骨骨折。

二、临床表现

（一）上颌骨骨折

1991 年 Le Fort 按骨折线的高低位置，将上颌骨骨折分为三型（图 5-10）。

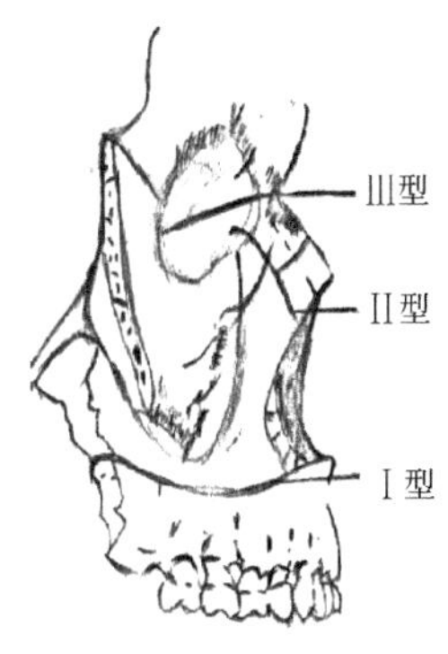

图 5-10　上颌骨薄弱线与骨折类型

Le Fort Ⅰ型骨折：又称上颌骨低位骨折或水平骨折。骨折线从梨状孔下方、牙槽突上方向两侧水平延伸至上颌翼突缝。此型骨折的创伤可包括鼻中隔、上颌窦和牙齿的创伤。

Le Fort Ⅱ型骨折：又称上颌骨中位或锥形骨折。骨折线自鼻额缝向两侧横过鼻梁、泪骨、眶内侧壁、眶底、颧上颌缝，再沿上颌骨侧壁至翼突。有时可波及筛窦达颅前凹，出现脑脊液鼻漏。

Le Fort Ⅲ型骨折：又称上颌骨高位骨折。骨折线自鼻额缝向两侧横过鼻梁、眶部，经颧缝向后达翼突，形成颅面分离，使面中部凹陷变长。此型骨折多伴有颅底骨折或颅脑损伤，出现耳、鼻出血或脑脊液漏。

上颌骨骨折的临床表现如下。

1. 骨折块移位

常随外力方向而发生移位，或随颌骨本身的重力而下垂。

2. 咬合关系错乱

骨折块移位必然引起咬合关系错乱。

3. 眶及眶周变化

上颌骨骨折时眶内及眶周常伴有组织内出血，形成眼镜状眶周瘀斑。此外，球结膜下出血，眼球移位而出现复视等。

4. 颅脑损伤

Ⅱ、Ⅲ型骨折常发生颅脑损伤或颅底骨折，亦可波及鼻根部，出现鼻腔及外耳道溢血和脑脊液鼻漏或耳漏。

（二）下颌骨骨折

下颌骨骨折好发部位依次为正中联合部、颏孔区、下颌角区和髁突颈部等（图 5-11）。其临床表现如下。

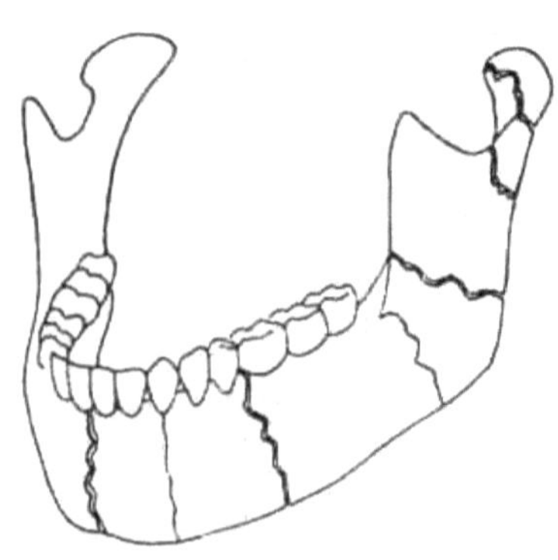

图 5-11　下颌骨骨折好发部位

1. 骨折段移位

影响下颌骨骨折后骨折段移位的因素有骨折的部位、外力的大小和方向、骨折线方向和倾斜度及附着肌的牵拉作用等，其中咀嚼肌群的牵引是主要因素。骨折段移位因骨折部位、肌牵引方向的不同而异。

髁部骨折：单发的正中骨折，由于两侧肌牵引力相等，常无明显移位。如有双发骨折，正中骨折段可因降颌肌群的作用而向下后移位。如为粉碎性骨折或有骨质缺损，两侧骨折段可向中线移位，使下颌牙弓变窄。后两种骨折都可使舌后坠，有引起呼吸困难，甚至窒息的危险。

颏孔区骨折：单侧颏孔区骨折多为垂直骨折，将下颌骨分成长短不同的两个骨折段，短骨折段因升颌肌群的牵引而向上内移位，长骨折段因降颌肌群的牵引而向下后方移位。双侧颏孔区骨折时，两侧后骨折段向上前方移位，前骨折段向下后方移位，致颏部后缩及舌后坠。

下颌角区骨折：骨折线正位于下颌角时，两个骨折段上都有咬肌和翼内肌附着，骨折段可不发生移位。若骨折线位于这些肌附着处之前，则前骨折段向下内移位，后骨折段向上前方移位，与颏孔区骨折表现类似。

髁突颈部骨折：髁突颈部是下颌骨最细窄处，因此髁突骨折多发生于此处，约占下颌骨骨折的 25%。折断的髁突由于受翼外肌的牵引而向前、向内移位，但仍位于关节囊内，若关节囊破裂，髁突可从关节窝内脱位，个别向上进入颅中窝。单侧髁突颈部骨折，可见患侧向外后方移位，不能做侧颌运动，后牙早接触，前牙及对侧牙可出现开𬌗。双侧髁突颈部骨折者，下颌不能做前伸运动，后牙早接触，前牙开𬌗。若髁突骨折发生在翼外肌附着的上方，可不发生移位。

2. 咬合错乱

咬合错乱为颌骨骨折最常见的体征，不同部位的骨折而出现的早接触、反𬌗或开𬌗等，对颌骨骨折的诊断和治疗均有很大意义。

3. 骨折段活动异常

在正常情况下，下颌骨的运动是整体活动，只有在发生骨折时才会出现分段活动。

4. 下唇麻木

下颌骨骨折伴下牙槽神经损伤时会出现下唇麻木。

三、临床诊断

首先应了解受伤的原因、部位及临床表现，然后再做局部及全身检查。望诊可以观察到在颌骨骨折处是否有创口、肿胀、瘀斑等。行张闭口运动可看出张口受限程度、牙列及咬合错乱、颌骨异常活动等。咬合检查可见咬合无力或咬不住，扪诊时应用双手的指腹同时由上至下行两侧对比检查，骨折处常有压痛，骨折块移位时可扪及台阶，用手捏住上颌前牙轻轻摇动，可观察上颌骨有无活动，也可将双手拇指放在可疑骨折线两侧的下颌缘处，两手向相反方向移动，以了解下颌骨有无异常动度和摩擦音等。

影像学检查是诊断颌骨骨折最常用的方法，目的是了解骨折的部位、数目、方向、类型、骨折段移位情况及牙与骨折线的关系等。下颌骨骨折时，可拍下颌骨侧位、后前位片及下颌骨全景片；髁突骨折加拍颞下颌关节 X 线片，冠状位 CT 可显示骨折的移位。上颌骨骨折时可拍鼻颏位或头颅后前位及侧位 X 线片，必要时拍 CT 片。

四、治　　疗

颌骨骨折的治疗原则是尽早进行复位和固定，恢复原有的咬合关系，但一定要密切注意有无全身其他合并症的发生，需在全身情况稳定后方可进行局部处理。同时配合防治感染、镇痛、止血、消肿、合理营养等，为骨创的愈合创造良好条件，并正确处理软组织损伤合并症。就局部而言，骨折的手术复位一般选择在两个时机，即伤后 24～48 小时，或术后 5～7 天。对于骨折线上的牙，应于复位后选用适当的方法进行固定。

（一）颌骨骨折的复位与固定

1. 复位方法

颌骨骨折的复位标准是恢复伤者原有的咬合关系，根据不同的骨折情况可选择不同的方法复位。

（1）手法复位

手法复位用于颌骨骨折的早期病例。

（2）牵引复位

牵引复位用于手法复位不满意或已有纤维性愈合者，又分为颌间牵引和颅颌牵引两种。

颌间牵引：方法为在上、下颌牙列上分别分段安置有挂钩的牙弓夹板，根据骨折段需要复位的方向，在上、下颌牙弓夹板的挂钩上套上小橡皮圈作牵引，使其逐渐恢复正常咬合关系（图 5-12）。此法一般用于下颌骨骨折。如用于上颌骨横断骨折，需先做颅颌固定后再加用颌间牵引。

颅颌牵引：主要用于上颌骨骨折。如上颌骨横断骨折后，骨折块向后移位，可在上颌牙列上安置牙弓夹板，并在头部制作石膏帽或戴上固定帽，从帽前方伸出固定支架，然后在牙弓夹板与金属支架之间行弹性牵引，使上颌骨骨折块向前牵引复位（图 5-13）。

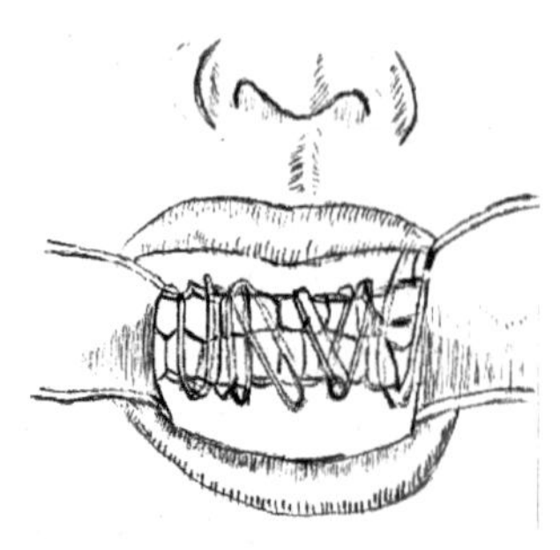

图 5-12　颌间牵引复位

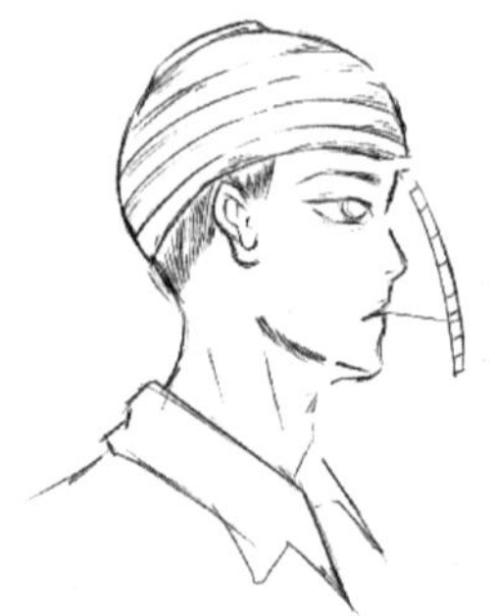

图 5-13　颅颌牵引复位

（3）手术切开复位

手术切开复位用于开放性骨折，不能用手法复位的复杂性骨折或已发生错位愈合的骨折。

特别是开放性骨折，常可于清创术的同时行骨折复位和固定。

2. 固定方法

坚实可靠的固定是保证骨折块在复位后的正常位置愈合，防止再移位的必要条件。一般下颌骨骨折应固定 4 周左右，上颌骨骨折应固定 3 周左右。

3. 颅颌固定

颅颌固定指在发生骨折的颌骨上进行固定，而不是将上、下颌骨同时固定在一起，这种固定的优点是伤者仍可有张闭口活动，对进食和语言功能影响较小，也便于保持口腔卫生；同时因具有一定的功能活动，有利于改善局部血液循环和骨折愈合。做单颌固定之前，必须使骨折块准确复位，恢复正常咬合关系，防止错位愈合。

单颌牙弓夹板固定法：将一牙弓夹板横越折断部位及其两侧健牙，用金属结扎丝将夹板与牙逐个结扎，依靠健牙来固定折断的颌骨（图 5-14）。此法可用于移位不多的线性骨折。切开复位、骨间固定法：多用于开放性、陈旧性或儿童的下颌骨骨折。通过创口或手术切口，显露骨折线两端的骨面，然后选用合适的固定器材，如医用不锈钢丝结扎固定（图 5-15）、微型钢板及螺丝钉固定（图 5-16）等。操作中注意勿损伤牙根、下牙槽神经血管束及儿童的恒牙胚。

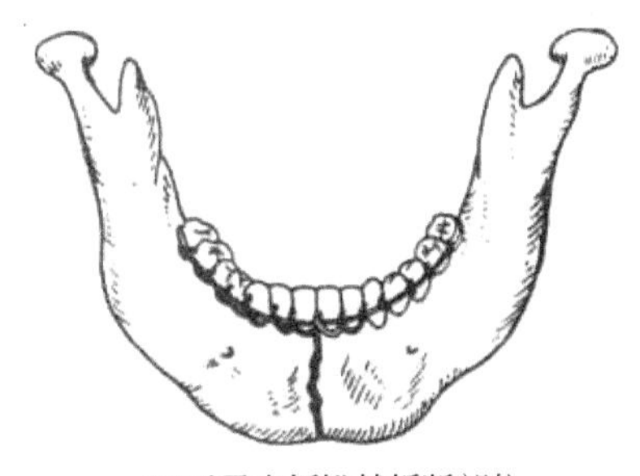

(1)牙弓夹板横越折断部位

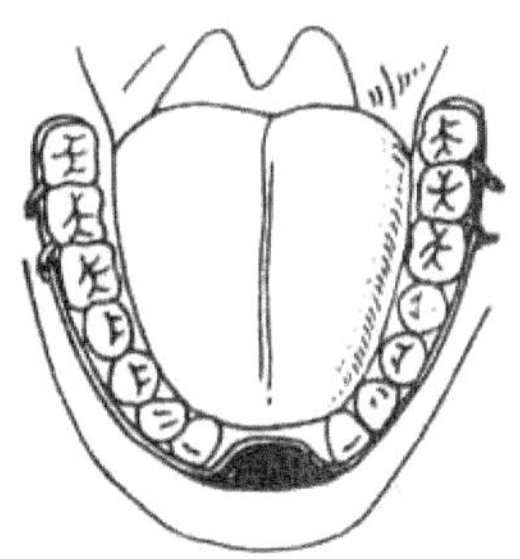

(2)夹板与牙结扎

图 5-14　单颌牙弓夹板固定

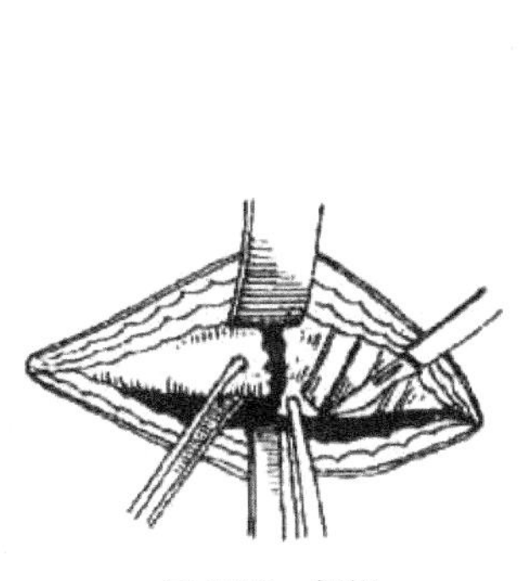

(1)切开、复位

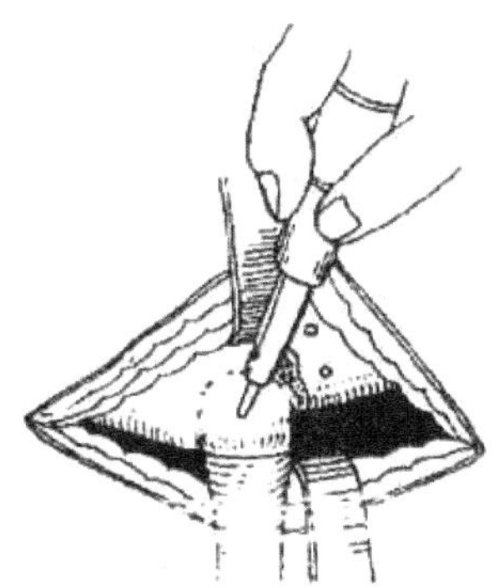

(2)骨折线两侧的颌骨钻孔

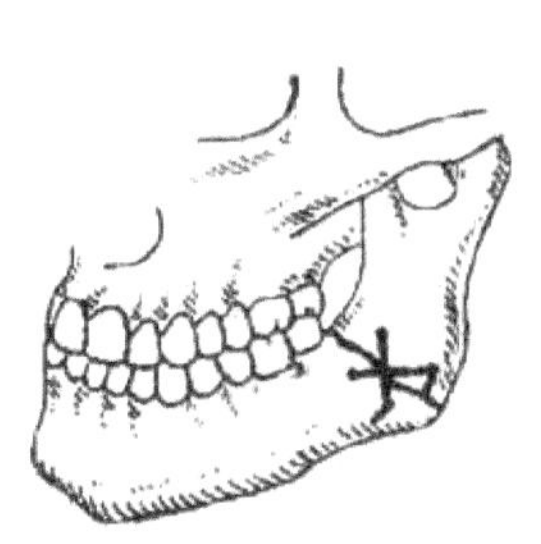

(3)结扎固定

图 5-15　切开、复位、骨间金属丝结扎固定

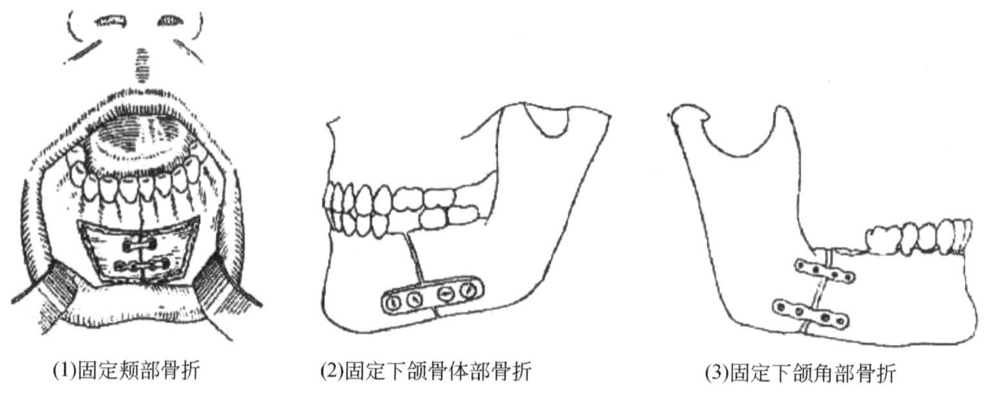
(1)固定颊部骨折　(2)固定下颌骨体部骨折　(3)固定下颌角部骨折

图 5-16　微型钢板及螺丝钉固定

4. 颌间固定

颌间固定的优点是使骨折的颌骨能在正常咬合关系的位置上愈合。但是由于上、下颌被固定在一起，伤者不能张口，只能进流质饮食，故不易保持口腔卫生。简单颌间结扎固定法：上、下颌相对的几组单个牙各自用不锈钢丝结扎后，再将各牙的结扎丝上、下相对扭结拧紧，达到颌间固定的目的（图 5-17）。

带钩牙弓夹板颌间固定法：用有挂钩的成品牙弓夹板，分别用结扎丝固定在上、下颌牙的唇颊侧牙面上，然后用橡皮圈套在上、下颌牙弓夹板的挂钩上，行牵引固定（图 5-18）。

（二）髁突骨折的治疗

大多数髁突骨折可采用保守治疗，即在手法复位后行颌间固定，或在患侧磨牙区垫上 2～3mm 厚的橡皮垫，用颌间弹性牵引复位固定法，使下颌支下降，髁突复位，恢复正常咬合关系。对于保守治疗无效者，可采用手术切开复位和骨间结扎固定或用钢针固定法。注意术后 10 天左右即应进行张口训练，以防日后关节强直。

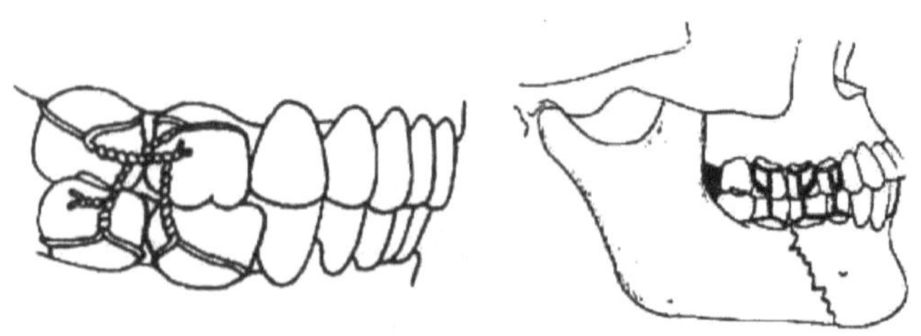
图 5-17　简单颌间结扎固定

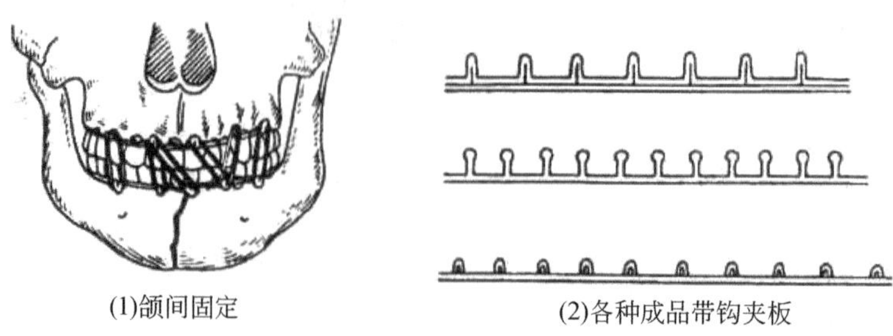
(1)颌间固定　(2)各种成品带钩夹板

图 5-18　带钩牙弓夹板颌间固定

（三）儿童颌骨骨折的治疗

儿童颌骨骨折发生率低，但治疗具有特殊性。儿童正值生长发育期，骨折或手术损伤可能影响颌骨发育；且由于此时期正值恒、乳牙交替，在恒牙萌出后，其咬合关系还要自动进行调整，因此，对复位及咬合关系的恢复不必像成人那样严格。乳牙列的儿童，由于牙冠较短，牙根吸收，很难利用牙齿进行固定。因此，儿童期的颌骨骨折应采取保守治疗，多采用颅颌绷带及自凝塑胶夹板固定。对于必须做手术切开复位的患儿，术中应尽量避免损伤恒牙胚。

五、预防与调护

1）加强安全防护教育，防止发生交通、工伤等意外事故。
2）保持口腔卫生，防止伤口感染。
3）固定期间进食营养丰富、易消化的流质或半流质饮食，拆除固定后改软食。
4）伤后 2 个月内勿咀嚼过硬的食物。

第五节　颧骨与颧弓骨折

颧骨和颧弓是面部比较突出的骨性支架，易受侧方或侧前方撞击而发生骨折。颧骨与上颌骨、额骨、蝶骨及颞骨相连接，其中与上颌骨的连接面最大，故颧骨骨折（malar fracture）常伴发上颌骨骨折。颧骨的颞突与颞骨的颧突连接构成颧弓，较细长而窄，似弓状，更易发生骨折，即颧弓骨折（zygomatic arch fracture）。

一、临床表现

（一）颧面部塌陷

颧骨、颧弓骨折后，骨折块移位方向主要取决于外力作用的方向，多发生内陷移位，也可因咬肌的牵拉而向下移位（图 5-19）。在伤后早期，可见颧面部塌陷；随后由于局部肿胀，塌

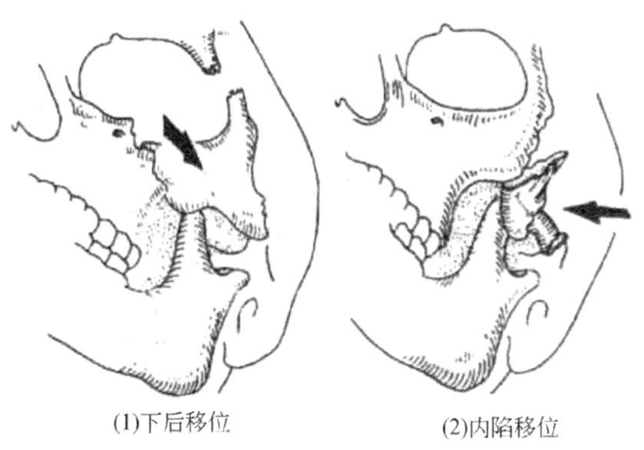

(1)下后移位　(2)内陷移位

图 5-19　颧骨颧弓骨折的移位

陷畸形并不明显，易造成误诊。数日后肿胀消退，又出现局部塌陷。

（二）张口受限

骨折块内陷移位压迫颞肌和咬肌，阻碍喙突运动，导致张口疼痛和张口受限。

（三）复视

颧骨骨折移位或眶壁粉碎导致眼眶扩大，可继发眼球移位、外展肌渗血和局部水肿，以及撕裂的眼下斜肌嵌入骨折线中限制眼球运动等而发生复视。

（四）瘀斑

颧骨眶壁发生闭合性骨折时，眶周皮下、眼睑和结膜下可有出血性瘀斑。

（五）神经症状

颧骨上颌突部骨折可能损伤眶下神经，致使该神经支配区有麻木感，骨折时如同时损伤面神经额支，则可发生眼睑闭合不全。

二、诊　断

颧骨、颧弓骨折可根据损伤史、临床特点和 X 线检查而明确诊断。触诊骨折局部可有压痛、塌陷移位，颧额缝、颧上颌缝骨连接处以及眶下缘均可能有台阶形成。如自口内沿前庭沟向后上方触诊，可检查颧骨与上颌骨、喙突之间的空隙是否变小，这些均有助于颧骨骨折的诊断。X 线检查常取鼻颏位和颧弓位。在鼻颏位 X 线片中不仅可见到颧骨和颧弓的骨折情况，而且还可观察到眼眶、上颌窦及眶下孔等结构有无异常。颧弓位则可清楚显示颧弓骨折的移位情况。

三、治　疗

颧骨、颧弓骨折后，凡张口受限者均应行复位手术。虽无功能障碍而有显著畸形者，也可进行手术复位，如仅有轻度移位，畸形不明显，无张口受限及复视等功能障碍者，可不行手术治疗。

四、预防与调护

颧骨与颧弓骨折的预防与调护同本章第四节“颌骨骨折”。

第六节　全面部骨折

全面部骨折（panfacial fractures）主要指面中 1/3 与面下 1/3 骨骼同时发生的骨折，多由严重的交通事故、高空坠落和严重的暴力损伤造成。由于面骨维持着面部轮廓，一旦发生骨折，面形则遭受严重破坏，且经常累及颅底、颅脑、胸腹脏器和四肢。

一、临床表现

（一）多伴有全身重要脏器伤

首诊时患者常有明显的颅脑损伤症状，如昏迷、颅内血肿及脑脊液渗漏，腹腔脏器（如肝脾）损伤导致的腹腔出血、休克等，颈椎、四肢和骨盆的骨折。

（二）面部严重扭曲变形

由于骨性支架破坏，面部出现塌陷、拉长和不对称等畸形；可有眼球内陷、运动障碍及鼻背塌陷等改变，严重者常有软组织的撕裂伤。

（三）咬合关系紊乱

全面部骨折最明显的改变是咬合错乱，患者常呈开𬌗、反𬌗等状态，伴有张口受限。

（四）功能障碍

患者常伴有复视甚至失明，以及眶下区、唇部的感觉障碍。

二、诊　　断

全面部骨折在首诊时必须早期对伤情做出正确判断，应首先处理胸、腹、脑、四肢伤以及威胁生命的紧急情况，优先处理颅脑损伤和重要脏器损伤。昏迷者需要注意保持呼吸道通畅，严禁做颌间结扎固定，密切观察瞳孔、血压、脉搏和呼吸等生命体征的变化，及时处理出血，纠正休克，解除呼吸道梗阻。

全面部骨折的诊断通过详细的检查与辅助检查不难做出，但由于涉及诸多骨骼骨折，普通X线片和CT往往容易漏诊，因此，常选用三维CT重建。其优点是提供的信息更详细，骨折部位、数目、移位方向一目了然，结合X线片可全面了解骨折的全貌。

三、治　　疗

（一）专科手术

专科手术在伤者全身情况稳定、无手术禁忌证后进行。

（二）中医治疗

根据中医骨伤科损伤三期辨证治法，骨折早期以活血化瘀为主；中期以和营生新、接骨续筋为主；后期以补气养血、强筋健骨为主。

1. 早期

证候　骨折后 2 周内，局部肿胀、疼痛，功能障碍。舌紫暗或有瘀斑，苔薄白，脉涩滞。

治法　活血化瘀，消肿止痛。

方药　复元活血汤加味。

方解　方中酒浸大黄逐瘀通经，柴胡疏理肝气，使肝气条达疏畅，两药合用防止败血归肝，并使其得以排出体外；当归、桃仁、红花消肿止痛，活血化瘀，以增强活血、消肿止痛的功效；穿山甲、瓜蒌根破瘀通络，消肿散结，清热润燥；甘草调和诸药。

加味　伴发热者，加金银花、连翘、蒲公英、紫花地丁、山栀子等。瘀重而痛甚者，加三七、乳香、没药、延胡索等增强活血祛瘀、消肿止痛之功；气滞重而痛甚者，可加川芎、香附、郁金、青皮等以增强行气止痛之力。

2. 中期

证候　伤后 3～4 周，肿胀消退，疼痛明显减轻，患处轻微压痛，或活动时痛，舌红，苔薄白，脉和缓。

治法　和营生新，接骨续筋。

方药　续骨活血汤加黄芪、党参、白术等。

方解　方中骨碎补、川续断补肝肾、强筋骨、续伤活血；乳香、没药活血止痛，消肿生肌；骨碎补、自然铜、地鳖虫在伤科中称“接骨三宝”，配以落得打，为接骨要药；当归尾与赤芍、红花同用，补血活血，消肿止痛；生地黄与白芍同用补血活血，缓急止痛。

加味　疼痛严重者，加三七粉；吐血者，加仙鹤草、藕节、茜草等。

3. 后期

证候　骨折 4 周后，肿胀、疼痛消失，无明显功能障碍，但形体消瘦，面色无华、舌红，苔薄白，脉细弱。

治法　调补气血，强筋壮骨。

方药　八珍汤加丹参、川续断、桑寄生、骨碎补等。

方解　方中人参、熟地黄益气养血，白术、茯苓健脾渗湿，助人参益气补脾，当归、白芍养血和营，助熟地黄滋养心肝，川芎活血行气，炙甘草益气和中，调和诸药。

加味　眩晕心悸明显者，加大熟地黄、白芍用量；气短乏力明显者，加大人参、白术用量；不寐者，加酸枣仁、五味子。

四、预防与调护

全面部骨折的预防与调护同本章第四节“颌骨骨折”。

第六章 颞下颌关节疾病

颞下颌关节是人体中最复杂的关节之一，行使着复杂的生理功能，是颌面部能够进行转动和滑动运动的左右联动关节，它的主要功能是参与咀嚼、语言、吞咽和表情等。咀嚼运动时，关节的承重可高达数十千克，而在说话、唱歌时，关节运动又要非常灵活，因此，颞下颌关节的解剖结构既稳定又灵活。

本章主要介绍颞下颌关节病中较常见的三种疾病，即颞下颌关节紊乱病、颞下颌关节脱位和颞下颌关节强直。其中，第一种最常见。

第一节　颞下颌关节紊乱病

颞下颌关节紊乱病（temporomandibular disorder，TMD）并非指单一一种疾病，它是一类病因尚未完全清楚而又有共同发病因素和临床主要症状的疾病的总称，主要表现为颞下颌关节运动时关节区软组织疼痛，关节运动异常和功能障碍，以及关节弹响、破碎音和杂音，具有本病症状且病因明确的一类疾病不包括在内，如类风湿颞下颌关节炎、感染性颞下颌关节炎、颞下颌关节肿瘤等。本病好发于青壮年，发病年龄在20～30岁；病程一般较长，达几年或几十年，有的反复发作但有自限性，有的则呈一过性并可自愈，一般不发生关节强直，预后良好。在颞下颌关节病中，此病最为多见。

一、病因病理

（一）中医病因病机

中医将其病因病机归纳为以下两个方面。

1. 外感风寒湿邪

素体虚弱，卫气不固，腠理空虚，病邪从肌表乘虚而入；劳累之后，汗出当风，风、寒、湿邪外袭，致筋脉挛急不利，气血运行不畅，经络受阻，风、寒、湿三气杂至，合而为痹。

2. 肝肾阴虚

肾主骨，肝主筋，肝肾不足则筋脉骨节失养，关节不利，挛急疼痛，风、寒、湿邪是发病的外因，正气不足或肝肾阴虚是致病的内因。经络闭塞、气血不通、筋脉挛急是本病的病机所在。

（二）西医病因病理

颞下颌关节紊乱病的发病原因复杂，至今尚未完全研究清楚。病因学说很多，意见不一。有的学者强调𬌗因素是本病的病因；有的学者完全否定𬌗因素而强调精神心理的原因，还没有哪一种学说可以圆满解释本病发病过程和临床的各种症状。因此，目前多数学者接受多因素致病理论。根据临床与实验，一般认为本病与以下因素有关。

1. 精神因素

在临床上，患颞下颌关节紊乱病的患者，常有抑郁或焦虑、精神紧张、应激以及失眠等精神症状。

2. 𬌗因素

𬌗因素与关节间在形态和功能上有相辅相成、协调一致的关系。后牙缺失久未修复所造成的邻牙倾斜、对颌牙伸长的渐进性咬合紊乱、第三磨牙伸长、反𬌗以及过度充填、咬合接触关系不良等不当修复导致的咬合异常，以及𬌗干扰、牙尖早接触、严重的锁𬌗、深覆𬌗、𬌗面过度磨耗致垂直距离过低等均与颞下颌关节紊乱病有关，一旦这些因素消失，症状即可缓解或消失。

3. 免疫因素

关节软骨的主要成分（如胶原蛋白多糖和软骨细胞）都具有抗原性。正常情况下，由于基质的包裹与血管系统隔绝，成为封闭抗原，不能被自身免疫系统识别。老化、关节负荷过重或者各种原因造成的关节内的微小创伤等都会使关节软骨释放抗原而引起自身免疫反应。

4. 其他

关节负荷过重、结构变异、突然关节区寒冷刺激、风湿病、夜磨牙、不良姿势，如用手支撑下颌致长时间受力不均，以及长期低头伏案工作造成颈椎功能紊乱等都可成为诱发颞下颌关节紊乱病的因素。

二、临 床 表 现

本病临床表现有三个主要症状：下颌运动异常、疼痛、弹响和杂音。

（一）下颌运动异常

正常人自然开口度约为 3.7cm，开口型不偏斜，本病表现为开口度过大或过小；开口型偏斜或歪曲；开闭口运动出现关节绞锁症状，即张口到一定程度时，关节运动受阻，而必须左右摆动下颌或用手指按压两侧髁突后才能继续张口。

（二）疼痛

关节区或关节周围肌群酸胀疼痛。一般无自发痛，但如伴有急性滑膜炎也偶有自发痛。关节及其周围可出现压痛。有的患者有疼痛“扳机点”，按之可引起远处部位的牵涉痛。有些病程迁延的患者，常出现关节区发沉、酸胀、肌肉易疲劳，以及面颊部、颞部、枕区、视区等慢性疼痛和感觉异常。

（三）弹响和杂音

由于摩擦或髁突表面不光滑，关节盘与关节结节间彼此撞击，关节运动时常有“咔、咔”的弹响声，或连续的似揉玻璃纸样的摩擦音。关节器质性病变，如关节盘穿孔、破裂或移位，可出现“咔叭、咔叭”的破碎音。

另外，有的患者还常常伴有许多其他症状，如耳证（耳闷、听力下降、耳鸣等）、眼证（眼球震颤、视物模糊、视力减退）以及吞咽困难、语言障碍、全身疲劳等。

颞下颌关节紊乱病的发展一般有三个阶段：功能紊乱阶段、结构紊乱阶段和关节器质性破坏阶段。有不少患者可以自愈或病情停留在某一阶段而不发展，经治疗可逐渐减轻或恢复。临床上也有两个阶段交替出现的病例。

三、诊断与鉴别诊断

（一）诊断要点

本病是一组疾病的总称，有很多类型，应做出具体类型的诊断。依照1997年全国第二届颞下颌关节紊乱综合征专题研讨会确定的标准分为四类，每一类有若干型。

1. 咀嚼肌紊乱疾病类

实际上是关节外疾病，关节结构和组织正常，以开口度和开口型异常以及受累肌疼痛为主要表现。

（1）翼外肌功能亢进

主要表现为弹响和开口过大，呈半脱位。张口末期和闭口初期弹响，侧方运动和前伸运动时不出现、开口过大可达5～6cm，呈半脱位状，关节区无疼痛和压痛。

（2）翼外肌痉挛

主要表现为疼痛和开口受限。开口和咀嚼食物时，患者自觉关节区或其周围钝痛，可定位，一般无自发痛，开口中度受限；患侧下关穴和上颌结节后上方有压痛，但不红肿，由于开口受限，髁突滑动减小，故不出现弹响，开口时下颌偏向患侧，严重时可出现急性紊乱，一旦肌痉挛解除，上述症状均可消失。

（3）咀嚼肌群痉挛

主要为闭口肌群痉挛。表现为严重的开口受限，开口度仅为0.5～1.5cm。因此开口痛和咀嚼痛反而不明显，也无弹响和杂音，可伴头痛。长期肌痉挛可发展成纤维变性挛缩，检查发现痉挛处发硬、有压痛。

（4）肌筋膜痛

表现为局限性持续钝痛，定位明确。有压痛点，压之甚可引起远处部位牵涉痛和不适，开口轻度受限，用力仍可开至正常范围，但有疼痛。

2. 关节结构紊乱疾病类

为关节盘、髁突和关节窝之间的正常结构紊乱，常伴有关节半脱位，以开口运动中的不同时期出现弹响和破碎音为主要特征。

（1）可复性关节盘移位

开口初期有弹响，随着关节盘前移程度加重，可发展为开口中期以及开口末期的弹响，开口异常，关节后区有压痛。有研究认为，磁共振扫描是观察关节盘的金标准，关节造影亦有助于诊断本型，常伴有翼外肌痉挛和关节滑膜炎或关节囊炎。

（2）不可复性关节盘移位

临床有典型的关节弹响史，并在上述症状的基础上发展，出现间断性关节绞锁史，继而弹响消失，开口受限。开口时下颌偏向患侧，关节区疼痛，磁共振扫描显示关节盘移位。

（3）关节囊扩张伴关节盘附着松弛

可由翼外肌功能亢进发展所致，症状也与之相似。因关节结构松弛，开口过大均有半脱位，甚至是复发性关节脱位。

3. 炎性疾病类

主要症状与翼外肌痉挛相似，不同点是疼痛位于髁突后方，该处有明显压痛，但不红肿。急性炎症期可有自发痛或患者不敢咬合。

4. 骨关节病类

这一类疾病以前称为“关节器质性改变类”，即关节骨、软骨和关节盘有器质性病变。关节盘穿孔、破裂导致关节运动时疼痛，有破碎音，开口型歪曲。有的仅表现为开口运动中有连续的摩擦音，或似捻发音，或似揉玻璃纸音。不少患者此症状长期保持稳定，关节功能代偿良好。X 线征象为关节硬化、破坏、囊样变、骨质增生等。

（二）鉴别诊断

1. 与肿瘤的鉴别

颌面深部肿瘤也可引起开口困难或牙关紧闭。关节运动障碍伴有脑神经症状或其他症状者，应考虑是否有以下部位的肿瘤：①颞下颌关节良性或恶性肿瘤，特别是髁突软骨肉瘤；②颞下窝肿瘤；③翼腭窝肿瘤；④上颌窦后壁癌；⑤腮腺恶性肿瘤；⑥鼻咽癌等。

2. 与颞下颌关节炎的鉴别

常见的有急性化脓性颞下颌关节炎，症见关节区红肿，压痛明显，尤其上下牙不能咬合，稍用力即可引起关节区剧痛；类风湿颞下颌关节炎常伴全身游走性、多发性关节炎，尤以四肢小关节最常受累，晚期可发生关节强直；创伤性关节炎分为急性和慢性两种，急性创伤性关节炎多表现为关节区肿胀、疼痛及开口受限等，未及时治疗或治疗不当可进入慢性阶段，询问有创伤病史，有助于诊断和治疗。

3. 与耳源性疾病的鉴别

外耳道疖和中耳炎症的疼痛也常放射到关节区，并影响开口和咀嚼，仔细进行耳科检查不难鉴别。

4. 与颈椎病的鉴别

颈椎病亦可引起颈、肩、背、耳后区以及面侧部疼痛，故容易误诊。但疼痛与开口咀嚼无关，常常与颈部活动和姿势有关。有的可有手的感觉和运动异常。行颈椎影像学检查判断是否有骨质改变，以资鉴别。

四、治 疗 原 则

以保守治疗为主，采用对症治疗和消除或减弱致病因素相结合的综合治疗。先用可逆性保守治疗，如服药、理疗、敷药、针灸、药罐、推拿、心理支持疗法、封闭和各种𬌗垫等；然后用不可逆性保守治疗，如对于咬合异常引起的颞颌关节紊乱病，根据病因，可进行修复缺牙、拔除异常的第三磨牙、矫正错𬌗以及调𬌗等咬合治疗方法配合治疗；最后选用关节镜外科和其他手术治疗。

五、中医辨证论治

（一）风寒湿阻证

证候　颞下颌关节酸楚疼痛，开合不利，恶风寒、遇寒湿则症状加重，得温则减轻，湿盛者可伴肿胀，或伴四肢小关节肿痛，舌质淡胖，舌苔薄白或白腻，脉弦紧。

治法　祛风散寒，除湿通络。

方药　蠲痹汤加味。

方解　本方为行气活血、祛风除湿而设。方中黄芪、炙甘草、当归补气活血；赤芍、姜黄通络祛瘀；羌活、防风疏风除湿。诸药合用，可使经络通，风湿去，则疼痛止。治损伤后风寒乘虚入络者。

加味　偏于湿者，加薏苡仁、苍术、防己；偏于寒者，加细辛、草乌；痛甚者，加乳香、没药；兼气虚者，加党参、黄芪。

（二）肝肾阴虚证

证候　颞下颌关节酸胀疼痛，开合不利，伴心悸、头晕、眼花、耳鸣、牙齿松动、腰酸、失眠多梦，舌质淡红，舌苔少，脉细。

治法　滋补肝肾，养血舒筋。

方药　虎潜丸加味。

方解　本方为滋阴降火，强壮筋骨而设。方中重用黄柏，配合知母以泻火清热；熟地黄、龟甲、白芍滋阴养血；虎骨强壮筋骨；锁阳温阳益精；干姜、陈皮温中健脾，理气和胃。诸药合用，共奏滋阴降火、强壮筋骨之功。治损伤之后肝肾不足、筋骨萎软等症。

加味　偏肾阴虚者，加枸杞、山茱萸，或配以大补阴丸；偏肾阳虚者，配以右归丸；疼痛甚者，加桑枝、丝瓜络、海风藤。

（三）其他治疗

1. 外治法

中药外敷：当归 15g，白芷 9g，薄荷 6g，没药 9g，川乌 6g，香附 9g，三七 9g，细辛 6g，丝瓜络 15g。分成 2 包，用布袋装好，浸于冷水中 1～2 分钟，然后加热 15 分钟，趁热敷于关节区，每日 1～2 次，每次 15 分钟，热敷的同时做有规律的开闭运动。用后的药袋挂于通风处，可重复使用 2～3 次。此方法能舒筋活络止痛。

2. 推拿治疗

不伴有急性炎症和没有关节器质性改变者可用推拿治疗，宜用理筋整复法。选上关、下关、翳风、颊车、合谷等穴位，可采用点按、一指禅推、揉、摩、摇等手法；伴有颈椎功能紊乱的某些症状者，可通过手法矫正错位的第一或第二颈椎。

3. 针灸治疗

（1）刺法

主穴可选下关、上关、听宫、颊车；配穴有合谷、曲池、外关、颧髎、风池、听会、阴陵泉、阿是穴。每次选主穴和配穴各 2～3 个，交替使用，得气后留针 10～20 分钟，隔日 1 次，10 次为 1 个疗程。

（2）灸法

取穴同刺法。艾条灸，每穴 2～3 分钟；隔姜灸，每穴 1～3 壮。灸法对于因风寒湿致痛者，效果更好。

六、预防与调护

1）积极矫正错𬌗畸形，修复缺牙，保持正常的咬合关系，治疗相关的全身疾病。

2）对患者进行健康教育，讲解本病的发病原因，消除焦虑情绪，使之配合治疗。

3）嘱其纠正不良习惯，如单侧咀嚼、过大张口、用牙齿开启瓶盖、紧张时咬牙等，避免关节损伤。

4）注意关节区保暖，进软食或半流质食物。

第二节　颞下颌关节脱位

髁突滑出关节窝以外，超越了关节运动的正常限度，以至于不能自行复回原位，称为颞下颌关节脱位（dislocation of condyle）。按部位可分为单侧脱位和双侧脱位；按性质可分为急性脱位、复发性脱位和陈旧性脱位；按髁突脱出的方向、位置又可分为前方脱位、后方脱位、上方脱位和侧方脱位，后三者主要见于外伤暴力所致，并常伴有颌面部损伤，特别是下颌骨骨折和颅脑损伤症状。复发性前脱位较常见。本节主要介绍急性前脱位、复发性脱位和陈旧性脱位。

本病相当于中医学的“落架风”“脱颔”“失欠”等。

一、中医病因病机

中医将其病因病机归纳为以下三个方面。

（一）寒邪伤络

阳明经脉循行于颊部，风寒侵袭阳明，经络阻滞，以致关窍不利。

（二）肝肾亏损

肝主筋，肾主骨，年老体虚或久病衰弱，肝肾亏虚，血不荣筋，筋脉失养，以致面部筋骨松弛不收，大张口诱发习惯性脱位。

（三）气滞血瘀

颞下颌关节脱位日久未能回复，气血运行不畅甚至瘀结，形成陈旧性脱位。

二、西医病因病理

（一）急性前脱位

正常情况下，大开口末时髁突和关节盘从关节窝向前滑动，止于关节结节之下方或稍前方。如果咀嚼肌过度收缩或关节结构紊乱，大张口末，翼外肌继续收缩，把髁突过度地向前拉过关节结节；同时闭颌肌群反射性挛缩，就使髁突脱位于关节结节前方，而不能自行回到原位，从而发生急性前脱位。关节部或下颌骨部，在张口状态下，颏部受到外力，或在使用开口器、全身麻醉下经口腔插管使用直接喉镜时，用力失当等均可使关节脱位。

（二）复发性脱位

急性前脱位后如果未及时适当地治疗，如复位后未制动或制动时间不够，被撕裂的韧带、关节囊等未得到修复，使关节囊、关节韧带松弛，就会引起反复脱位，即复发性脱位，又称“习惯性脱位”。长期翼外肌功能亢进，髁突运动过度，使关节诸韧带、附着及关节囊松弛，也可造成复发性脱位。老年人和慢性长期消耗性疾病、肌张力失常、韧带松弛者也常常发生顽固性、复发性脱位。

（三）陈旧性脱位

陈旧性脱位比较少见。关节急性前脱位或复发性脱位超过3周未复位者，称陈旧性脱位。由于髁突长期脱位于关节结节前上方，关节局部组织受到撕拉、挤压，关节周围常有不同程度的结缔组织增生，相应的咀嚼肌群也有不同程度的痉挛。脱位时间越久，这些变化越严重。一般超过 4 周仍未得到复位者，采用常规方法很难达到复位的目的。

三、临床表现

急性前脱位、复发性脱位和陈旧性脱位的发病时间和病程不同，但主要的症状和体征基本相同。脱位可发生在单侧或双侧，表现为患者口开不能闭合，下颌不能自主运动，语言不清，流涎，咀嚼及吞咽困难。

检查见前牙开𬌗、反𬌗，仅在磨牙区有部分接触。下颌前伸或偏向一侧，脸形变长，耳屏前方可触及凹陷。单侧脱位者下颌偏向健侧，健侧后牙反𬌗，急性前脱位者在颧弓下可触到脱位的髁突。复发性脱位的发生频率不定，有时几个月发生 1 次，有时 1 个月发生几次。顽固性复发性脱位的患者甚至在下颌小幅度运动时也会发病，以致患者害怕说话、咀嚼，经常用手托住颏部。陈旧性脱位者，上述症状长时间存在，下颌可做轻微的开闭口运动，一侧或两侧关节区肌肉痉挛或能触及硬结。由于长期流涎浸渍，下唇可能潮红糜烂。

四、诊断与鉴别诊断

（一）诊断要点

患者常有外伤或大张口病史。呈开口状，下颌不能自主运动，语言不清，流涎，咀嚼及吞咽困难。检查见咬合错乱，下颌前伸或偏向一侧，脸形变长，耳屏前方触及凹陷，X 线检查可帮助诊断。

（二）鉴别诊断

因暴力所致的脱位，应与下颌骨髁突颈骨折相鉴别：有外伤史，单侧骨折者下颌中线偏向患侧；双侧骨折者前牙呈开𬌗。患处皮下血肿，髁突颈部有明显压痛。

五、治疗原则

颞下颌关节脱位的治疗原则是及时复位。否则关节周围纤维结缔组织增生，日久形成陈旧性脱位，难以复位。复位后必须固定下颌 2～3 周。中医辨证治疗主要是疏通经络、强壮筋骨、活血化瘀，以促进关节损伤的恢复和防止复发。

急性脱位后，常首先采取手法复位。复位前向患者做好解释工作，消除其紧张情绪，肌肉放松，通常应局部按摩或热敷，使肌肉松弛，必要时可给予镇静剂或局部封闭。

（一）口内法

患者端坐在口腔手术椅上（或普通椅子上，头背紧靠墙壁），下颌牙面的位置应低于术者两臂下垂肘关节水平。术者位于患者前方，两拇指缠以纱布放于患者双下后牙面上，尽可能向后；其余手指握住下颌体下缘，拇指向下压，力量逐渐加大，其余手指将颏部缓慢上推，当髁突移到关节结节水平以下时，再轻轻将下颌向后推动，此时髁突即可滑入关节窝而复位，有时复位后能听到清脆的弹响声，术者拇指应迅速滑向两侧口腔前庭，防止咬伤。双侧脱位者同时复位有困难时，可先复位一侧，紧接着复位另一侧。

（二）口外法

患者和术者体位同口内法。复位时，术者两拇指放在患者两侧突出于颧弓下方的髁突前缘，即“下关”穴处；然后用力将髁突向后下方挤压。此时，患者感觉下颌酸麻；术者其余四指握住下颌骨体部向前上方推，髁突下降并可向后滑入关节窝。关节复位后，在检查咬合关系确已恢复正常的基础上，采用颏、顶、枕、颅、颌绷带包扎，固定下颌 2～3 周，限制下颌运动，开口不宜超过 1cm。这样可以使被牵拉撕裂的组织得到修复，防止继发的复发性脱位和颞下颌关节紊乱病，宜进软饮食。

复发性脱位治疗首先应尽可能查明导致脱位的原因，进行有针对性的处理。本病治疗方法较多。如进行颌间弹性固定，限制下颌运动；单纯限制下颌运动不能防止再复发，一般可注射硬化剂，使关节囊纤维化。注射硬化剂主要适用于关节囊扩张，关节盘附着松弛所致的复发性脱位。具体方法：先用 1%～2%的普鲁卡因 1～2ml 做关节上腔局部麻醉；再将 50%葡萄糖液 1～2ml 注射到关节上腔，每周 1～2 次，连续注射 3～5 次，如无效可改用 0.3～0.5ml 5%鱼肝油酸钠。需要注意的是，硬化剂绝不能漏出关节囊外，以免损伤面神经。注射次数过多可破坏关节滑膜引起关节软骨和骨的退行性改变。如注射硬化剂治疗无效，可采取手术治疗，如关节结节增高术、关节囊紧缩术或关节结节凿平术等。

陈旧性脱位因已有组织学改变，手法复位比较困难，治疗一般以手术复位为主。治疗时，可在全身麻醉下给予肌松剂后先行手法复位，如失败再进行手术复位。

六、中医辨证论治

手法复位后，内服中药以舒筋活血，补肾壮骨。

（一）寒邪伤络证

证候　下颌急性脱位，单侧或双侧发生；时间短暂，属首次发作，见下颌偏歪，局部扪痛。

治法　疏风散寒，通络止痛。

方药　蠲痹汤加减。

方解　本方为行气活血，祛风除湿而设。方中黄芪、炙甘草、当归补气活血；赤芍、姜黄通络祛瘀；羌活、防风疏风除湿。诸药合用，可使经络通，风湿去，则疼痛止，治损伤后风寒乘虚入络者。

加味　偏于湿者，加薏苡仁、苍术、防己；偏于寒者，加细辛、草乌；痛甚者，加乳香、没药；兼气虚者，加党参、黄芪。

（二）肝肾亏损证

证候　下颌脱位反复发作，多见于老年人或久病体虚之人；兼症可有头晕眼花，腰膝酸软，或口燥咽干。舌红，少苔，脉细数。

治法　滋补肝肾，强壮筋骨。

方药　六味地黄汤加味。

方解　本方为滋阴降火而设。方中重用味甘质润厚味之熟地黄，滋阴养血，补肾填精，为君药。山茱萸补养肝肾，固精敛气；山药既补脾胃以促运化，又益肾固精止遗，共为臣药，君臣相配，为“三补”之药。肝、脾、肾三阴并补，但以滋阴补肾为主，由于肾阴亏损，虚热内生，故又用泽泻、牡丹皮清泻肾火，并制熟地黄、山药之腻，使滋补而不腻滞，其中牡丹皮以其寒性而制熟地黄、山茱萸之温，使补养肝肾而不助热；茯苓淡渗脾湿，并能健脾而助山药以益脾，共为“三泻”之药，共为佐药。综观全方，以“三补”药与“三泻”药相伍，以补治本，以泻治标，补中有泻，补而不腻，且“三补”药量大于“三泻”药量，说明其重在滋补三阴，尤以补肾为主。治肾水不足，腰膝酸痛，头晕目眩，咽干耳鸣，潮热盗汗。

加味　偏于肾虚者，加菟丝子、杜仲、牛膝等。

（三）气滞血瘀证

证候　颞下颌关节脱位日久未能回复，齿错不合，局部扪痛或有硬结。

治法　活血化瘀，消肿止痛。

方药　桃红四物汤加味。

方解　本方为活血祛瘀而设，方中熟地黄味甘微温质润，善能补血滋阴，为君药。当归既能补养肝血，又善行血通滞而调经，且与熟地黄配伍，相须为用，则补血之力更强，故为臣药。白芍益阴和营，养血柔肝，缓急止痛，协助熟地黄以滋阴养血；但熟地黄、白芍乃纯阴之品，每有腻滞之弊，且血虚多滞，经脉常为不畅，故又配以川芎，辛散温通，为血中气药，活血祛瘀，行气止痛，与当归相合以增强活血行滞而调经之功，共为佐药。加桃仁、红花，养血之中偏重活血化瘀。多用于血虚血瘀证。

加味　局部肿痛甚，加鸡血藤、乳香、没药等。

（四）其他治疗

1. 外治法

用舒筋药水，如舒筋止痛水、茴香酒等涂搽患处关节周围，配合手法按摩，理顺筋络，每日 2～3 次。

2. 针灸治疗

（1）刺法

选穴下关、颊车、翳风、听会、合谷、列缺。每日或隔日 1 次，针后隔姜灸下关、合谷，用于治疗复发性脱位。

（2）灸法

隔姜灸颊车、三阴交、气海、下关、合谷等穴，治疗复发性脱位和陈旧性脱位。

七、预防与调护

1）病后及时正确复位。

2）对复发性脱位患者，应尽量避免大张口和长时间张口动作，下颌勿过度运动。

3）年老体虚患者应注意避免咬硬物，以及颞下颌关节过度运动。

4）复位后1周内进半流质饮食和软食。

第三节　颞下颌关节强直

颞下颌关节强直（ankylosis of temporomandibular joint）是指因器质性病变导致长期开口受限或完全不能开口者，以开口困难、颌面部畸形、咬合错乱为主要表现。临床上可分为两类：第一类是由于一侧或两侧关节内发生病变，最后造成关节内的纤维性或骨性粘连，称为关节内强直，简称关节强直，也有人称真性关节强直，多发生在15岁以下儿童；第二类病变是在关节外上下颌间皮肤、黏膜或深层组织，称为颌间挛缩（intermaxillary contracture）或关节外强直，也有人称假性关节强直。这两者同时存在者，称混合性强直。

本病属中医学“口噤”范畴。

一、中医病因病机

中医将其病因病机归纳为以下三个方面。

（一）热毒炽盛

外感六淫邪毒，或过食肥甘炙煿，积热内生；或皮肤筋骨破损染毒，热毒瘀阻，积于颌面关节而成本病。

（二）风寒湿阻

风寒湿邪外袭，乘虚入里，留于筋骨，经络阻滞，气血瘀结于关节而致。

（三）气滞血瘀

面部损伤，或局部手术不当，或肿瘤放疗之后，损及关节处筋骨肌肉，血脉凝滞，筋络瘀阻，气滞不行而引起。

二、西医病因病理

（一）关节内强直

关节内强直常见的原因之一是炎症，多由邻近器官的化脓性炎症扩散而来。其中以化脓性中耳炎最常见。血源性感染引起关节强直比较少见。导致关节内强直的另一个常见原因是关节损伤。有文献报道，髁突骨折是造成颞下颌关节强直的首要原因。另外，儿童期下颌骨损伤，尤其是颏部的对冲性损伤以及出生时使用产钳均可能造成关节损伤，引起关节强直。

（二）关节外强直

过去常由坏疽性口炎（走马疳）所致，但此病现在罕见。目前，常见病因是口腔颌面部损伤造成上下颌间组织形成挛缩的瘢痕，颌面部各种物理、化学因素导致的三度及以上烧伤所造成的面颊部组织广泛瘢痕，以及口腔手术处理不当与鼻咽部、颞下窝肿瘤放射治疗后颌面部软组织广泛的纤维性变等，这些均可造成颌间瘢痕挛缩。

三、临床表现

（一）关节内强直

1. 开口困难

主要症状是进行性开口困难或完全不能开口。病史较长，一般在几年以上。纤维性强直一般可有一定的开口度；骨性强直则完全不能开口。患者进食困难。

2. 面下部发育障碍

关节强直多发生在青少年时期，由于咀嚼功能的减弱和下颌的主要生长中心髁突被破坏，造成儿童面下部发育障碍而致畸形，表现为面容两侧不对称，颏部偏向患侧。患侧下颌体、下颌支短小，面部反而丰满。双侧强直者，整个下颌发育障碍，形成特殊的小颌畸形面容。发病年龄越小，下颌发育障碍越严重。下颌内缩后退，可使舌和舌骨也处于后退位置，与咽后壁间距离缩小，造成上呼吸道狭窄，以至引起阻塞性睡眠呼吸暂停综合征。

3. 𬌗关系错乱

下颌骨发育障碍造成面下部垂直距离缩短，牙弓变得小而狭窄，牙的排列和生长方向均受影响，形成𬌗关系错乱。若关节内强直发生于青春期以后，则面部和𬌗关系无明显畸形，仅开口受限。

4. 髁突活动减弱或消失

检查还能发现患侧髁突活动度极小，甚至无动度，而健侧活动明显。

（二）关节外强直

1）开口困难：关节外强直也主要表现为开口困难或完全不能开口。询问病史，常有因坏疽性口炎引起的口腔溃烂史，或上下颌骨损伤史，或放射治疗等病史。关节外瘢痕粘连的程度直接影响开口度。由于病理变化发生在关节外部而不侵犯下颌骨的生长发育中心，因此，一般下面部的发育障碍畸形和关系错乱均较关节内强直为轻。

2）口腔或面部瘢痕挛缩或缺损畸形：颌间挛缩常使患侧口腔龈颊沟变浅或消失，并可触及范围不等的条索状瘢痕区，但当瘢痕发生在下颌磨牙后区以后的部位时，不易被查到。

3）髁突活动减弱或消失。

（三）混合性强直

混合性强直的临床症状为前两者表现的综合。

四、诊　断

根据感染或损伤的病史，开口困难，颌面部畸形或有关系错乱，髁突活动减弱或消失情况，结合影像学检查可以做出诊断。临床上也可以见到关节内强直和关节外强直同时存在的病例，症状为两者表现之综合，称为混合性强直。

五、治疗原则

颞下颌关节强直是由颞下颌关节内外组织的不可逆性器质性病变导致的一种病症，一般都需采用外科手术治疗，必要时可辅以中医辨证施治。

主要采取手术治疗。关节内强直多采用髁突切除术和颞下颌关节成形术。前者适用于纤维性强直的病例；后者又称“假关节成形术”，适用于骨性强直的病例。术后加强张口训练。为防止复发，手术年龄最好选择在患儿能配合术后张口训练阶段。对关节强直伴有阻塞性睡眠呼吸暂停综合征的儿童，则应及早手术。关节外强直手术方法主要是切断和切除颌间挛缩的瘢痕，凿开颌间粘连的骨质，恢复开口度。

六、中医辨证论治

（一）热毒炽盛证

证候　多见于外伤、肿瘤放疗或口内溃烂之后。症见面热微肿，面容畸形，开口不利，身热头痛，舌质暗，舌苔黄，脉数。

治法　清热解毒，活血止痛。

方药　仙方活命饮加减。

方解　本方为清热解毒，活血化瘀而设。方中金银花甘寒清轻，功善清热解毒，既能泻热清气，又能清解血毒，且具芳香透散之性，以助消痈散结，是治一切阳证痈疮肿毒之要药，故重用为君药。陈皮理气行滞，有助于消肿止痛；当归、赤芍活血通滞和营；乳香、没药散瘀消肿止痛；五药合用以调畅气血，通行祛滞，使经络气血通畅，则邪毒无滞留之所，共为臣药。白芷、防风辛散疏风透邪，以解营卫之涩滞，使邪从外透解，有助于痈肿的消散；穿山甲、皂角刺走窜行散，通行经络，透脓溃坚，解毒消肿；浙贝母、天花粉清热化痰散结，内消肿毒，均为佐药。甘草清热解毒，和中调药，为使药。诸药合用，共奏清热解毒、消肿溃坚、活血止痛之效。主治湿热邪毒之证。

加味　若局部灼热疼痛甚者，加大黄、败酱草以清热除湿止痛。

（二）风寒湿阻证

证候　关节区酸痛，开口不利，进食困难，遇风加重，全身可见恶寒发热，舌苔白或薄，脉紧。

治法　祛风散寒，除湿通络。

方药　蠲痹汤加味。

方解　本方为行气活血，祛风除湿而设。方中黄芪、炙甘草、当归补气活血；赤芍、姜黄通络祛瘀；羌活、防风疏风除湿。诸药合用，可使经络通，风湿去，则疼痛止。治损伤后风寒乘虚入络者。

加味　若关节痛甚，加乳香、没药、川芎；若寒甚，加麻黄、细辛；若湿甚，加薏苡仁、苍术、防己等。

（三）气滞血瘀证

证候　常继发于外伤、手术或肿瘤放疗之后。症见面有瘢痕，质地较硬，开口不利，进食困难，舌质紫暗，脉涩。

治法　活血化瘀，软坚通络。

方药　桃红四物汤加味。

方解　本方为活血祛瘀而设，方中熟地黄味甘微温质润，善能补血滋阴，为君药。当归既能补养肝血，又善行血通滞而调经，且与熟地黄配伍，相须为用，则补血之力更强，故为臣药。白芍益阴和营，养血柔肝，缓急止痛，协助熟地黄以滋阴养血；但熟地黄、白芍乃纯阴之品，每有腻滞之弊，且血虚多滞，经脉常为不畅，故又配以川芎，辛散温通，为血中气药，活血祛瘀，行气止痛，与当归相合以增强活血行滞而调经之功，共为佐药。加桃仁、红花，养血之中偏重于活血化瘀。多用于血虚血瘀证。

加味　若关节僵硬，加三棱、莪术等以破血软坚。

（四）其他治疗

1. 外治法

对于热毒引起的颞下颌关节强直，可用仙人掌去刺后捣烂，加适量如意金黄散外敷。

2. 针刺治疗

（1）体针

取患侧丰隆、太冲、公孙、合谷穴，得气后留针 20 分钟，隔日 1 次，并配合开口练习。此法对早期纤维性强直者疗效颇佳。

（2）耳针

取上颌、下颌、面颊、三焦、肝、胆等穴，用王不留行籽贴压，使患者有胀、热、痛的感觉。嘱每穴按压 1～2 分钟，每日 3～5 次，3～7 天更换 1 次，两耳交替使用。

七、预防与调护

1）及时彻底地治疗化脓性中耳炎、化脓性腮腺炎等近关节区的感染性疾病，以防感染扩散入关节内。

2）对幼儿要加强照料，防止跌、撞而造成关节区损伤。

3）加强营养，同时应注意口腔卫生。

4）一般术后 1 周即开始进行开口训练，坚持 6 个月以上。术后 1～2 个月内应使用开口器，以后可改为日间练习。

第七章

涎腺疾病

涎腺（salivary gland）包括腮腺、下颌下腺、舌下腺三对大涎腺及位于口腔、咽部、鼻腔、上颌窦黏膜下层的小涎腺。口腔小涎腺按其解剖部位分别称为“唇腺”“颊腺”“腭腺”“舌腺”“磨牙后腺”等。所有腺体均能分泌唾液，与吞咽、消化、语言、味觉、口腔黏膜防护及龋病的预防有密切关系。当唾液分泌减少时，不但发生涎腺组织的疾病，吞咽和语言功能也会受到不同程度的影响。

第一节　流行性腮腺炎

流行性腮腺炎（epidemic parotitis mumps）是由腮腺炎病毒引起的一种急性呼吸道传染病。人是腮腺炎病毒唯一的宿主，本病主要通过飞沫传播，接触患者后2～3周发病。本病好发于儿童和青少年，以5～15岁最为常见，2岁以下的婴幼儿极少发生。有明显的接触史，全年均可发病，但冬、春两季易于流行。以发热、头痛、腮腺肿大为特征。腮腺炎病毒除侵犯腮腺外，尚能引起脑膜脑炎、睾丸炎和卵巢炎等。感染本病后可获终生免疫。

本病相当于中医学的“痄腮”“蛤蟆瘟”。

一、病因病理

（一）中医病因病机

痄腮的病因为外感时邪；主要病机为邪毒壅阻足少阳经脉，与气血相搏，郁而不散，结于腮部。常见以下两种情况。

1. 外感风温

小儿为纯阳稚阴之体，时邪病毒从口鼻而入，壅阻足少阳经脉。邪入少阳，经脉壅滞，气血运行受阻，凝滞于耳下腮部而致本病。

2. 热毒壅盛

饮食不节，或嗜食膏粱辛辣刺激之品，脾胃受损，湿热内生。复感时令邪毒，外邪引动内热，结聚少阳经脉不散，以致热毒炽盛。若受邪较重，邪毒内传，引睾窜腹，可并发腹痛、睾丸肿痛等变证。

（二）西医病因病理

腮腺炎病毒属于副黏病毒，系核糖核酸（RNA）型。该病毒主要侵犯腮腺，但也可侵犯各种腺组织、神经系统及肝、肾、心脏、关节等几乎所有的器官，潜伏期为2～3周，早期患者及隐性感染者均为传染源。在腮腺肿大前7天至肿大后9天能从唾液中分离出病毒，有脑膜炎症状的能从脑脊液中分离出病毒。

腮腺炎病毒通过呼吸道侵入人体后进行复制，然后进入血液循环播散至腮腺和中枢神经系统，引起腮腺炎和脑膜炎。其病理特征是非化脓性炎症，腮腺导管壁细胞肿胀，有渗出物，导管周围有淋巴细胞浸润，间质组织水肿可造成腮腺导管的阻塞、扩张和淀粉酶排出受阻，血和尿中淀粉酶增高。病毒所致脑膜炎的病理变化包括神经细胞变性、坏死和炎性浸润。

二、临床表现

有流行性腮腺炎患者接触史，潜伏期为2～3周，平均18天，接触后2周左右发病。患者在感染流行性腮腺炎病毒后，部分病例可不出现临床症状，或有轻微乏力、头痛等，而不发生腮腺肿大，常被忽视。流行性腮腺炎初病时有头痛、发热、全身乏力、食欲不振等前驱症状，随之出现腮腺肿大，以耳垂为中心向前、后、下扩大，状如梨形，边缘不清，局部皮肤紧张发亮但不发红，疼痛明显。常一侧先肿大，2～3 天累及对侧。语言、咀嚼（尤其进酸性饮食）时刺激唾液分泌，导致疼痛加剧。双侧肿大者占75%左右，腮腺导管口红肿。腮腺肿大2～3日达高峰，持续4～5日后逐渐消退。颌下腺、舌下腺、颈淋巴结可同时受累。重症者腮腺周围组织高度水肿，使容貌变形，并可出现吞咽困难。腮腺导管开口处早期可有红肿，挤压腮腺始终无脓性分泌物自开口处溢出。

儿童中约有15%的病例合并脑膜炎症状。患者常有高热、抽搐、昏迷等症状，严重者可致死亡；部分成人可发生睾丸炎，约占1%，多为单侧，约1/3的病例双侧受累。部分患者可出现不同程度的睾丸萎缩，但很少引起不育症；约5%的女性患者并发卵巢炎，出现下腹疼痛，可触及肿大的卵巢，一般不影响生育；胰腺炎发生率不足10%，有恶心、呕吐、上腹部疼痛及压痛等症状。

三、诊断与鉴别诊断

（一）诊断要点

1）腮腺炎流行期间有与患者的接触史。
2）可有发热、头痛、乏力、食欲不振等前驱症状。
3）以耳垂为中心的腮腺区肿大，或同时有下颌下腺或舌下腺肿大。
4）可并发脑膜脑炎、睾丸炎、卵巢炎等。

（二）鉴别诊断

（1）与化脓性腮腺炎的鉴别

化脓性腮腺炎常为一侧性局部红肿，压痛明显，晚期有波动感，挤压腮腺时腮腺管口有脓液溢出。白细胞总数和中性粒细胞比值升高；不伴有睾丸炎或卵巢炎。

（2）与其他病毒性腮腺炎的鉴别

流感 A 病毒、副流感病毒、肠道病毒中的柯萨奇病毒、人类免疫缺陷病毒（艾滋病病毒）等均可以引起腮腺肿大，可根据血清学检查和病毒分离加以鉴别。

（3）与颈部及耳前淋巴结炎的鉴别

颈部及耳前淋巴结炎的肿大不以耳垂为中心，局限于颈部或耳前区，为核状体，较坚硬，边缘清楚，压痛明显，位置表浅者可活动。可发现与颈部或耳前区淋巴结相关的组织炎症，如咽峡炎等。白细胞总数和中性粒细胞的比值升高。

四、治 疗 原 则

流行性腮腺炎的治疗以抗病毒、抗炎、对症治疗为基本原则。抗病毒多用清热解毒、消肿散结的中药内服，并与外治法结合，以助于腮腺肿胀的消退。抗感染治疗可预防继发性细菌感染，减轻全身症状。

五、中医辨证论治

（一）外感风温证

证候　一侧或两侧腮部漫肿疼痛，咀嚼不便，或伴发热，头痛，咽痛，不思饮食，舌质红，苔薄白或薄黄，脉浮数。

治法　疏风清热，散结消肿。

方药　银翘散加味。

方解　本方为“辛凉平剂”，适用于风温初起。重用金银花和连翘为君以辛凉透表、清热解毒；薄荷、牛蒡子疏散风热、清利头目，淡豆豉辛温助君药发散表邪、透热外出；芦根、竹叶清热生津，桔梗宣肺载诸药上行直达头面。

加味　热盛者，加石膏；咽喉肿痛者，加马勃、玄参；纳少、呕吐者，加陈皮、竹茹。

（二）热毒壅盛证

证候　一侧或双侧腮部肿痛剧烈，坚硬拒按，张口咀嚼困难，全身壮热寒战，头晕头痛，或伴烦躁不安，口干，咽痛，纳少，尿赤便秘，舌质红，苔黄，脉滑数。

治法　清热解毒，软坚散结。

方药　普济消毒饮加味。

方解　本证型为感受风热疫毒之邪，壅于上焦。黄连、酒芩清热泻火、去上焦热毒；牛蒡子、连翘、薄荷、僵蚕辛凉疏散头面风热；玄参、马勃、板蓝根清热解毒；陈皮理气而疏通壅滞。

加味　热盛者，加生石膏、知母；硬结不散者，加夏枯草、蒲公英；呕吐，加竹茹；大便秘结者，加大黄、玄明粉；若并发睾丸肿痛者，加龙胆、牡丹皮、赤芍、川楝子等。

（三）其他疗法

1. 专病专方

1）腮腺炎片每服 4～6 片，每日 3 次。用于外感风温证。

2）板蓝根、夏枯草各 60g，紫花地丁 30g，每日 1 剂，口服，用于腮腺肿胀期。

2. 药物外敷

如意金黄散以醋或水调匀，外敷患处，每日 2 次。新鲜仙人掌每次 1 块，去刺洗净后捣泥贴敷患处，每日 2 次。

3. 针刺治疗

取穴翳风、颊车、合谷、外关、少商、足三里。热甚配曲池、大椎；睾丸肿痛配太冲、曲泉、三阴交、血海。用泻法，每日 1 次。

六、预防与调护

1）流行性腮腺炎流行期间应少去公共场所，保持室内空气清新流通。有接触史的可疑患者，应进行隔离观察，板蓝根 30g，水煎服，每日 1 次，连服 3～5 天。

2）患者需按呼吸道传染病隔离，自发病日起隔离 3 周。

3）患者需卧床休息，多饮开水。

4）宜进清淡、易消化的流质或半流质饮食，忌吃酸、硬、辣等刺激性食物。保持口腔清洁。

5）睾丸炎患者，局部可给予冷敷，用布兜托起睾丸。

七、预　　后

本病一般预后良好，个别伴有严重并发症，如重型脑膜脑炎及心肌炎、肾炎等，必须慎重处理，积极抢救。

第二节　化脓性腮腺炎

化脓性腮腺炎（pyogenic parotitis）是以腮腺部肿胀、疼痛、日久穿溃出脓、反复发作为特征的腮腺感染性疾病，临床上又分为急性化脓性腮腺炎和慢性复发性腮腺炎、慢性阻塞性腮腺炎，以慢性为多见。慢性复发性腮腺炎和慢性阻塞性腮腺炎以前统称为慢性化脓性腮腺炎。任何年龄均可发生，以成人，特别是体弱者多见。

本病相当于中医学的“发颐”。

一、中医病因病机

（一）急性化脓性腮腺炎的病因病机

1. 风热蕴结

外感风邪，汗而未解或解而未透；余邪化热不能外泄，热毒结于少阳、阳明之络，蕴于颐颌；或温热病后余邪未清，热毒伤阴，津液亏耗，涎液减少，邪毒乘虚侵入蕴结腮颊。

2. 热毒炽盛

饮食不节，或嗜辛辣煎煿，阳明热盛，脾胃受损，运化失司，湿热内生，循经上攻聚于腮部，结为颐肿；气血瘀滞而成腮部红肿；日久热毒炽盛，蒸灼血肉，化腐成脓。

（二）慢性复发性腮腺炎的病因病机

1. 肝胃不和

肝气郁结，日久化火，横逆犯胃，脾胃气机不畅，湿热上蒸，气血凝结于腮颊，涎液闭阻，郁久成脓。

2. 气血两虚

久病缠绵，耗气伤血；或素禀气血虚弱，颐颌失养，又复感外邪，遗毒于内，壅阻腮颊，致腮部反复肿痛。

二、西医病因病理

急性化脓性腮腺炎以前多见于腹部大手术后，称为手术后腮腺炎。现在由于加强了手术前后的处理，手术后并发腮腺炎已经很少见。病原菌主要是金黄色葡萄球菌，其次为链球菌，而肺炎球菌、文森螺旋体少见。现多发生于严重的全身疾病，如急性传染病、脓毒血症、慢性消耗性疾病的患者，原因在于机体抵抗力及口腔生物学免疫力降低。涎腺分泌功能减退或停止，唾液分泌减少，机械性冲洗作用减弱，加之患者口腔卫生不佳，细菌逆行感染。另外，腮腺区损伤及邻近组织急性炎症扩散等均可引起急性化脓性腮腺炎，腮腺淋巴结的急性化脓性炎症，破溃扩散后波及腺实质可引起继发急性化脓性腮腺炎。

慢性阻塞性腮腺炎大多为局部原因引起，如智齿萌出时导管口黏膜被咬伤；或不良义齿修复后局部黏膜损伤，瘢痕愈合后引起导管口狭窄；少数由导管结石或异物阻塞引起。这些均使唾液分泌减少及瘀滞，导管扩张，腺泡萎缩，导管内分泌物潴留。导管周围炎症细胞浸润，管腔内可有浓缩的分泌物，并伴有絮状分泌物及微小结石。

三、临 床 表 现

（一）急性化脓性腮腺炎

常为单侧受累，双侧同时发生者少见。炎症早期，症状轻微或不明显，特别是并发于全身疾病或腹部大型手术后者，常被全身的严重病情掩盖而被忽视。及至病情发展，腮腺区肿痛明显时方引起患者的注意。腮腺区有轻微疼痛、肿大、压痛。导管口轻度红肿，疼痛。如果早期急性炎症未能得到控制，则进入化脓、腺组织坏死期。此时疼痛加剧，呈持续性疼痛或跳痛，腮腺区以耳垂为中心肿胀更为明显，耳垂被抬高。进一步发展，炎症扩散到腮腺周围组织，伴发蜂窝织炎。皮肤发红、水肿，呈硬性浸润，触痛明显。可出现轻度张口受限。腮腺导管口明显红肿，轻轻按摩腺体可见脓液自导管口溢出，有时甚至可见脓栓堵塞于导管口。患者全身中毒症状明显，体温可高达 40℃以上，脉搏、呼吸增快，白细胞总数增加，中性粒细胞比例明显上升，核左移，可出现中毒颗粒。腮腺炎形成的脓肿多为散在的多发性脓肿，分散在小叶内。腮腺浅面的筋膜致密，脓肿未穿破以前不易扪及波动感。脓液在腮腺包膜内聚集增多时，压力增大，疼痛加剧。穿破腮腺包膜后，脓液进入邻近组织或间隙，引起其他间隙的蜂窝织炎或脓肿。脓肿穿破皮肤或切开引流后，可形成涎瘘，短期内可自愈，也可形成慢性涎瘘。

（二）慢性复发性腮腺炎

慢性复发性腮腺炎可发生于任何儿童期，以 5 岁左右的男童最为常见。间隔数周至 1～2 年发作一次不等，年龄越小，越易复发，且间隔时间短。随年龄增长，间隔时间愈长，青春期后逐渐自愈，极少数病例仍延续发作。临床表现为腮腺反复肿胀，单侧或双侧均可发，但常为单侧肿胀。挤压腺体可见导管口有脓液或胶冻状液体溢出，少数有脓肿形成。

（三）慢性阻塞性腮腺炎

慢性阻塞性腮腺炎以中年人多见，男性多于女性，常为单侧受累，也可为双侧。患者因腮腺反复肿胀、疼痛就诊，发病时间不确定。肿胀发作有时与进食有关，伴有轻微疼痛。不少病例腮腺肿胀与进食无关，仅觉晨起腮颊部胀感，自己稍加按摩后即有“咸味”液体自导管口溢出，局部随之松软，一般无全身症状。检查腮腺稍肿大，轻微压痛，导管口轻微红肿，挤压腮腺可见导管口有“雪花样”或黏稠的蛋清样“咸味”液体流出，有时可见黏液栓子。病程较长久的患者，可扪及呈条索状粗硬的腮腺导管。

四、诊断与鉴别诊断

（一）诊断要点

腮腺肿胀、疼痛，导管口红肿，轻按腺体可见导管口溢脓等。慢性腮腺炎病程长，患处反复肿胀，造影显示腮腺改变。

（二）鉴别诊断

1. 急性化脓性腮腺炎与流行性腮腺炎的鉴别

流行性腮腺炎大多发生于 5～15 岁儿童，有传染接触史，常双侧腮腺同时或先后发生，一般一次感染后可终生免疫。临床表现为腮腺肿大、充血、疼痛，但腮腺导管口无红肿，唾液分泌清亮无脓液。血液中白细胞计数正常，分类中淋巴细胞比值增高，急性期血淀粉酶及尿淀粉酶可能升高。

2. 急性化脓性腮腺炎与咬肌间隙感染的鉴别

咬肌间隙感染主要为牙源性感染，如下颌阻生智齿冠周炎，有牙痛史，部分病例一开始即表现为咬肌间隙感染而无牙痛。与急性化脓性腮腺炎非常相似，所不同的是：其肿胀中心及压痛点位于下颌角部，张口受限明显，腮腺导管口无红肿，分泌液清亮。

3. 慢性阻塞性腮腺炎与舍格伦综合征继发感染的鉴别

舍格伦综合征多见于中年女性；常有口干、眼干及自身免疫性疾病；造影显示以末梢导管点、球状扩张为特征，排空功能减退，主导管出现特征性改变；组织病理学表现明显不同。

五、治 疗 原 则

急性化脓性腮腺炎一经确诊，需纠正机体脱水、电解质紊乱，选用有效的抗生素，采用全身支持疗法。脓肿形成后需切开引流。儿童慢性复发性腮腺炎因具有自愈性，治疗以增强抵抗力、防止继发感染、减少发作为原则。成人慢性复发性腮腺炎治疗原则与儿童慢性复发性腮腺炎相同，慢性阻塞性腮腺炎在去除病因（如结石等）的基础上，可向导管内注入抗生素等药物。治疗无效者，可以考虑手术治疗。清热解毒、活血消肿等中药对本病的治疗具有确切可靠的效果，可随证选用。

六、中医辨证论治

（一）急性化脓性腮腺炎

1. 风热蕴结证

证候　起病急，一侧腮部肿胀疼痛，皮色如常，全身见发热恶寒，头痛口渴，咽痛便干，舌质红，苔薄黄，脉浮数。

治法　疏风清热，解毒消肿。

方药　连翘败毒散加味。

方解　金银花、连翘清热解毒；羌活、防风、荆芥、薄荷疏散上焦风热；川芎、柴胡行气祛风，疏散解肌；枳壳降气；甘草调和诸药。

加味　肿痛明显者，加牡丹皮、夏枯草；便秘者，加大黄、芒硝；口渴者，加天花粉、芦根。

2. 热毒炽盛证

证候　腮腺区肿胀疼痛剧烈，皮肤灼热、局部跳痛不止，触之痛甚，挤压腮腺有脓液自管口溢出，肿及同侧眼、颊、颈等处，张口困难，全身见高热烦渴，小便短赤，便干，舌质红，苔黄腻，脉洪数。

治法　清热泻火，排脓消肿。

方药　仙方活命饮合五味消毒饮。

方解 仙方活命饮和五味消毒饮均是治疗阳证疮疡的方剂，仙方活命饮为痈肿初起的要方。重用金银花辅以菊花、蒲公英、紫花地丁清热解毒，消散疗疮；当归、赤芍、乳香、没药、橘皮行气通络，活血散瘀；白芷、防风疏风解表，散结消肿；穿山甲、皂角刺通行经络，溃坚决痈，使脓成即溃；天花粉、贝母清热化痰排脓；甘草调和诸药。

加味 高热烦渴者，加石膏、知母；咽痛者，加板蓝根、马勃；便秘者，加大黄、芒硝。本病后期，脓溃不敛口者，加黄芪、党参；或用托里消毒散或八珍汤以达托脓之效。

（二）慢性复发性腮腺炎

1. 脾胃不和证

证候 腮腺反复肿胀、酸痛，口有咸味，晨起挤压腮腺有黏稠涎液或脓液溢出，全身见胸胁胀闷、疼痛，口干口苦，烦躁易怒，苔薄黄，脉弦。

治法 疏肝清热，活血排脓。

方药 逍遥散合消瘰丸加味。

方解 柴胡疏肝解郁使肝气条达，白芍养血敛阴，柔肝缓急；当归养血理气；茯苓、白术、甘草健脾益气。

加味 涎液黏稠，加佩兰；流脓不畅，加天花粉、皂角刺；日久不愈，加黄芪、党参。

2. 气血两虚证

证候 腮腺肿胀，反复发作，酸痛，触之较硬，挤压腮腺多有稀薄脓液，面色不华，少气懒言，腰膝酸软，便干或溏，舌淡，苔薄白，脉沉细。

治法 气血双补，托毒排脓。

方药 八珍汤加味。

方解 八珍汤由四君子汤合四物汤组成。方中人参配熟地黄益气养血；白术、茯苓健脾益气；当归、白芍养血和营；川芎行气活血，使补而不滞。

加味 漫肿无头加皂角刺、白芷；心悸加炙甘草；失眠加远志、柏子仁。

（三）其他疗法

1. 中药外敷

早期外敷如意金黄散、玉露膏；疼痛不明显者可用冲和膏外敷。

2. 中药含漱

用金银花、黄芩、白芷等量煎汤含漱。

3. 手法按摩

慢性腮腺炎患者可用手法按摩，自后向前按摩腮部，以利分泌物排出。

七、预防与调护

1）术后及患全身性疾病者，需注意口腔卫生，每日做口腔护理。

2）高热患者需卧床休息，多饮水。

3）进食营养丰富的流质或半流质饮食，忌食辛辣炙煿、肥甘燥硬食物。

4）慢性腮腺炎患者可咀嚼无糖口香糖，促使唾液分泌。

八、预　　后

本病如果抗生素使用及时恰当，一般预后良好，个别伴有颅内扩散症患者必须慎重处理积极抢救。

第三节　下颌下腺炎

下颌下腺炎（submaxillaritis）指腺体或导管内因涎石阻塞，或口底因损伤引起瘢痕挛缩、导管狭窄，致唾液排出受阻，继发感染引起的急性或慢性炎症。以慢性下颌下腺炎最为多见。表现为下颌下腺肿大，质地较硬，不能完全消退，另有部分患者表现为下颌下腺反复肿胀，进食时肿大，进食后缓慢消退。该病好发于 20～40 岁的青壮年，男性稍多于女性，病期短则数日，长者数年甚至数十年。

本病属中医学的“颈痈”“喉痈”范畴。

一、中医病因病机

1. 热毒上攻

脾胃素有积热，又外感风热之邪，内外合邪，热毒循经上攻，结于颌下而致肿核。

2. 痰热蕴积

内有痰湿，外感风热之邪，痰热相搏，蕴结颌下；或因口内不洁，或致导管损伤，或异物堕入，涎液排出不畅，郁久生痰化热，痰热煎熬，凝结成石，结石阻塞导管，水道不通而致肿痛，日久则化腐成脓。

二、西医病因病理

慢性下颌下腺炎约半数以上由涎石阻塞引起，另有少数患者因口底导管损伤、周围组织的炎症或手术产生的瘢痕挛缩等导致导管狭窄，下颌下腺为混合性腺体，分泌的唾液富含黏蛋白，唾液较黏滞；下颌下腺导管的走行是自下向上，唾液流动呈逆重力方向，流速缓慢；导管细长且有弯部。随着病变的发展，唾液排出受阻，引起逆行性感染，造成腺体炎症改变，腺体变性，实质破坏，腺实质渐萎缩，最后大部分由增生纤维组织代替。

三、临 床 表 现

下颌下腺炎有急、慢性之分，临床以慢性下颌下腺炎居多。急性下颌下腺炎较少见，多为慢性过程中的急性发作。可单侧发病，也可双侧发病，少数双侧下颌下腺、腮腺均可受累。多数患者在进食时颌下区肿大及疼痛，停止进食后肿胀渐消退，疼痛亦随之消失。有些患者肿胀持续时间较长，甚至不能完全消退。导管口红肿，挤压腺体可见稀脓或胶冻状分泌物自导管口溢出。双合诊可触及下颌下腺主导管呈条索状增粗，导管内有结石的可触及硬块。炎症扩散至邻近组织，可引起下颌下间隙感染。慢性下颌下腺炎的临床症状较轻，主要表现为进食时反复肿胀，检查腺体呈硬结性肿块。

四、诊断与鉴别诊断

（一）诊断要点

进食时下颌下腺肿胀及伴发疼痛，导管口红肿、溢脓，触诊下颌下腺肿大、质硬，双合诊可扪及导管内结石，X 线片示阳性结石或下颌下腺造影导管系统扩张不整及阴性结石表现。

（二）鉴别诊断

1. 与下颌下腺肿瘤的鉴别

下颌下腺肿瘤表现为下颌下腺肿块呈渐进性增大，无进食肿胀或排出涎石的病史，挤压腺体分泌液体多清亮，B 超、下颌下腺造影显示占位性改变。

2. 与下颌下淋巴结炎的鉴别

下颌下淋巴结炎表现为反复肿大，但与进食无关，挤压腺体分泌正常，下颌下淋巴结位置表浅，易扪及，活动、压痛，原发病灶清除后下颌下淋巴结炎亦消退。

3. 与下颌下间隙感染的鉴别

患者常有牙痛史并能查出病原牙，颌下区肿胀呈硬性浸润，皮肤潮红并可出现凹陷性水肿，下颌下腺导管分泌可能减少，但唾液正常，无涎石阻塞症状。

五、治 疗 原 则

病变早期经确诊的较小涎石可用按摩法促使其排出，病变可痊愈。位于主导管前段的涎石，可经口底切开摘除涎石后痊愈。对于导管后端近腺体或腺体内涎石、多发性涎石、导管涎石摘除后下颌下腺仍反复肿胀及慢性纤维化的病例，常需切除下颌下腺治疗，中医药治疗本病对肿胀、疼痛的消除有较好的作用，对小涎石的排出也有一定的疗效，并能改善全身症状。

六、中医辨证论治

（一）热毒上攻证

证候　颌下区肿胀明显、疼痛，进食后肿痛渐消，全身或见发热，口渴，舌红，苔黄，脉数。

治法　清热解毒，活血消肿。

方药　普济消毒饮加味。

方解　黄芩、黄连清热泻火，祛上焦热毒。牛蒡子、连翘、薄荷、僵蚕辛凉疏散风热；玄参、马勃、板蓝根清热解毒；配甘草、桔梗清利咽喉；陈皮理气；升麻、柴胡疏散风热。

加味　热盛，加生石膏；便秘，加大黄、芒硝；若已成脓，加皂角刺、穿山甲；若颌下硬痛，加夏枯草、贝母等。

（二）痰热蕴结证

证候　颌下区肿核，触之稍硬，疼痛，灼热，进食后肿痛不能消退，全身见发热，便结，舌质红，苔黄腻，脉滑数。

治法　清热化痰，活血消肿。

方药　仙方活命饮加减。

方解　金银花清热解毒，消散疔疮；当归、赤芍、乳香、没药、橘皮行气通络，活血散瘀；白芷、防风疏风解表，散结消肿；穿山甲、皂角刺通行经络；天花粉、贝母清热化痰排脓；甘草调和诸药。

（三）其他治疗

1）排石验方：金银花、连翘、蒲公英、山豆根、玄参、麦冬、僵蚕、大青叶、板蓝根、生甘草。每日 1 剂，煎汤饮服。

2）对于涎石较小，或涎石位置在下颌第二磨牙以前者，用局部按摩法，促使涎石从导管口排出。

七、预防调护与预后

养成良好的饮食习惯和口腔卫生习惯。急性感染时需注意休息，多饮水，给予流食或半流质饮食。平时局部按摩，以利涎石排出。适量服用一些酸性食物，以利唾液分泌和涎石排出。

本病的预后随病变的部位、程度、下颌下腺功能状态和有无邻近组织感染而不同。

第四节　涎　石　病

涎石病（sialolithiasis）是指发生在涎腺导管和腺体内的结石病变。它可导致唾液排出受阻，继发炎症改变等一系列病变。常见于下颌下腺，约占整个涎石病的 80%以上；其次为腮腺，约占 10%；舌下腺和小涎腺极少发生。

涎石病可见于任何年龄，以中青年为多见，男性略多于女性，男女之比约为 1.5∶1。病史短者数日，长者几年甚至几十年。涎石多为单发，也有多发，大小悬殊较大，小者如细砂粒，甚至肉眼难辨，大者如枣核。

一、病 因 病 理

涎石形成的原因目前尚不十分清楚，有些学者研究认为，可能与以下几方面的因素有关。

1）与某些局部因素有关，如异物、炎症、脱落上皮细胞等各种原因造成的唾液滞留。

2）与机体无机盐代谢紊乱有关，临床上可见部分涎石病的患者同时患有全身其他部位的结石。

3）下颌下腺为混合腺体，分泌的唾液富含黏蛋白，较腮腺分泌液黏滞，钙的含量也高出两倍，钙盐容易沉积；下颌下腺导管自下向上走行，腺体分泌液逆重力方向流动，导管长，全程较曲折。解剖结构使唾液易于瘀滞，导致结石形成。

4）涎石由无机盐和有机物组成，主要为磷酸钙、碳酸钙和少量的镁、铁、铜、锌。有机物占 1/3，主要由糖蛋白、黏多糖、上皮细胞碎屑、胆固醇等组成。涎石形成后阻塞导管，可致管壁糜烂，上皮增生，唾液滞留，并继发感染。

二、临 床 表 现

小的涎石一般不造成涎腺导管阻塞，无任何症状。当导管阻塞时则可出现唾液排出障碍，并可出现继发感染等一系列症状及体征。最常见的症状是进食性肿胀，进食时短时间内腺体肿大，患者自觉胀及疼痛。疼痛有时剧烈，呈针刺样，称为“涎绞痛”，可反射性引起同侧舌或舌尖痛，并放散至同侧耳内，导管后部的涎石合并感染时可引起咽痛，停止进食后，腺体肿胀开始消退，疼痛也随之消失，反复发作。但有些涎石阻塞严重的病例，腺体肿胀可持续存在。腺体变硬，导管口黏膜红肿，挤压腺体可见少量脓性或胶冻状的分泌物自导管口溢出。肿胀消退时导管口的分泌物呈浑浊样，双手触诊可及肿大的腺体，顺导管走行方向可扪到小硬块，有压痛感。舌下腺结石临床可见口底舌下腺肿大伴疼痛，急性炎症化脓时可形成口底脓肿，触之有波动感。

三、诊断与鉴别诊断

（一）诊断要点

1）有进食时反复肿胀史。

2）可扪及主导管内结石。

3）X 线片显示出阳性结石。

4）造影片上显示出阴性结石。

（二）鉴别诊断

1. 与其他原因引起的阻塞性涎腺炎的鉴别

因主导管狭窄及异物引起的阻塞性涎腺炎（慢性下颌下腺炎或慢性腮腺炎），临床表现及涎腺造影与涎石病很相似，但 X 线检查无阳性结石。

2. 与舌下腺肿瘤的鉴别

舌下腺肿瘤无进食肿胀史，绝大多数无导管阻塞症状，但亦有极少数患者因肿瘤压迫而出现导管不完全阻塞症状，X 线片检查无阳性结石，造影检查可能有主导管受压移位，但无阴性结石。

3. 与下颌下淋巴结结核的鉴别

淋巴结结核可出现钙化，X 线片上可见阻射影，但位置多不在主导管走行区，造影无主导管扩张，无进食时反复肿胀史，往往有肺结核病史，拍胸片可见结核钙化灶。

四、治 疗 原 则

除很小的结石用保守疗法（如进酸性饮料或食物）促进唾液分泌、局部按摩促使涎石排出外，大多需手术摘除。

下颌下腺导管涎石摘除术：适用于能扪及相当于下颌第二磨牙以前部位的涎腺结石。患者取坐位，舌神经局部阻滞麻醉，在结石后方用缝线穿过并牵拉提起主导管，以防结石向后滑。沿主导管方向切开黏膜及黏膜下组织，钝性分离显露主导管，切开导管取出涎石，冲洗缝合。也可行导管再通术。部分患者术后又形成新的涎石，可能与涎石形成的原因未被阻断有关，再次手术需切除腺体。

腮腺导管涎石摘除术：位于主导管前段的涎石，局部麻醉下口内颊黏膜做切口，用缝线阻断结石后方以防结石向后推移，摘除结石。位于主导管后部的结石，在相应的皮肤做切口，摘除结石。对于腺体内的结石需做保留面神经的腺体切除术。

腺体切除术：涎石位于腮腺腺体或下颌下腺腺体内，继发慢性涎腺炎，反复发作，腺体萎缩，功能低下者，需做腺体切除术。

超声碎石治疗：超声碎石已广泛应用于肾及尿道结石。根据相同原理应用于涎腺涎石的治疗已有临床报道，效果良好。

五、预防调护与预后

保持口腔卫生，多饮水。饮食多样化，注意荤素搭配。手术患者，注意面神经、舌神经的功能恢复。

本病及时处置并保持良好的生活习惯，一般预后良好。个别患者手术后可能出现神经功能缺损。

第五节　舍格伦综合征

舍格伦综合征（Sjogren syndrome），也称干燥综合征，是一种外分泌腺高度淋巴细胞浸润的自身免疫性疾病。其特征表现为外分泌腺的进行性破坏，导致黏膜及结膜干燥，涎腺肿大，并伴有各种自身免疫性疾病，限于外分泌腺本身者，称为原发性舍格伦综合征，同时伴有其他自身免疫性疾病，如类风湿关节炎、系统性硬皮病、系统性红斑狼疮等，称为继发性舍格伦综合征。本病90%发生在中老年女性，病程长，恶变率极低。

本病在中医学中尚无与之相对应的病名，属中医学"燥证"范畴。

一、中医病因病机

该病以口鼻双目干燥为主症，阴虚内热、气虚失运、血瘀津亏、燥盛成毒是本病的致病因素，虚、瘀、毒相互交结是病理关键，燥的发生与内伤脏腑有关。

（一）阴津亏虚

先天不足，或失治误治均可导致津伤燥热，阴液亏虚，精血不足，津不上承，清窍失于濡养而发为本病。

（二）气虚血瘀

情志所伤，劳倦过度；或久病失养，正气被耗，气虚体弱，病久瘀血阻络，血脉不通而发为本病。

二、西医病因病理

本病确切病因和发病机制尚不十分明确，一些研究结果表明，与以下因素有关。

（一）免疫系统的先天异常

舍格伦综合征患者体内检测出多种自身抗体（如抗核抗体、类风湿因子、抗 RNP 抗体、抗 SSA 抗体、抗 SSB 抗体等），反映了 B 淋巴细胞本身的功能高度亢进和 T 淋巴细胞抑制功能低下。

（二）病毒性疾病改变细胞表面的抗原性

近年研究发现，EB 病毒和反转录病毒在该病的发现概率明显增高，50%舍格伦综合征患者的腮腺液中可培养出 EB 病毒（正常人为 20%），病毒感染后激活 B 细胞，产生抗体，引起本病的发生。

（三）遗传因素

有研究认为，本病有遗传倾向性。原发性舍格伦综合征患者的家庭成员较正常人群更易患自身免疫病或出现血清学上的异常。

三、临 床 表 现

1. 口腔干燥

患者表现为唾液量少，口腔黏膜干燥，口腔检查时口镜与口腔黏膜黏着不能滑动，口底唾液池消失，舌背丝状乳头萎缩。进干食需水送下，腮腺导管口几乎无分泌或仅有少量浑浊黏稠液体分泌，影响说话、进食、吞咽等动作。较重者感舌、颊及咽喉部灼热，口腔发黏，味觉异常，唾液分泌减少后口腔自洁作用降低，龋齿泛发，唇干，舌燥，乳头萎缩，口腔内白念珠菌增殖。

2. 眼部症状

眼干少泪或无泪，眼内持续性异物感，干涩烧痛，畏光，视力下降，刺激眼部及情绪反应时均不能流泪，球睑结膜充血，睑缘干红脱屑。泪腺时有肿大。

3. 涎腺肿大

以腮腺变化最为常见，也可伴见下颌下腺、舌下腺肿大。腮腺反复肿大或持续性肿胀，呈局限性、弥漫性，中等硬度，有的呈结节状，边界不清，表面光滑与周围组织无粘连。部分患者因涎腺导管口逆行感染而红肿流脓。

4. 关节疼痛

关节疼痛肿胀变形，以小关节为主，约 50%的患者伴有类风湿关节炎，多从 1～2 个关节开始，渐而累及其他关节。主要侵犯膝和肘关节，为自限性，不引起关节畸形。

5. 其他症状

高热（持续高热 38～40℃）或不规则低热。

6. 其他

其他表现还有黏膜干燥。如鼻干出血结痂；咽干音哑影响发声说话；阴道干燥影响正常性生活；皮肤干燥。由于汗腺分泌不足，皮肤干燥脱屑，毛发干枯无光泽。由于食管、支气管黏液腺萎缩，出现胃酸缺乏性胃炎、肺炎、肺不张、肺纤维化。其他脏器病变包括肝、肾功能异常，末梢神经炎，多发性肌炎，桥本甲状腺炎等。

四、诊断与鉴别诊断

（一）诊断要点

1）口干，影响进食。腮腺导管口几乎无分泌或仅有少量浑浊黏稠液体分泌。

2）眼干，无泪或少泪，结膜充血发红，裂隙灯检查角膜荧光着色。

3）类风湿关节炎，以四肢末端小关节肿大、变形为主。

4）组织学检查与功能测定证实，涎腺受侵，分泌功能低下。

（二）鉴别诊断

1. 与慢性化脓性腮腺炎的鉴别

慢性化脓性腮腺炎表现为一侧或双侧腮腺反复肿大，急性发作时局部可有红肿疼痛，导管口可有脓性分泌物，其 X 线显像与舍格伦综合征显像近似。

2. 与嗜伊红细胞淋巴肉芽肿的鉴别

嗜伊红细胞淋巴肉芽肿好发于腮腺，伴有局部皮肤瘙痒，皮肤变硬变粗，潜在淋巴结肿大。

涎腺造影显示为良性肿瘤，末梢导管无点状扩张。末梢血中嗜酸细胞增加。

五、治 疗 原 则

本病目前尚无有效的根治方法，针对本病致燥的根本原因，拟订中医药治疗方案，以缓解病情，阻止疾病进程而缩短病程。西医方面在治疗上根据患者不同的症状、病情的严重程度、实验室检查结果，选择性应用免疫调节剂、免疫增强剂，以改善微循环及对症治疗等。

六、中医辨证论治

1. 阴津亏虚证

证候　口干咽燥，口渴不欲多饮，或饮不解渴，进干食需水送下，夜间尤甚，面色潮红，视物昏花，声音嘶哑，干咳少痰，五心烦热，失眠头晕，大便干结，舌体瘦干，少苔或无苔，或有裂纹，脉细数。

治法　滋阴生津。

方药　一贯煎合杞菊地黄汤加人参、黄芪。

方解　人参、黄芪、山药补脾益气生津；生地黄滋阴、补肾、填精、养血，补益肝肾；山萸肉补养肝肾；北沙参、麦冬、当归、枸杞子益阴养血；川楝子、泽泻行气利湿泻浊，防补益之品滋腻恋邪；牡丹皮清泻相火。

加味　眩晕者，加天麻、珍珠母；涎腺肿大者，加夏枯草、浙贝母、丹参；关节疼痛者，加木瓜、鸡血藤、牛膝；咽干、咽痛者，加玄参、桔梗、天冬；骨蒸潮热者，加地骨皮、青蒿、鳖甲。偏于肺阴虚者，百合固金汤加减；偏于脾胃阴虚者，益胃汤合玉女煎。

2. 气虚血瘀证

证候　两颐肿大，口干咽燥，饮不解渴，头晕目眩，目干涩无泪，畏光眼红，皮肤发斑色暗，肢体末端遇寒后发白青紫，舌质青紫或淡暗，有瘀点，少津，脉细涩。

治法　益气活血化瘀。

方药　补阳还五汤加减。

方解　方中重用黄芪大补脾胃之元气，令气旺血行；当归尾活血化瘀；川芎、赤芍、桃仁、红花助当归活血化瘀；地龙通经活络。

加味　手足心热加地骨皮、玄参；两胁胀痛加郁金、川楝子；咽干加射干、桔梗、葛根。

七、预防调护与预后

本病起病隐匿，易被忽视。因此，要早发现，早诊断，早治疗。避免劳累，预防感冒，勿使诸症加重。注意口腔卫生，预防疾病发生；应用抗菌药物漱口，以防继发感染。

本病病程长，难以根治，但属良性疾病，大多能够控制而得到缓解，极少数可恶变，注意防范。

第八章

口腔颌面部常见肿瘤

第一节　概　　论

口腔颌面部肿瘤与全身其他部位肿瘤一样，是严重威胁人类健康甚或夺取生命的常见病。中医文献中多将之称为“瘤”或“癌”，如骨瘤、脂瘤、石瘤、气瘤、肉瘤、翻花疮、舌岩、舌菌、牙岩、舌疳、茧唇、失容、痰包等。

口腔颌面部肿瘤中良性肿瘤较恶性肿瘤多。恶性肿瘤多发生于男性，患病高峰年龄为40～60岁。20世纪80年代以来，患病高峰年龄有逐年增长的趋势，女性患者亦明显增加。口腔颌面部良性肿瘤多发于牙龈、口腔黏膜、颌骨及颜面部。恶性肿瘤以舌癌、颊黏膜癌、牙龈癌较为常见。

口腔颌面部肿瘤多以上皮源性为主。良性肿瘤以牙源性和上皮源性为多见，其次为间叶组织肿瘤。口腔颌面部恶性肿瘤以上皮源性最多，鳞状上皮癌最为常见，其次为腺源性上皮癌和未分化癌，肉瘤主要为纤维肉瘤、颌骨肉瘤，恶性淋巴瘤、白血病等淋巴和造血组织来源的肿瘤也可首发于口腔颌面部。

口腔颌面部肿瘤的发病原因复杂，如长期慢性不良刺激等物理因素，烟、酒等化学因素，病毒感染等生物性因素，精神因素，内分泌因素，机体免疫因素，遗传因素。基因突变等内在因素也是肿瘤的发病原因。中医学认为，口腔颌面部肿瘤的发生与全身肿瘤一样，主要与正气虚弱、七情不畅、肝郁气结、经络阻塞、气滞血瘀、痰浊凝聚、湿毒热结等相关。外在与六淫侵袭、饮食不节、过食炙煿煎炒、进食过热过快、脾胃积热等因素也相关。

口腔颌面部肿瘤的良恶性鉴别与全身肿瘤基本相同。良性肿瘤可发生于任何年龄；生长速度缓慢，一般呈膨胀性生长，不侵犯周围组织，界线较清，可移动；一般有包膜，组织学显示细胞分化良好，形态和结构与正常组织相似，一般对机体无影响，仅生长在要害或发生并发症时才可能危及生命。口腔颌面部恶性肿瘤常有功能障碍和感觉异常等症状；生长速度较快，一般呈浸润性生长，易侵犯或破坏周围组织，界线不清，不易活动，常发生转移；组织学显示细胞分化差，形态和结构异型性，常因迅速发展、转移、侵及重要脏器和发生恶病质而危及生命。

口腔颌面部肿瘤的治疗，根据肿瘤的性质、分化程度、生长部位及患者的机体状况等具体分析后采取相应的治疗。良性肿瘤以外科手术切除为主。恶性肿瘤应采取以手术为主的综合治疗措施。

中医药治疗口腔颌面部肿瘤由来已久，在甲骨文中就有“瘤”的病名记载，认为与痰凝、瘀血、气滞相关。中医中药辨证施治在改善和缓解症状、缩小某些肿瘤体积、提高疗效、减轻放化疗毒副反应、增强体质方面有着很大的帮助，可明显提高恶性肿瘤治疗的远期效果及肿瘤患者的生存质量，延长其生存期。一般从扶正和祛邪两个方面进行辨证施治，治法多从扶正培本、活血化瘀、清热解毒、软坚散结、化痰祛湿、以毒攻毒等方面着手。

肿瘤治疗必须贯彻“预防为主”的方针。去除病因是最好的预防方法。消除外来的刺激因素，避免诱发癌肿。保持口腔清洁卫生，避免进食过烫和刺激性强的食物，戒除烟酒，在接触有害工业物质时加强防护，避免精神过度紧张和抑郁，保持乐观的精神状态，对预防肿瘤的发生均有一定意义。

第二节　口腔颌面部囊肿

囊肿（cyst）是非真性肿瘤，是一种发生在口腔颌面部软、硬组织内的病理性囊腔，其中充满液体或半流体物质。临床上按照发生部位和组织来源不同分为口腔颌面部软组织囊肿和颌骨囊肿两大类。

一、口腔颌面部软组织囊肿

（一）皮样囊肿和表皮样囊肿

皮样囊肿（dermoid cyst）和表皮样囊肿（epidermoid cyst）是上皮细胞在组织中发展而形成的发育性囊肿。含有毛发的皮样囊肿属中医学“发瘤”的范畴。

1. 病因病理

本病由于上皮细胞在胚胎发育时期遗留于组织中，或由外伤、手术将上皮细胞植入而形成。皮样囊肿囊壁较薄，为角化的复层扁平上皮，囊腔内含有脱落的上皮细胞、皮脂腺、毛发和汗腺等结构。无皮肤附件者则为表皮样囊肿。

2. 临床表现

皮样囊肿好发于口底、颏下；表皮样囊肿好发于眼睑、鼻、耳下等部位。囊肿常位于皮肤或黏膜深处或口底肌肉间。生长缓慢，呈圆形，多无自觉症状。黏膜或皮肤表面光滑，与周围组织无粘连，触诊有似面团样弹性感，发生在口底肌以上的囊肿多向口内发展，体积增大时可抬高舌体，影响语言，甚至引起吞咽和呼吸功能障碍。位于口底肌以下的囊肿主要向颏部发展。

3. 诊断与鉴别诊断

根据病史、临床表现和穿刺结果容易诊断。组织病理学检查有助于鉴别诊断。

4. 治疗

治疗可手术摘除。

5. 预防调护与预后

手术或外伤缝合时，逐层缝合，避免将上皮细胞植入组织中。

本病一般预后良好。

（二）甲状舌管囊肿、鳃裂囊肿

甲状舌管囊肿（thyroglossal tract cyst）由胚胎时甲状舌管退化不全导致。多见于 1～10 岁的儿童。鳃裂囊肿（branchial cleft cyst）属于鳃裂畸形，由胚胎发育中鳃裂残余上皮形成，多见于 20～50 岁人群。

1. 病因

（1）甲状舌管囊肿

甲状舌管囊肿甲状舌管在胚胎时未能全部退化消失，其残留上皮分泌物聚积，从而形成先天性甲状舌管囊肿。

（2）鲤裂囊肿

鲤裂囊肿胚胎发育时，各鳃弓互相融合形成各个结构和器官后，鳃裂消失。若鳃裂未完全消失，上皮组织残留即可形成囊肿或瘘。

2. 临床表现

（1）甲状舌管囊肿

甲状舌管囊肿可发生于颈正中线自舌盲孔至胸骨切迹间的任何部位，以舌骨上下部最常见。患者多无自觉症状。囊肿生长缓慢，呈圆形，质软，界清，与周围组织无粘连。位于舌骨以下的囊肿，舌骨体与囊肿之间可扪及坚韧的条索，可随吞咽及伸舌等动作而移动。囊肿位于舌根附近，可将舌根抬高。囊肿可因舌盲孔与口腔相通而继发感染。囊肿感染自行破溃，可形成甲状舌管瘘。

（2）鳃裂囊肿

鳃裂囊肿位于面颈部侧方，发生于下颌骨角及腮腺区者常来源于第一鳃裂；发生于舌骨水平以上者多来源于第二鳃裂；发生于颈根区者多来源于第三、第四鳃裂。临床上第二鳃裂来源最多见。囊肿多呈圆形，质软，有波动感，生长缓慢，无自觉症状。如发生上呼吸道感染，囊肿骤然增大，会感觉不适。若继发感染，可伴疼痛，并放射至腮腺区。囊肿破溃后，形成长期不愈的鳃裂瘘。

3. 诊断与鉴别诊断

根据病史及囊肿所在部位和特征、穿刺检查结果可做出诊断。甲状舌管囊肿穿刺检查可抽出透明、微浑浊的黄色稀薄或黏稠性液体。鳃裂囊肿穿刺可抽出黄色或棕色的清亮液体，可包含有胆固醇，个别黏稠如蛋清样。

4. 治疗原则

西医治疗手术中应彻底切除囊肿、瘘管或残留囊壁，甲状舌管囊肿还应切除舌骨中份。

5. 预防调护与预后

手术后进食半流质饮食。预后一般良好。

（三）皮脂腺囊肿

皮脂腺囊肿（sebaceous cyst）是皮脂腺排泄不畅引起的潴留性肿物。囊内容物为白色凝乳状皮脂腺分泌物。本病相当于中医学“粉瘤”“脂瘤”的范畴。

1. 病因病理

由于皮脂腺排泄管阻塞，皮脂腺囊状上皮被逐渐增多的皮脂腺分泌物膨胀形成潴留性囊肿。中医学认为，本病多因素体阳盛，加之外感风邪，肺经热蕴，风热上蒸，或素体脾虚，过食辛甘厚味，痰湿不化，痰凝成核而致。

2. 临床表现

多发生于面部，囊肿位于皮内，皮肤表面呈圆形隆起。生长缓慢，边界清楚，可活动。囊壁与皮肤紧密相连，隆起的中央表面常有一小色素点。一般无自觉症状，如继发感染可伴有疼痛。

3. 中医辨证论治

（1）湿盛痰滞

证候　面部囊肿约如豆或小柑橘大，形圆边整，皮色如常，不痛不痒，可伴纳呆、腹胀、大便溏，舌红，苔白腻，脉滑。

治法　化痰祛湿散结。

方药　二陈汤加味。

方解　本方为化痰祛湿散结而设。方中半夏燥湿化痰，为“治湿痰之主药”，为君药。橘红理气化痰为臣药，茯苓健脾化湿，与半夏配伍，燥湿化痰与利水渗湿相结合，生姜可助半夏、橘红降逆化痰，并能解半夏之毒，乌梅收敛肺气，祛邪而不伤正。甘草调和诸药。

加味　可加昆布、夏枯草以软坚散结。

（2）肺胃经热

证候　颜面皮肤油腻，囊肿隆起，或有痒痛，或有红肿，或有脓疱；可伴口渴口臭，便秘，溲黄，舌质红，苔薄黄，脉弦数。

治法　清肺热，泻胃火，解毒消肿。

方药　枇杷清肺饮合清胃散。

方解　本方为清肺热、泻胃火、解毒消肿而设。方中枇杷叶宣肺清热为主药，配桑白皮、黄芩清肺泻火，黄连清心胃之火，当归、牡丹皮凉血活血，金银花、连翘、夏枯草清热解毒消肿，升麻升阳透疹解毒，为肺、胃经之引经药，海浮石可清肺火、化老痰积块，软坚散结。

4. 西医治疗

局部麻醉下手术切除。

5. 预防调护与预后

饮食宜清淡，不宜过食膏粱厚味。注意皮肤清洁，预防继发感染。预后一般良好。极少数病例恶变为皮脂腺癌。

（四）黏液腺囊肿、舌下腺囊肿

口腔黏膜下黏液腺导管口堵塞引起的囊肿称为黏液腺囊肿（mucocele），中医学属“痰包”的范畴。舌下腺导管堵塞引起的囊肿为舌下腺囊肿（sublingual gland cyst），中医学属“舌下痰包”“重舌”的范畴。

1. 病因病理

由外伤或炎症导致口腔黏膜下的黏液腺导管阻塞或破裂，使黏液外渗或潴留，其周围被纤维被膜包裹，形成黏液腺囊肿。舌下腺导管因损伤、炎症发生阻塞或腺疱破裂，致使相应腺体分泌的涎液排出受阻，分泌物潴留形成舌下腺囊肿；囊壁多为结缔组织，偶见上皮衬里。中医学认为，舌下痰包由脾失运化、胃火上炎、火灼痰涎、凝聚唇颊或舌下而致。

2. 临床表现

黏液腺囊肿：好发于下唇及舌尖腹侧，位于黏膜下时呈半透明、浅蓝色，圆形，边界清楚，质柔软稍具弹性。囊肿易受伤破裂，溢出蛋清样透明黏稠液体而自行消失。破裂处愈合后，可再次形成囊肿。反复破溃者不再有囊肿特点，而表现为较厚的白色瘢痕状凸起，囊肿透明度减低。

舌下腺囊肿：多见于儿童及青少年，生长缓慢无痛。临床上可分为 3 种类型。①舌下型，又称“单纯型”，常发生在一侧口底，少数可扩展至对侧，位于下颌舌骨肌以上的舌下区。囊肿呈浅紫蓝色，触之柔软伴波动感；较大的囊肿可将舌抬起，状似“重舌”。囊肿因创伤破裂后，流出黏稠略带黄色或蛋清样液体，暂时消失；数日后创口愈合，囊肿再次复发。②口外型，又称“潜突型”，主要表现为颌下区肿物，口底囊肿特征不明显。囊肿与皮肤无粘连，但无明显边界，质地柔软，不可压缩，低头时因重力关系肿物稍有增大。口内外双合诊时，经口外上推肿物，口内舌下区可有隆起。③哑铃型，为上述两种类型的混合，即在口内舌下区及口外颌下区均可见囊性肿物。

3. 诊断与鉴别诊断

根据病史及临床表现即可做出诊断，穿刺抽出液均为黏液。

鉴别诊断如下。

舌下腺囊肿与口底皮样囊肿的鉴别：口底皮样囊肿位于口底正中，呈圆形或卵圆形，边界清楚，肿物表面颜色与口底黏膜相似而非浅紫蓝色，扪诊时有面团样柔韧感，而无波动感，可有压迫性凹陷。

舌下腺囊肿与颌下区囊性水瘤的鉴别：颌下区囊性水瘤常见于婴幼儿，穿刺检查可抽出淡黄色清亮、稀薄的液体，无黏液，涂片镜检可见淋巴细胞。

舌下腺囊肿与下颌下腺囊肿相鉴别：下颌下腺极少发生囊肿，由于舌下腺囊肿口外型的形态和位置下颌下腺囊肿相近，临床上极易误诊为下颌下腺囊肿。

4. 治疗

手术切除最常用。

黏液腺囊肿多手术治疗，将囊肿及与囊肿相连的腺体一并切除。

舌下腺囊肿根治方法是手术完整摘除舌下腺，即使残留部分囊壁也不致造成复发。

5. 中医辨证论治

本病常见证型为脾虚胃热痰凝证。

证候　舌、唇、颊部的半透明囊性肿物，自行破溃或针刺可见溢出黄色黏液，压之光滑活动不痛，可伴有口中黏腻不爽，纳差，便溏，舌淡边有齿痕，苔白腻，脉滑数。

治法　燥湿化痰，健脾清热。

方药　加味二陈汤。

方解　本方为祛痰燥湿消肿而设。方中选半夏燥湿化痰，佐以陈皮、石菖蒲加强其化痰除湿之力，黄芩、黄连可清热泻火解毒，茯苓、猪苓、白术为健脾祛湿之剂，使湿不得生，痰自可消，当归活血以利于消肿，桔梗可以化痰，并可引药入肺经。

6. 预防调护与预后

饮食宜清淡，不宜过食膏粱厚味。注意避免外伤或咬伤，预防继发感染。预后一般良好。部分术后易复发。

二、颌骨囊肿

依据组织来源和发病部位可分为牙源性颌骨囊肿和非牙源性颌骨囊肿。

（一）牙源性颌骨囊肿

牙源性颌骨囊肿常见的有根端囊肿（radicular cyst）、始基囊肿（primordial cyst）、含牙囊肿（dentigerous cyst）、角化囊肿（kerato cyst）。牙源性颌骨囊肿多发生在青壮年，可发生于颌骨任何部位。根端囊肿好发于前牙；始基囊肿、角化囊肿则好发于下颌支及下颌第三磨牙区；含牙囊肿好发于第三磨牙区和上颌尖牙区。

1. 病因病理

根端囊肿：由牙根尖部的慢性炎症刺激引起牙周膜的残余上皮增生，增生的上皮团中央发生变性和液化而成。

始基囊肿：发生于成釉器发育的早期阶段，牙釉质和牙本质形成之前，在炎症和损伤刺激下，成釉器的星形网状层发生变性，液体渗出并蓄积而成囊肿。

含牙囊肿：发生在牙冠或牙根形成之后，在缩余釉上皮与牙冠之间出现液体渗出而形成囊肿。

角化囊肿：源于原始的牙胚或牙板残余，囊内容物可为白色或黄色的角化物或油脂样物质。囊壁上皮具有角化结构。

2. 临床表现

牙源性囊肿生长缓慢，早期无自觉症状。若继续生长，骨质逐渐向周围膨胀，导致面部畸形，若囊肿持续长大，可压迫颌骨骨板变薄，扪诊时有乒乓球样感觉；若极薄的骨板也被吸收，则可出现波动感。

3. 诊断与鉴别诊断

诊断：早期牙源性颌骨囊肿诊断较难，病程长短、肿物部位、触诊时发生乒乓球感或波动感、X线检查、穿刺及穿刺液涂片显微镜下检查有助于诊断。

鉴别诊断：临床上角化囊肿与成釉细胞瘤有时很难区别，特别是有的囊肿与成釉细胞瘤可同时存在，常需借助组织病理学检查才能最后确诊。

4. 西医治疗

采用外科手术摘除。

5. 中医辨证治疗

本病多为湿热上蒸证。

证候　颌骨膨隆肿起、压之如乒乓球，或有波动疼痛，或伴有牙痛、牙龈肿痛，发热，全身不适，大便干，舌红苔黄脉数。

治法　清热解毒，消肿化痰。

方药　五味消毒饮。

方解　方中金银花、连翘、蒲公英、紫花地丁、天葵子、野菊花清热解毒，消肿止痛；生地黄、牡丹皮凉血活血；石菖蒲清热化痰消肿；甘草清热并可调和诸药。手术前中药治疗有助于控制感染，有利于缩小手术范围，减轻手术创伤。

6. 预防调护与预后

饮食宜清淡，不宜过食膏粱厚味，及时治疗引起根尖炎症的患牙。预后一般良好，部分可造成囊肿区域牙齿缺失而影响咀嚼功能。

（二）非牙源性颌骨囊肿

非牙源性颌骨囊肿是指与成牙组织及牙无关的、发生在颌骨中的囊肿，主要包括面裂囊肿（cyst of facial fissure）、血外渗性囊肿（extravasation cyst）、颌骨动脉瘤性囊肿（aneurysmal cyst of the jaws）

1. 病因病理

面裂囊肿源于胚胎发育过程中残留于各面突融合处的上皮剩余，有固定的解剖部位，与牙齿发育或牙的病变无直接关系。血外渗性囊肿系由颌骨损伤后引起骨髓内出血、机化、渗出形成，与牙组织无关，故也称之为“损伤性骨囊肿”“孤立性囊肿”等。颌骨动脉瘤性囊肿一般认为与颌骨内血流动力学改变或区域血供变异导致动静脉吻合引起骨质溶解吸收有关。确切原因不明，肿瘤组织外表为紫红色或棕色，囊内含血液，囊壁含有大量由结缔组织形成的间隔血窦。

2. 临床表现

面裂囊肿：其临床表现与牙源性颌骨囊肿相似，主要表现为颌骨骨质膨胀，临床常见四种类型。①正中囊肿（median cyst）：位于切牙孔之后，腭中缝的任何部位。表现为硬腭中线部圆形隆起。②鼻腭囊肿（nasopalatine cyst）：源于切牙管残余上皮，囊肿位于切牙管内或附近。③球状上颌囊肿（globulomaxillary cyst）：位于上颌侧切牙与尖牙之间，牙齿常被推挤而移位。

④鼻唇囊肿（nasolabial cyst）：位于上唇底和鼻前庭内，不在颌骨内，在唇侧骨板表面。在口腔前庭外侧可触及囊肿的存在。X线片无骨质破坏影像。

血外渗性囊肿：在颌骨囊肿中最为少见，好发于青壮年患者，可有明显外伤史。无缺牙，无牙齿移位，牙齿活力存在。囊肿无明显上皮衬里，仅为一层纤维组织。

颌骨动脉瘤性囊肿：临床较少见，好发于20岁以下青少年，多数患者有外伤史，生长较快。好发于下颌角、升支和体部后份，上颌骨也可见到，以颌骨膨胀、压痛为特征，常引起牙齿移位、咬合错乱。囊肿增大时，导致面部畸形，骨质变薄，触诊时出现乒乓球样感觉。

3. 诊断

主要依据病史、症状和体征、特定的部位，与牙齿本身有无关系，不难诊断。

4. 治疗与预后

治疗可手术摘除。

预后一般良好，通常无恶变与复发。如果囊肿较大可造成牙齿或颌骨的部分缺失而影响咀嚼功能。

第三节　口腔颌面部良性肿瘤和瘤样病变

一、血管瘤和脉管畸形

血管瘤（hemangioma）又称“婴幼儿血管瘤”，是先天性良性肿瘤。多在婴儿出生时或出生后不久发生。口腔颌面部的血管瘤属中医学的“血瘦”“紫舌胀”“唇血瘤”的范畴。

脉管畸形（vascular malformation）又分为微静脉畸形（venular malformation）、静脉畸形（venous malformation）、动静脉畸形（arteriovenous malformation）、淋巴管畸形（lymphatic malformation）、混合畸形（mixed malformation）。

（一）病因病理

血管瘤发病机制不明确。其病程可分为增殖期、消退期、消退完成期。中医学认为，心主血脉、肝主藏血。本病多由胎热、血热内伤导致心肝功能失调，心经火热上壅，肝失气血调和，血流凝聚日久化生而致。

根据畸形的组织和形态结构，将脉管畸形进行分类。静脉畸形是衬有内皮细胞的无数血窦组成的海绵状结构；动脉畸形是一种由迂回弯曲、极不规则的血管组成的搏动性脉管畸形。淋巴管畸形是由衬有内皮细胞的淋巴管扩张而致，淋巴管内充满淋巴液或由极度扩张弯曲的淋巴管构成的多房性囊腔，颇似海绵状。存在一种类型以上的畸形时称为“混合畸形”。

（二）临床表现

婴幼儿血管瘤：好发于颌面部皮肤，口腔黏膜较少，病损区毛细血管扩张，周围有白色晕状区域环绕，迅速变成红斑，高出皮肤，表面高低不平者似杨梅。随着婴儿的生长发育，出生 4 周后或 4～5 个月时快速增长，一般在一年以后进入消退期，病损变为暗紫色、棕色或花斑状，目前尚无办法判断血管瘤可否消退或消退的程度。

静脉畸形：好发于颊、颈、唇、舌、口底，触之柔软，有压缩性，有时可扪及静脉石。肿瘤位置深者皮肤、黏膜颜色正常；位置表浅者呈蓝紫色；体位移动试验阳性。瘤体积不大时，一般无自觉症状；瘤体持续增大，可引起畸形及功能障碍，如继发感染可引起肿胀、疼痛，皮肤或黏膜表面溃疡，有出血倾向。

微静脉血管瘤：多发于颌面皮肤，沿三叉神经分布，呈鲜红色或紫红色，与皮肤表面平，边界清楚，外形不规则，大小不一，指压褪色，解除压力后，恢复原有色泽及大小。

动静脉血管畸形：主要由显著扩张迂回弯曲、极不规则的动脉与静脉直接吻合而成，多见于成年人，好发于颞浅动脉所分布的颞部或皮下组织内，呈念珠状，表面温度较正常皮肤高，可压缩，扪之有震颤与搏动，听诊可闻及吹风样杂音。

淋巴管畸形：多见于儿童和青少年，好发于舌、唇、颊、颌下区和颈部。

（三）诊断与鉴别诊断

根据临床表现、体位移动试验、穿刺等可诊断表浅部位的血管瘤和脉管畸形。面部血管瘤应与皮肤的血管痣相鉴别。

（四）治疗原则

根据血管瘤和脉管畸形的分类、发生的部位、位置深浅、患者年龄等不同情况，选择不同的治疗方法，例如药物治疗、手术治疗、激光治疗等。对于复杂病例可能伤及重要器官组织或影响功能时需要选择综合治疗。

（五）预防与预后

血管瘤或脉管畸形多为先天畸形，一般无良好的预防方法。

本病预后一般良好，如果瘤体过大或继发出血，压迫重要部位会引起相关的并发症，甚至导致器官功能的丧失。

二、成釉细胞瘤

成釉细胞瘤（ameloblastoma）为颌骨中心性上皮瘤，较常见，属临界瘤。可发生于任何年龄，多见于 20～50 岁人群。男女性别无明显差异。下颌骨多于上颌骨，下颌体和下颌角好发。

（一）病因病理

多数学者认为成釉细胞瘤由釉质器或牙板上皮发生而来，也有人认为由牙周膜内上皮残余或口腔黏膜基底细胞发生而来。肿瘤内主要含成釉器样结构，但无釉质或其他牙体硬组织形成。肿瘤可分为实质型/多囊型、骨外/外周型、促结缔组织增生型和单囊型。

（二）临床表现

肿瘤生长缓慢，初期常无症状。渐进发展可使颌骨膨隆。若侵犯牙槽突，可使牙齿松动、移位、脱落。穿刺可抽出黄色或黄褐色液体，内含胆固醇结晶。压迫神经可出现感觉异常。骨质破坏较多，可使下颌运动异常。肿瘤表面黏膜受到对颌牙的咬伤，可出现牙痕或溃烂。如发生溃疡，可继发感染。上颌骨成釉细胞瘤可波及鼻腔导致鼻阻塞，侵入上颌窦波及眼眶、鼻泪管时可使眼球移位、突出或流泪。

（三）诊断和鉴别诊断

根据病史、临床症状和X线检查做出初步诊断，多依靠病理学检查确诊。

在牙源性囊肿的囊壁上可见实质性的肿瘤突起，称为壁性成釉细胞瘤，应与囊性骨纤维异常增生或骨化纤维瘤相鉴别；牙源性腺瘤好发于上颌尖牙区，多见于青少年。牙骨质纤维瘤、牙源性钙化上皮瘤、牙源性钙化囊肿也可有X线表现，与成釉细胞瘤的鉴别主要依靠病理学检查。

（四）治疗原则

本病以外科手术治疗为主。

西医治疗较小的下颌骨成釉细胞瘤行方块切除，以保留下颌骨下缘的完整性。对较大的肿瘤需将病变部位的颌骨整块切除。

（五）预防调护与预后

对于无症状的颌骨膨大，及时进行口腔检查和颌骨的X线检查，早期发现，尽快治疗。

虽然恶性成釉细胞瘤和成釉细胞瘤恶变的较少，但该瘤属于临界瘤，具有浸润生长的特点，多次复发后有恶变的可能。

三、多形性腺瘤

多形性腺瘤（pleomorphic adenoma）又称“混合瘤”，是最常见的一种源于涎腺上皮的肿瘤，可发生于任何年龄，以30～50岁多见，女性多于男性，腮腺最常见，下颌下腺次之，小涎腺以腭部最常见。

（一）病因病理

多形性腺瘤组织学结构除具有腺上皮成分外，还有肌上皮、黏液、黏液样组织和软骨样组织，具有多形性或混合性。瘤细胞呈浸润性生长，常侵犯被膜和被膜以外的组织，带有恶性倾向，属于临界性肿瘤。

（二）临床表现

肿瘤生长缓慢，为无痛性肿块，病史较长。肿瘤位于腮腺浅叶、下颌下腺，界线清楚，质地中等，表面呈结节状；隆起处常较软，可有囊性；低凹处较硬，为实质性肿块。一般可活动，无粘连。肿瘤发生于腮腺深叶时，随肿瘤逐渐长大，面神经被推压向外并被拉长，即便被肿瘤包绕亦无神经麻痹发生。肿瘤可通过茎突和茎突下颌韧带前的狭窄缝隙，呈哑铃形凸向咽侧壁，引起扁桃体、软腭移位。可影响吞咽和呼吸。发生在腭部的多形性腺瘤多位于一侧软硬腭交界处；肿瘤位于硬腭者，常与骨膜粘连，基底固定，腭部骨质受压而出现压迹。

（三）诊断与鉴别诊断

根据病史、临床表现和 B 超、CT、MRI 检查即可做出诊断。可酌情进行穿刺，抽吸组织，做细胞学定性检查以明确诊断。

（四）治疗

治疗以外科手术治疗为主。

西医治疗宜外科手术切除。应在肿瘤包膜外正常组织处切除。肿瘤位于腮腺浅叶时，行腮腺肿瘤和浅叶切除；肿瘤位于腮腺深叶，需做肿瘤及全腮腺切除；腮腺肿瘤的手术均应保留面神经。位于颌下腺时应连同颌下腺完整切除，肿瘤发生在小涎腺，应在周围正常组织（包括黏膜和骨膜）0.5cm 处切除肿瘤；骨膜受侵者，还应切除骨膜下相邻一层的骨组织。

（五）预后

当肿瘤在缓慢生长一定时期后，突然出现生长加速，伴有疼痛、面神经麻痹等症状时，有恶变的可能。

第四节　口腔颌面部恶性肿瘤

口腔颌面部恶性肿瘤以鳞状细胞癌（简称鳞癌）最为多见；其次为腺性上皮癌；再者是未分化癌；基底细胞癌和淋巴上皮癌较少；口腔恶性肿瘤中肉瘤较癌更少见。

口腔颌面部鳞癌，是我国最常见的口腔颌面部恶性肿瘤，多发年龄在 40～60 岁，男性多于女性，舌、颊、牙龈、腭、上颌窦多见，常向周围淋巴结转移，晚期可向远处转移。其发生部位、组织结构、恶性程度、转移部位及治疗方法等均有所不同。通常临床上将鳞癌的病理分化程度分为三级：Ⅰ级恶性程度最低，Ⅲ级恶性程度最高，未分化癌的恶性程度最高。

中医学对口腔颌面部恶性肿瘤的描述有“岩”“菌”等，认为引起口腔颌面部恶性肿瘤的因素有：外邪内侵，客于经络，结聚不散；或饮食失节，损伤脾胃，生湿生痰，痰湿聚结；或情志郁结，气机不畅，气滞血瘀；或气血两虚、功能失调等。

对口腔颌面部恶性肿瘤，中医药是一种有效的辅助治疗手段，各种恶性肿瘤的中医治疗原则基本相同，要针对恶性肿瘤的病因病机、具体症状表现和患者个体差异等进行辨证分型治疗，但对于绝大部分需要或能够手术的患者必须进行彻底的肿瘤切除手术。

一、舌　　癌

舌癌（carcinoma of tongue）为口腔恶性肿瘤中最常见的一种。以40～60岁为患病高峰，男性多于女性。好发部位为舌缘、舌尖、舌背和舌根等处。病变发展快，病程较短，转移早，恶性程度高，预后差，治疗复杂。

本病属中医学的"舌岩""舌菌""舌疳""翻花疮""莲花风"范畴。

（一）病因病理

舌癌发生原因可能与长期慢性机械性刺激以及过度吸烟、饮酒、慢性炎症等有关。部分病例由癌前病变发展而来。

中医学认为，舌本属心，舌边缘属脾。内伤七情，心火上炎，思虑伤脾，肝郁气结，外加六淫邪毒或嗜食烟酒辛辣熏烤之品，灼伤阴津，心脾火毒瘀结可致本病。

（二）临床表现

本病常表现为溃疡型或浸润型，生长快，浸润性强，常波及舌肌，致舌运动受限，说话、进食和吞咽障碍。晚期舌癌可蔓延至口底和下颌骨，使全舌固定；向后发展可侵犯舌腭弓和扁桃体。如侵及舌根或继发感染常伴剧痛。舌癌常发生早期区域淋巴结转移，转移率较高，舌癌还可转移至肺。

（三）诊断与鉴别诊断

典型的舌癌一般不难诊断，早期舌癌易误诊，特别是中老年患者，对舌体结节和长期不愈的溃疡应提高警惕，注意与其他舌部病变鉴别。进行活体组织病理学检查有时是必要的。

（四）治疗原则

本病进行以手术为主的综合治疗。手术切除范围需在原发灶外1.5cm处，晚期舌癌波及口底和下颌骨的病例，应行同侧舌、颌、颈联合根治术。若对侧有转移淋巴结时，需行双侧颈淋巴清扫术。

（五）中医辨证论治

中医可参与舌癌的初期、晚期、术前准备和术后恢复的各期治疗。舌癌一经确诊，除晚期已经丧失手术治疗机会的患者外，必须尽早手术彻底切除病灶，切不可姑息用药治疗而延误手术。中医治疗按其辨证进行分型治疗。

1. 心火上炎

证候　舌部肿物较硬，舌体形态改变，活动时明显，或见表面溃疡糜烂，疼痛难愈，口气腥臭，心烦口干，小便黄，舌尖红，苔薄黄，脉细数。

治法　清心泻火，解毒散结。

方药　导赤散加味。

方解　本方为清心泻火、解毒散结而设。方中生地黄凉润，可滋阴凉血以制心火，木通苦寒，清心导热，共为君药，清心利水不伤阴；竹叶为臣，清心除烦，淡渗利窍，导心火下行；生甘草梢清热解毒。

加味　加黄连、黄芩、牡丹皮、莲子心、重楼、山豆根加强清心凉血解毒的作用；山慈菇、夏枯草可散瘀消肿解毒，本方较多用于肿瘤初期等候病理学检查结果及等候手术时。

2. 热毒蕴结

证候　肿物硬，增大凸起，舌体活动不灵，边缘不整，灼热疼痛，可有糜烂出血或脓臭腥秽；口干口苦，大便秘结，舌红，苔黄，脉弦数。

治法　清热泻火，解毒散结。

方药　黄连解毒汤合五味消毒饮。

方解　本方为清热解毒、凉血散结而设。方中黄连清上焦火、黄芩清中焦火、黄柏清下焦火，更有栀子清泻三焦之火，并可导热下行；金银花为清热消痈之要药，蒲公英、紫花地丁、野菊花、天葵子可清热解毒，消痈散结凉血。

加味　加贝母、北豆根、夏枯草、玄参、穿山甲可化痰解毒，软坚散结消肿。

3. 气滞血瘀

证候　肿物大，舌体被固定，形如莲花外翻，或溃疡深，污秽恶臭，甚易出血，更有甚者透舌穿腮颈肿，疼痛明显，进食困难；伴有面色晦暗，舌质暗淡或有瘀点，舌下脉络迂曲青紫，脉涩或弦。

治法　活血化瘀，解毒散结止痛。

方药　桃红四物汤加味。

方解　本方为祛瘀血化毒散结而设。方用生地黄、熟地黄、赤芍、当归、川芎活血行血，补血和血，更有桃仁、红花活血祛瘀止痛。

加味　三七、牛膝、山慈菇、半枝莲、白花蛇舌草，可增强其活血破血、祛瘀抗癌的功效。

4. 气血两虚

证候　肿瘤术后或放疗化疗后，面色苍白无华，头晕目眩，消瘦乏力，气短懒言，动辄汗出，舌质淡，舌体胖有齿痕，脉沉细无力。

治法　益气养血，扶正固本。

方药　八珍汤加味。

方解　本方为由肿瘤放化疗或手术所致的气虚血亏者而设。方用四君子汤补气，四物汤补血。人参大补元气，熟地黄滋阴补血，白术补气健脾，当归补血和血，茯苓健脾养心，芍药养血敛阴，川芎行气活血，炙甘草益气和中调和诸药，姜、枣调脾胃，可助气血化生。

加味　可加生黄芪、肉桂，谓之十全大补汤，加强温补气血之功。加浮小麦、五味子以益气生津，除烦敛汗。

（六）预防调护与预后

清除可能损伤舌体的刺激因素。保持身心健康，戒除烟酒，禁食过热的食物，细嚼慢咽，改正进食不良习惯。对于长期不愈合的溃疡、糜烂及舌部的增生、结节有所增大或形态改变时，应提高警惕，必要时进行活检。

舌部具有丰富的淋巴管和血液循环，机械运动频繁，故舌癌易发生转移。舌癌恶性程度一般较高，故晚期舌癌预后较差。

二、牙　龈　癌

牙龈癌（carcinoma of gingival）是很常见的口腔癌，发病率居口腔鳞癌的第二位或第三位。其生长缓慢。下牙龈较上牙龈多，男性多于女性。发病年龄多为40～60岁。

本病属中医学“牙岩”范畴。

（一）病因病理

牙龈癌多为分化程度较高的鳞状细胞癌。

（二）临床表现

本病以溃疡型最多见，主要症状为牙龈肿大或溃烂、出血、牙松动。侵及神经可发生感觉异常；当侵犯磨牙后区和口咽部时可有张口受限。侵犯上颌窦或鼻腔可有鼻塞；波及上唇底部或鼻翼时，局部皮肤浸润、发红。可呈外生性溃疡，溃疡表面污秽，易出血，常侵及牙槽突、牙和颌骨；牙龈癌还可表现为龈瘤型，增生外凸的牙龈肿物表面溃烂，个别呈疣状或桑葚样。牙龈癌多发生区域淋巴结转移，下牙龈癌较上牙龈癌转移早，且较为多见。远处转移较少见。

（三）诊断与鉴别诊断

典型的溃疡型病变，不难诊断。上牙龈癌应与上颌窦癌相鉴别。

病变较小的龈瘤型牙龈癌，应与牙龈瘤及血管性牙龈瘤相鉴别。

（四）治疗原则

本病治疗以外科手术切除为主要手段。下牙龈癌仅波及牙槽突者，应在病变外1cm处将原发灶和颌骨行方块切除，可保持颌骨的连续性，如癌瘤已侵犯颌骨，应将原发灶和颌骨部分或一侧切除；下牙龈癌颈淋巴结转移率较高，一般主张行颌、颈联合根治术。上牙龈癌需上颌骨全切除或次全切除。如癌瘤已波及上颌窦内，一般应行一侧上颌骨全切除术。如有颈淋巴结转移，可分期或同期行颈淋巴根治术；早期牙龈癌也可采取低温治疗。

（五）中医辨证论治

中医治疗牙龈癌可参照舌癌的辨证分型和治疗。本病一般以热毒蕴结、痰浊凝滞较多见。牙龈属阳明经所行经之处，其可加入升麻作引经药。

（六）预防调护与预后

保持口腔卫生，尽早治疗牙周疾病，尽量避免对牙龈的不良刺激。

由于高分化牙龈癌较多，远处转移较少，早期手术后一般预后较好。

三、颊黏膜癌

颊黏膜癌（carcinoma of buccal mucosa）也是较常见的口腔癌，多发于 40～60 岁，男性比女性多见。

（一）病因病理

颊黏膜癌多为中等分化程度的鳞癌，少数为腺癌和恶性多形性腺瘤，发病与物理或化学因素的局部刺激和某些癌前病变有关。

（二）临床表现

本病常发生于磨牙区附近，以溃疡型表现多见。生长快，向深处浸润，穿过颊肌及皮肤，可出现破溃。癌瘤向上或向下可侵犯龈颊沟和牙槽骨，向后侵犯可累及翼下颌韧带和软腭，导致张口受限，累及颏孔区可引起下唇麻木。颊黏膜癌多转移至同侧下颌下腺和颈深淋巴结，有时也可转移至腮腺淋巴结，远处转移者少见。

（三）诊断及鉴别诊断

典型的颊黏膜癌不难诊断，但要确定癌前病变和慢性溃疡，特别是结核性溃疡是否恶变，需进行活体组织病理学检查。

（四）治疗原则

本病治疗首选手术治疗为主的综合治疗。西医治疗早期颊黏膜癌需采取手术治疗。中晚期患者采用综合治疗。小范围早期颊黏膜癌也可采用放射治疗或激光、冷冻治疗。

（五）中医辨证论治

颊部是手阳明大肠经、足阳明胃经、足厥阴肝经、手太阳小肠经、手少阳三焦经所行经之地，其病较复杂多变，中医治疗颊黏膜癌在参照舌癌的辨证分型和治疗时，还应注重情志郁结，气机不畅，脾虚肝郁血瘀之证。

本病肝郁脾虚证的证候及治疗如下。

证候　颊部肿物溃疡糜烂，基底凹凸不平，边缘不整，疼痛明显。伴有性急易躁或抑郁心烦，胁肋胀痛，月经不调，口淡无味，不思饮食，大便溏，舌色暗淡，舌体胖大有齿痕，脉弦细涩。

治则　健脾理气，疏肝化郁。

方药　逍遥散合柴胡疏肝散。

方解　本方为调理气机，解郁祛瘀，疏肝健脾而设。方中柴胡疏肝解郁，当归、芍药、川芎补血活血，养阴调肝止痛，白术、茯苓健脾益气除湿，陈皮、香附、枳壳行气理气，炙甘草益气调和诸药。

（六）预防调护与预后

保持心情愉悦及身心健康，以清淡饮食为主，加强营养，适当锻炼，提高抗病能力。戒除烟酒，禁食过热的食物，避免各种对黏膜的刺激，避免黏膜咬伤。对于长期不愈合的溃疡、糜烂及增生、结节发生突然增大或形态改变时，应及时取活体组织进行病理学检查，以防溃疡或癌前病变等恶变。早期发现，早期治疗。

颊黏膜癌在口腔癌中的预后相对较差。

四、唇　　癌

唇癌（lip cancer）是指仅发生于唇红黏膜的原发性癌肿。唇部内侧黏膜的癌肿属颊黏膜癌，唇部皮肤的癌肿属皮肤癌。唇癌多发生于 50 岁以上，男性明显多于女性，下唇癌明显多于上唇癌，多以唇红缘中外 1/3 处为好发部位。

本病属中医学“唇茧”范畴，又称为“白茧唇”或“茧唇风”，是发生于唇部的岩肿，因其外形似蚕茧而得名。

（一）病因病理

唇癌以鳞癌多见，腺癌和基底细胞癌很少见。绝大多数病例为分化良好的鳞癌。病因尚未明确，可能与吸烟、日光中紫外线照射有关，部分有癌前病变史或与癌前病变同时存在。长期的局部慢性刺激或白斑等慢性病变经久不愈，或过食辛辣肥甘厚味，或思虑过度，或劳伤精血等，可致心脾积热，湿热化痰，火毒循经上攻于唇凝结；或阴虚火旺，相火上炎，炼液成痰，虚火痰毒循经蕴结于唇而发生本病。

（二）临床表现

早期为疱疹状结痂的肿块，或局部黏膜增厚，随后出现火山口状溃疡或菜花样肿块，生长缓慢，无自觉症状，可侵及周围皮肤黏膜及深层肌组织，晚期可波及口腔前庭及颌骨。下唇可向颏下及颌下淋巴结转移，上唇向耳前颌下及颈淋巴结转移，上唇癌转移较下唇癌早。

（三）诊断与鉴别诊断

唇癌位居表浅，容易被发现，诊断亦不困难。经久不愈的唇黏膜表面凹陷性溃疡需经活体组织病理学检查以明确诊断，并能及时判断癌前病变是否恶变。

应与慢性唇炎（唇风）相鉴别：唇炎以下唇常见，初起发痒，色红伴肿，但肿不高突，表面干燥，可有细小的裂口，易出血，因皮裂而疼痛较剧烈，其基底部不坚硬，无溃烂或菜花样改变。

（四）治疗原则

尽早去除病灶，施以手术为主的综合治疗。早期病变较小的唇癌采用激光治疗、低温冷冻治疗、放射治疗或手术治疗均可取得较好的疗效。

（五）中医辨证论治

1. 脾胃炽热证

证候　唇肿坚硬大，痂皮多如蚕茧，或干燥皱裂，裂口糜烂渗水流血，灼热疼痛，伴口渴咽干，口臭，大便秘结，小便黄，舌质红，苔黄厚，脉数。

治法　清热泻火，解毒化痰。

方药　凉膈散合清胃散。

方解　本方为清热泻火，解毒化痰而设。方中连翘清解上焦之毒，黄连、黄芩、栀子、淡竹叶、薄荷清热解毒，既可疏散上焦之火又可清泻胃腑之热，梅子能引热下行，川大黄、朴硝泻火通便，使中焦燥热郁结得泻，生地黄、牡丹皮、当归可滋阴凉血，消肿止痛，升麻引药入脾、胃经，可清热解毒升阳，炙甘草调和诸药，缓大黄、朴硝泄泻之急。

加味　可酌加土茯苓、僵蚕、半枝莲、七叶一枝花、川贝母、夏枯草等以健脾利湿、解毒抗肿瘤，若伴有心烦失眠、口渴面赤之心火上炎证，可加木通清利小肠，使心火下泻。

也可用中成药犀黄丸，每次口服 3～6g，每日 2 次。

2. 阴虚火旺证

证候　唇肿硬块溃烂呈菜花状，疮面色紫暗污秽，时流血水，痛如火燎，伴腰膝酸软，五心烦热，两颧潮红，头晕耳鸣，舌红，无苔，脉细数。

治法　滋阴降火，凉血解毒。

方药　知柏地黄汤加味。

方解　方中熟地为君滋阴补肾，山萸肉补肝肾，山药补脾肾，为三阴并补；泽泻利湿泻浊，牡丹皮清泻虚火，茯苓健脾渗湿，为三泻，知母、黄柏可加强滋阴降火之力。

加味　可酌加石斛、天花粉、紫草滋阴凉血，生津清热。

（六）预防调护与预后

注意口腔卫生，忌吸烟。积极治疗唇部口腔白斑、结节、增生或赘生物，对唇部皮炎、湿疹等病变也应积极治疗，以防恶变。

早期的唇癌手术后预后良好。

五、黏液表皮样癌

黏液表皮样癌（mucoepidermoid carcinoma）是涎腺恶性肿瘤中最常见的一种。

（一）病因病理

黏液表皮样癌的肿瘤实质由黏液细胞、表皮样细胞和中间细胞构成。根据黏液细胞的比例、细胞的分化、有丝分裂象等分类，低分化黏液表皮样癌属高度恶性肿瘤。

（二）临床表现

黏液表皮样癌发于涎腺。高分化者较多，与多形性腺瘤症状相似，生长缓慢，为无痛性肿块，质地中等偏硬，大小不等，边界清楚或不清楚，表面可呈结节状。低分化黏液表皮样癌生长较快，可有疼痛，边界不清楚，可与周围组织粘连，发生于腮腺的黏液表皮样癌常累及面神经，淋巴转移较多，还可出现血行转移。

（三）诊断与鉴别诊断

根据临床表现和 B 超、CT、MRI 检查进行诊断。

高分化黏液表皮样癌与多形性腺瘤应予鉴别。

位于腭部或磨牙后区的高分化黏液表皮样癌部分可呈囊性，表面呈浅蓝色，应与黏液囊肿鉴别。

（四）治疗原则

本病治疗以手术治疗为主。西医治疗高分化黏液表皮样癌手术切除时可考虑尽量保留面神经，术中用冷冻的方法，或结合术后放疗等综合疗法进行。

（五）预后

高分化黏液表皮样癌为低度恶性肿瘤，手术为保留面神经，肿瘤切除不彻底者可能复发，但淋巴转移或血行转移较少，预后较好。低分化黏液表皮样癌较前者少见，但其术后易复发，预后差。

第九章

神经系统疾病

第一节 三叉神经痛

三叉神经痛（trigeminal neuralgia，TN）是指在三叉神经某分支区域出现的阵发性剧烈的疼痛。疼痛历时数秒至数分钟，间歇期无症状，周期性发作，病程较长，主要见于中老年女性，以单侧多见。在临床上三叉神经痛通常分为原发性和继发性两种。原发性三叉神经痛系指无神经系统体征，在三叉神经分布的区域感觉、运动正常；应用检查未发现明显的与发病相关的器质性病变。继发性三叉神经痛是指由于机体的其他病变累及三叉神经所致，此型可见明确的病因。

三叉神经痛在中医上归为“面痛”，又称“面风痛”“面颊痛”。

（一）中医病因病理

1. 寒凝经脉

寒邪侵袭，积久不散，阻于经脉，导致气血凝滞，不通则痛。

2. 肝经实火

情志不舒导致肝失条达，肝气郁结，日久化火；或郁怒伤肝，肝阳上亢，肝经实火循经上扰清窍，出现面痛。

3. 肝肾阴虚

先天禀赋不足，或者年老体弱，或者房劳过度而致肾阴亏损。

（二）西医病因病理

1. 周围病变学说

目前多数学者认为三叉神经痛可能与颅内三叉神经感觉根受压、颌骨炎症性感染灶、局部缺血、颅后窝血管袢压迫三叉神经脑池段等有关。

2. 中枢病变学说

有学者在研究中发现，三叉神经痛发作时感觉神经中枢有癫痫样放电现象，可能由三叉神经系统的传出机制失控引起，且其神经周围支并未出现特有的病理变化，因此认为三叉神经痛可能是中枢病因。

（三）临床表现和分类

本病的主要表现是在三叉神经某分支区域内突然发生闪电样、极其剧烈的疼痛，疼痛可自发，也可由轻微的刺激“扳机点”而引起。所谓“扳机点”是指在三叉神经分支区域某个固定的局限的小块皮肤或黏膜特别敏感，对此点稍加触碰，立即引起疼痛发作，“扳机点”常位于牙龈、牙、上下唇、鼻翼、口角及颊部黏膜等处。疼痛先从“扳机点”开始，然后迅速扩散到整个神经分支区。“扳机点”为一个或两个以上，取决于罹患分支的数目。

疼痛为电击、针刺、刀割或撕裂样剧痛。有些患者疼痛牵涉牙时，常疑为牙痛而坚持要求拔牙，故不少三叉神经痛患者有拔牙史。疼痛发作时还常常伴有颌面表情肌痉挛性抽搐、口角牵向患侧。有时还可出现痛区皮肤潮红、结膜充血或流泪、出汗、流涎以及患侧鼻腔黏液增多等。阵痛发作多在白天，每次持续约数秒、数十秒或 1～2 分钟后又骤然停止。开始和停止都很突然。两次发作之间称间歇期，间歇期无任何疼痛症状。只有少数病例在间歇期面部有轻钝痛。

本病早期阵痛持续时间短，间歇期长，发作次数少。随着疾病的发展，发作逐渐频繁，间歇期亦缩短。由于剧痛难忍，少数患者有自杀倾向。

疼痛每次持续数周或数月，间歇期可为数天甚至数年。本病很少有自愈者。一般在春、冬季节容易复发。

原发性三叉神经痛患者无论病程长短，神经系统检查无阳性体征发现，罹患分支区域内的痛觉、触觉和温度觉的感觉功能和运动支的咀嚼功能仍保持正常。

继发性三叉神经痛常呈持续性疼痛，临床上可伴有面部皮肤感觉减退、角膜反射减退、听力降低等神经系统阳性体征。

（四）诊断与鉴别诊断

1. 诊断要点

依据病史及疼痛的部位、性质、发作表现和神经系统无阳性体征，一般可明确诊断原发性三叉神经痛。检查时找出“扳机点”具有重要意义。在初步确定疼痛的分支后，用 1%～2%的普鲁卡因于神经孔处做阻滞麻醉，以阻断相应的神经干，这属于诊断性质的封闭。

继发性三叉神经痛的疼痛可不典型，常呈持续性，一般发病年龄较小。检查时，在三叉神经分布区域内可出现神经功能性改变。

磁共振血管造影（magnetic resonance angiography，MRA）和磁共振断层血管成像（magnetic resonance tomographic angiography，MRTA）还可分辨责任血管的形态、来源及与神经压迫的关系。

2. 鉴别诊断

（1）与牙源性疾病引起的疼痛鉴别

急性牙髓炎引起的疼痛为阵发性，夜晚加剧，对冷热刺激敏感，有病灶牙存在；急性牙周膜炎、急性智齿冠周炎、颌骨骨髓炎或拔牙后伤口感染等的颌面痛为持续性，口内有病灶存在，均无“扳机点”。

（2）与偏头痛鉴别

偏头痛以反复发生的偏侧或双侧头痛为特征，为发作性神经-血管功能障碍，每次发作持续数小时或更长，痛区超出三叉神经分布范围，常伴有恶心、呕吐。

（3）与副鼻窦炎鉴别

如急性上颌窦炎、额窦炎等，多在流行性感冒后发生，继急性鼻炎之后可有嗅觉障碍、流大量黏液脓性鼻涕、鼻阻塞，疼痛呈持续性，局部有红肿、压痛及炎性表现。

（4）与舌咽神经痛鉴别

舌咽神经痛为舌咽神经分布区域的阵发性剧痛，多见于男性。疼痛性质与三叉神经痛相似，但疼痛部位在咽后壁、舌根、软腭、扁桃体、咽部及外耳道等处。疼痛常因吞咽、讲话而引起；睡眠时也可发作，这种情况在三叉神经痛时少见。可用 1%～2%丁卡因喷雾喷于咽部、扁桃体及舌根部，如能止痛即可确诊。

需注意的是，舌咽神经痛与三叉神经痛可同时发病。当三叉神经第三支痛且伴有舌咽神经痛时，应特别注意与舌咽神经痛相鉴别。如当第三支完全麻醉后而疼痛仍不能缓解时，应考虑舌咽神经痛的可能；再用丁卡因喷雾喷于舌咽神经分布区域，如疼痛缓解即可做出诊断。

（五）西医治疗

1. 原则

本着循序渐进的原则，首先选择对机体无损害性或损害性最小的治疗方法，治疗无效时，再依次选择神经撕脱、半月神经节温控热凝等。只有当这些方法均无效时才考虑行颅内手术。继发性三叉神经痛则应针对病因治疗。

2. 治疗

（1）药物治疗

1）卡马西平（酰胺咪嗪、痛痉宁）：止痛效果明显。治疗时从小剂量开始。开始时，口服，每次 100mg，每日 2 次。如不能止痛，逐渐增加剂量，每天增加 100mg，直到能控制疼痛为止。维持 2 周以上，再逐渐减量，找出其最小的有效剂量作为维持剂量服用。最大剂量可用到每日 1200mg，如果仍无效则需要考虑其他治疗手段。

2）新一代奥卡西平：止痛疗效明确，不良反应少。奥卡西平的口服剂型为每片 300mg，每次 1 片，每日 2～4 次，每周评价疼痛缓解程度，调整药量直至疼痛有效控制，并维持 2～4 周。

3）苯妥英钠（大仑丁）：口服，每次 100mg，每日 3 次。极量为每日 600mg。

4）氯硝西泮：口服，每次 1～2mg，每日 3～4 次。

5）山莨菪碱（654-2）：口服，每次 5～10mg，每日 3 次。

（2）封闭疗法

用 1%～2%普鲁卡因行疼痛神经支的阻滞麻醉，也可用 1%～2%普鲁卡因 0.5～1ml 加维生素 B，200～500μg 做神经干或穴位封闭，每日 1 次，10 次为 1 个疗程。

（3）注射疗法

将乙醇或其他化学药物直接注射到三叉神经的周围支、神经干或半月神经节内，使注射部位的神经组织发生凝固性坏死，阻断神经传导，致使三叉神经分布区域内的感觉丧失，从而达到镇静、止痛的目的。

（4）手术治疗

1）神经周围支撕脱术：采用手术的方法切断或截除一段经过“扳机点”等定位的三叉神经周围支，以中断痛觉的传导而达到止痛的目的。

2）三叉神经感觉根部分切除术：手术在颅底翼腭窝或圆孔处切断神经并将周围支部分切除，阻断神经传导达到止痛的目的。

（5）温控射频热凝术

选择性行卵圆孔、眶上孔、眶下孔射频热凝术治疗三叉神经痛，毁损参数掌握在温度 55～75℃，热凝时间 2～5 分钟，通过程序温控的方法，选择性破坏三叉神经痛觉纤维。

（六）中医辨证论治

1. 寒凝经脉证

治法 祛风散寒，通络止痛。

方药 川芎茶调散加味。

方解 本方祛风散寒止痛。方中川芎辛香走窜，上行头目，祛风止痛，为治头痛之药；羌活、白芷、细辛、藁本发散风寒、散寒止痛；荆芥、防风、薄荷辛散上行、清利头目。

加味 疼痛日久，久病入络者，可加地龙、全蝎通经活络止痛；遇寒痛甚，加熟附片、麻黄。

2. 肝经实火证

治法 清肝泻火，通络止痛。

方药 龙胆泻肝汤加味。

方解 本方清泻肝胆实火、清利肝胆湿热。方中龙胆清泻肝胆实火；黄芩、栀子清热燥湿泻火；泽泻、木通、车前子清利湿热；生地黄、当归滋阴养血；柴胡疏畅肝胆气机，引诸药归经肝胆。

加味 若面赤、烦躁，加郁金、黄柏；大便秘结，加大黄、芒硝（冲服）。

3. 肝肾阴虚证

治法 补益肝肾，通络止痛。

方药 杞菊地黄丸加味。

方解 本方滋阴补肾，养肝明目。方中枸杞子入肝养血明目，入肾补精生血；菊花清肝明目；熟地黄、山萸肉、山药滋阴补肾；泽泻、茯苓、牡丹皮清泻相火。

加味 烦热、盗汗，加知母、地骨皮、五味子；心悸、失眠，加酸枣仁、龙骨、珍珠母。

（七）中西医预防与康复

1）饮食宜清淡，忌腥味与辛辣，少食膏粱厚味、刺激性食物，不饮酒，不吸烟，不饮咖啡。

2）间歇期护理：①利用疼痛发作后的间歇期清洁颌面、口腔，保持个人卫生，避免其他疾病的发生。②用温水洗脸、刷牙，避免冷水刺激。③注意气候变化，避免风吹、寒冷气候对颌面部的刺激。外出时戴口罩或头巾。④尽可能避免诱发疼痛的机械动作。

3）保持乐观情绪，避免急躁、焦虑等情绪诱发疼痛。三叉神经痛为慢性疼痛综合征，其发生、发展常与心理因素（如抑郁、焦虑等情绪障碍）同时存在，故有人主张用心理治疗（如放松）与生物反馈、认知与行为疗法、催眠止痛、行为疗法、关怀模式等配合综合治疗，以利于改善患者的病情。

参考文献

樊素江，2019. 针灸疗法佐治三叉神经痛38例临床观察［J］. 国医论坛，34（2）：40-41.

高觉民，2019. 三叉神经痛的中西结合治疗［C］//中国中西医结合学会神经外科专业委员会. 中国中西医结合学会神经外科专业委员会第六届学术大会暨广东省中西医结合学会神经外科专业委员会2019年学术年会及继续教育学习班论文汇编. 广州：中国中西医结合学会神经外科专业委员会：5.

刘雁，张锦，2019. 中西医结合治疗原发性三叉神经痛的疗效及对相关指标的影响［J］. 菏泽医学专科学校学报，31（1）：61-64，85.

第二节　面神经麻痹

面神经麻痹（facial paralysis）是以颌面表情肌群运动功能障碍为主要特征的一种常见病。急性发作的、特发性的单侧周围性面神经麻痹是一种自限性、非进行性、可自发性缓解、不危及生命的疾病。根据引起面神经麻痹的损害部位不同，分为中枢性面神经麻痹和周围性面神经麻痹两种。本节重点讨论周围性面神经麻痹。

周围性面神经麻痹亦称“贝尔面瘫”或“贝尔麻痹（Bell’s palsy）”，是一种不能肯定病因的不伴有其他体征或症状的单纯性周围性面瘫。一般认为是经过面神经管的面神经部分发生急性非化脓性炎症所致。据统计，本病患病率约为 425.7/10 万。任何年龄都可发病，男女发病率无差异，孕妇发病率较高。

本病相当于中医学的“面瘫”，属于中医“口僻”“口眼㖞斜”等范畴。

（一）中医病因病机

1. 风邪侵袭

正气不足，脉络空虚，卫外不固，风寒之邪入中面部经络，致面部经络阻滞，筋脉拘急，而出现口眼㖞斜。

2. 气血亏虚

素体脾胃虚弱，气血生化无源；或平素气血亏损，导致筋脉失养，肌肉纵缓不收，因而出现口眼㖞斜。

3. 风痰阻络

素体气虚，伏有痰饮；或气机不畅，痰浊内聚，外遇风邪，风痰互结，上扰头面脉络，导致血气运行不利，筋脉失却濡养而发为面瘫。

（二）西医病因病理

1. 病毒感染因素

由于一部分贝尔面瘫患者发病时伴有发热、鼻塞、咽痛、口唇疱疹等类似上呼吸道病毒感染的症状，因此，学者们怀疑贝尔面瘫的发生可能与病毒感染有关。

2. 寒冷因素

面神经麻痹常在局部受冷风吹袭或着凉后发生，可能是因寒冷引起营养面神经的血管痉挛，导致神经缺血、水肿、受压和毛细血管的损害而发生水肿；水肿可能继发于缺血和炎症，进一步加重神经受压和阻碍淋巴与血液的流通，形成恶性循环而导致面瘫。

3. 缺血因素

由于某种原因引起血管运动神经反射、神经营养血管收缩，致使供血区缺血，导致组织水肿，压迫神经引起面瘫。这些机制可相互联系，相互影响。

4. 其他

本病还与机体免疫力降低、遗传、妊娠、糖尿病神经病变、血管压迫、面神经管的先天性狭窄等因素有关。风湿性面神经炎和茎乳突孔内的骨膜炎产生的面神经肿胀、受压，导致血液循环障碍也可出现面神经麻痹。

（三）临床表现

本病多为单侧发病。起病急，发病前可无自觉症状，常于洗脸、漱口时发现口角㖞斜；或因面瘫而被他人发现。病程进展迅速，在 2 天内达到高峰。

面瘫的典型表现为患侧表情肌瘫痪，静态时额纹、眼裂、鼻唇沟、口角不对称，额纹消失不能皱额、蹙眉、闭目，鼻唇沟变浅，露齿或苦笑时明显，不能鼓腮及吹口哨；动态时颦额、皱眉、闭目、示齿等面部表情不对称，口角向健侧偏斜，部分患者可有耳颞部疼痛。可以有患侧泪液分泌减少、舌前 2/3 味觉减退、听觉过敏；声导抗检查可以发现镫骨肌反射消失等。嘱其闭目时瘫痪侧眼球向上方转动，露出白色巩膜（此称为“贝尔现象”）、眼结膜充血和流泪。其中前额纹消失与不能蹙眉是贝尔面瘫或周围性面瘫的重要临床表现，也是与中枢性面瘫鉴别的主要依据。

面瘫的症状还取决于损害的部位。如发生在茎乳孔外，一般不发生味觉、泪液、唾液、听觉等方面的变化。但如同时出现感觉功能与副交感功能的障碍时，则所出现的症状对损害的发生部位具有定位意义。因此，临床上有必要进行味觉、听觉及泪液检查。

（四）诊断与鉴别诊断

1. 诊断要点

根据急性起病而无特殊病因及典型的周围性面瘫的症状，可以确诊。同时可根据味觉、听觉及泪液检查结果，明确面神经损害的部位，从而做出相应的定位诊断。

2. 鉴别诊断

（1）与核上性面瘫鉴别

病变位于面神经核以上与大脑皮质之间，亦称“中枢性面神经麻痹”。中枢性面神经麻痹表现为面上部肌肉运动存在，颦额、闭眼、抬眉功能正常，而面下部肌肉瘫痪，不能完成耸鼻、示齿、鼓腮等动作，但味觉、泪腺分泌、唾液分泌等功能正常，常伴有患侧肢体瘫痪。

（2）与核性面瘫鉴别

此病虽属周围性面神经病变，但病变部位在脑桥或脑干实质内，常为占位性病变、炎症或血管性病变，故除有患侧面肌瘫痪外，还可能有展神经及其他脑神经症状。

（3）与其他疾病鉴别

本病还应与中耳炎、损伤、听神经瘤、腮腺疾病等引起的面神经麻痹鉴别。需注意有无耳流脓史、外伤史、听觉障碍、腮腺病变等。对不能确定的患者可以进行临床听力学、前庭功能及头颈部影像学检查，以进一步排除其他中枢神经系统疾病或耳部、颅后窝疾病，对于反复发生的面神经麻痹，应通过颞骨 CT 扫描或 MRI 检查，以排除面神经肿瘤。

（五）西医治疗

1. 原则

本病治疗原则为改善局部血液循环促使局部水肿、炎症消退。

2. 治疗

（1）药物治疗

1）激素类药：地塞米松 5～10mg，静脉滴注，每日 1 次，一般用药 4～7 天。或泼尼松 30～60mg，口服，每日 1～2 次，连续服用 2～3 天，以后即逐渐减量，一般连续使用激素不超过 10 天。

2）维生素类药：维生素 $B_1$100mg，肌内注射，每日 1 次；维生素 B_{12}1000μg，肌内注射，每日 1～2 次。

3）加兰他敏：在面瘫恢复期使用。一般剂量为每次 2.5～5mg，肌内注射，每日 1 次。

4）血管活性药物：烟酸，口服，每次 50mg，每日 3 次；或地巴唑，口服，每次 100mg，每日 3 次。

5）抗病毒治疗：面神经麻痹发病早期（3 日以内）在服用激素治疗的同时，加用阿昔洛韦或其他抗病毒药物联合治疗可获得最佳疗效。中重度面神经麻痹患者在发病 1 周内（理想时间是在 72 小时内）应给予口服阿昔洛韦或伐昔洛韦和泼尼松的联合治疗。

（2）理疗

可给予超短波透热疗法或红外线照射茎乳孔部。

（3）高压氧

可减轻神经肿胀，降低神经管内压力，改善受损神经纤维的缺氧状态。

（4）面神经减压术

面神经麻痹 2 周之内面神经变性>90%，且肌电图（EMG）检查没有运动单元电位的患者行膝状神经节近端的面神经减压术可提高疗效。在发病 2 周内发生完全性面瘫的患者，推荐行面神经减压术。

（六）中医辨证论治

1. 风寒侵袭证

治法　疏风散寒，温经通络。

方药　桂枝汤合牵正散加味。

方解　前方发散风寒，调和营卫；后方祛风止痉，活络止痛。方中桂枝散寒通络，解肌发表而驱在表之风寒；芍药益阴敛营；白附子辛温燥烈，善行头面，长于止痉、驱头面风寒；白僵蚕、全蝎祛风止痉，通络散结。

2. 气血亏虚证

治法　补益气血，舒筋活络。

方药　圣愈汤或八珍汤加味。

方解　本方补益气血。方中人参、白术益气补脾；熟地黄、当归补益阴血；白芍养血敛阴；川芎活血行气；生姜、大枣调和脾胃；炙甘草调和诸药。

加味　久病入络者加地龙、全蝎；久病，阴血不足、气滞血瘀、瘀血阻络者加川芎、桃仁、红花等。若颈项强直，加葛根；若口中烦渴，加黄芩、生地黄。

3. 风痰阻络证

治法　祛风化痰，通络开窍。

方药　导痰汤合牵正散加味。

方解　前方燥湿化痰，行气开郁；后方祛风止痉，活络止痛。方中半夏、天南星燥湿化痰，橘红、枳实行气化痰；茯苓健脾渗湿；白附子辛温燥烈，善行头面，长于止痉、驱头面风寒；白僵蚕、全蝎祛风止痉、通络散结。

加味　可加黄芪、地龙、鸡血藤益气活血通络。

（七）中西医预防与康复

1）做好面部保暖和护理。

a. 嘱患者注意保暖，避免感冒和面部直接吹冷风，晚间睡觉避开窗户或关窗户。

b. 指导患者热敷和按摩患侧面肌，用温湿毛巾热敷面部，每天 2～3 次。

c. 可自行对着镜子做皱眉、闭眼、鼓腮、叩齿等动作，每天 2～3 次，预防肌肉萎缩。

2）做好眼部护理。

a. 减少用眼，外出时可戴墨镜。

b. 不能用脏手帕擦眼。

c. 临睡前使用金霉素眼膏或有润眼、消炎作用的眼药水。

3）饮食宜清淡。

4）保持心情舒畅。

参 考 文 献

阮贵基，赵文凤，吕光耀，2020. 特发性面神经麻痹的中西医结合诊疗相关问题［J］. 中国临床医生杂志，48（4）：391-394.

王若君，张军，2018. 中西医结合治疗面瘫临床疗效的 Meta 分析［J］. 湖南中医杂志，34（6）：140-143.

张伟，张波，2019. 中西医结合治疗周围性面神经麻痹的临床研究［J］. 世界最新医学信息文摘，19（71）：295-296.

第三节 面 肌 痉 挛

面肌痉挛（facial spasm）亦称为“面肌抽搐症”，为一种阵发性不规则半侧面部肌肉的不自主抽搐或痉挛的病症。症状表现为中度抽搐到明显毁损面容的严重痉挛，通常发生于一侧面部，以眼、口角部多见。紧张、过度疲劳、讲话、强光及咀嚼可为激发症状的诱因，有的继发于面神经麻痹。多中年后起病，男女均可发病。

本病属中医学“痉病”“风证”范畴。

（一）中医病因病理

1. 风痰阻络

平素饮食不节，过食肥甘厚味，脾失健运，湿聚成痰，痰湿积聚，蕴热生风，风痰相结，上扰头面而致颜面抽搐。

2. 气血两虚

脾胃虚弱，气血生化无源，或素体气血不足，而致气血两虚，筋脉肌肉失却荣养，颜面肌肉抽搐。

3. 肝风内动

久病肾阴不足，水不涵木，肝阳偏亢，肝风内动；或情志不舒，肝气失调，肝血不足而致筋脉失养，肝风上扰面部脉络，导致面肌抽搐。

（二）西医病因病理

面肌痉挛的病因目前尚不明了。1962 年 Gardner 提出面神经根血管压迫病因学说，认为面神经根受责任血管压迫发生脱髓鞘变，神经纤维之间冲动发生短路而引起本病。如脑桥小脑角的动脉压迫面神经根可引起面神经痉挛；脑桥小脑角的非血管占位病变（如肉芽肿、肿瘤和囊肿、炎性占位、动脉瘤、蛛网膜粘连等因素）亦可产生面肌痉挛；一些全身疾病（如多发性硬化、家族性面肌痉挛等）也可引起。一般认为，其病理变化大都存在面神经的脱髓鞘改变，导致面神经核内产生异常兴奋灶。

有些病例属面神经麻痹后遗症，当面神经麻痹未能完全恢复时，常可产生瘫痪肌的痉挛或联带运动。

（三）临床表现

以往认为原发性面肌痉挛女性发病多于男性，近几年统计表明发病与性别无关，且多在中年发病。抽搐开始多起于下睑，以后逐渐扩展至同侧其他颜面部，其中以口角肌的抽搐最为明显。本病多发于一侧，双侧发病者极其少，肌肉抽搐的程度轻重不等，可因精神紧张或疲倦而加剧，尤以讲话、微笑时明显，严重时可呈痉挛状态。睡眠时停止发作，少数病例抽搐发作时伴有面部轻度疼痛。个别病例尚可出现头痛、患侧耳鸣等。有的可伴有同侧舌前味觉的改变。神经系统检查无其他阳性体征。晚期病例可伴有面肌轻度瘫痪。本病为缓慢进展的一种疾病，一般不会自愈。

（四）诊断与鉴别诊断

1. 诊断要点

根据患者具有单侧面肌阵发性、不自主、无痛性的抽动，不伴有其他神经系统的阳性体征，脑电图正常，肌电图可见肌纤维震颤和肌束震颤波，便可诊断。

2. 鉴别诊断

（1）与继发性面肌痉挛鉴别

颅内疾病（如脑桥小脑角肿瘤、脑干脑炎、延髓空洞症、颅脑损伤）均可出现面肌抽搐，但往往伴有其他脑神经损害症状，如同侧的面痛及面部感觉减退、听力障碍等。

（2）与癔症性眼睑痉挛鉴别

癔症性眼睑痉挛常见于中年以上的女性患者，但多发生于两侧，仅发生眼睑的痉挛，而颜面下部肌正常，尚伴有其他癔症症状。

（3）与 Meige 综合征鉴别

Meige 综合征也称为“睑痉挛-口下颌肌张力障碍综合征”，表现两侧睑痉挛，伴口、舌、面肌、下颌、喉和颈肌肌张力障碍，多见于老年女性。

（五）西医治疗

1. 原则

西药与中药联合治疗，以保守治疗为主，对长期不愈者可手术治疗。

2. 治疗

（1）药物治疗

药物治疗适用于轻症或早期病例。可采用各种镇静、安定、抗癫痫药，如苯巴比妥、氯氮䓬、地西泮、苯妥英钠、卡马西平等。其对部分病例有效，尤其是发病初期的病例效果较好。随着病情的进展，虽加大剂量也难以维持。同时还需注意药物的副作用，如嗜睡、乏力、眩晕、共济失调、精神抑制等。

（2）物理治疗

可采用红外线照射、药物离子导入、磁疗、超短波等疗法，以阈上 10～20V 的强度、1 秒的时间间隔刺激面肌痉挛的最强运动点，一般为面神经分支支配眼、口区域。如以上两区经电刺激后痉挛无改善，再刺激耳上区面神经主干分支。

（3）封闭疗法

在面神经颅外主干及分支周围，选择性应用维生素 B_1、维生素 B_{12}，加普鲁卡因封闭，对部分病例有效。

（4）注射疗法

用 50%的乙醇注射于面神经分支上，以阻断和破坏神经传导，从而使面肌痉挛减轻或消失。此疗法对重症患者较为适宜。近年来有人采用注射肉毒素 A 于患侧面肌治疗面肌痉挛，使肌肉松弛性麻痹，从而使病情获得缓解，且能维持数月之久，复发时可再次注射。

（5）温控射频热凝术

该法是将针插入茎乳孔周围，通过射频针尖的不同温度变化对面神经总干施加创伤，损伤和离断部分纤维，使中枢来的神经冲动获得缓冲。

（6）手术治疗

面神经根部微血管减压术为治疗面肌痉挛的有效方法。其术式为枕下开颅，暴露面神经，于面神经出脑干区找到压迫血管，在其间隔予以明胶海绵、肌片或 Teflon 片，达到减压的目的。

（六）中医辨证论治

1. 风痰阻络证

方药　二陈汤合六君子汤加味。

方解　前方燥湿化痰，理气和中；后方健脾益气，燥湿化痰。方中半夏燥湿化痰；橘红理气行滞，燥湿化痰；茯苓健脾祛湿；人参、白术健脾补气；甘草调和诸药。

加味　若烦渴，加黄芩、石膏；眩晕，加天麻。

2. 气血两虚证

治法　补益气血，通经活络。

方药　八珍汤加味。

方解　本方益气补血。方中人参、白术健脾益气；熟地黄、当归益气补血；白芍养血敛阴；川芎活血行气；茯苓健脾渗湿；生姜、大枣调和脾胃；炙甘草调和诸药。

加味　抽搐严重者，可选加龙骨、牡蛎、珍珠母、钩藤等；心烦失眠，加酸枣仁、合欢皮。

3. 肝风内动证

治法　滋补肝肾，息风通络。

方药　左归饮合牵正散加味。

方解　前方滋阴补肾，填精益髓；后方祛风止痉，活络止痛。熟地黄填精益髓，大补肾阴；鹿角胶、龟甲胶峻补精髓；山茱萸补肾益肝；山药补脾滋阴；枸杞子补肾益精，养肝明目；川牛膝补益肝肾，强腰壮骨；菟丝子平补阴阳；白附子辛温燥烈，善行头面，长于止痉、驱头面风寒；白僵蚕、全蝎祛风止痉，通络散结。

加味　面部麻木，加当归、赤芍、地龙；大便秘结，加瓜蒌仁。

（七）中西医预防与康复

1）避风寒侵袭。

2）宜清淡饮食。

3）避免精神过度紧张或情绪波动。

4）适当揉按面部。

参考文献

蔡碧清，潘珠娣，曹康，等，2018. 中西医结合治疗面肌痉挛的研究进展［J］. 广西中医药大学学报，21（4）：79-81.

于金玲，2018. 中西医结合治疗面肌痉挛156例观察［J］. 世界最新医学信息文摘，18（12）：145，147.

张宝华，2015. 中西医结合治疗面肌痉挛的疗效观察［J］. 中西医结合心血管病电子杂志，3（4）：132-133.

第十章

常见全身系统性疾病口腔表现

第一节　血液系统疾病

一、缺铁性贫血

缺铁性贫血（iron deficiency anemia，IDA）是指机体对铁的需要增加、摄入不足或丢失过多等造成体内铁的缺乏，影响血红蛋白的合成而导致的贫血。其特点是骨髓、肝、脾等器官组织中缺乏可染色性铁，血清铁浓度、运铁蛋白饱和度和血清铁蛋白降低。本病为贫血中最常见的一种，也是最常见的营养素缺乏症，是发展中国家普遍而严重的健康问题。据 WHO 调查报告，全世界有 10%～30%的人群有不同程度的缺铁。男性发病率约为 10%，女性大于 20%。

本病与中医学“血劳”相似，属“萎黄”“黄胖”“虚劳”等范畴。

（一）中医病因病理

1. 饮食不节

暴饮暴食，或长期饥饿，少食节食。

2. 长期失血

呕血、便血、咯血或产后失血。

3. 久病体虚

长期慢性胃肠疾病，脾胃虚弱，或因房劳或疲劳过度。

4. 虫积

各种寄生虫侵入人体，虫积日久，脾胃受损；同时又大量吸收人体精微，导致生化乏源，引起贫血。

（二）西医病因病理

1. 失血过多

慢性失血是引起缺铁性贫血的主要原因。人体内 2/3 的铁存在于红细胞内，故反复多次失血可显著消耗铁的贮存量。临床上贫血患者在男性多见于消化道出血，如消化性溃疡、消化道肿瘤、钩虫病、痔疮等；在女性多见于月经过多。另外，阵发性睡眠性血红蛋白尿（PNH）、人工心脏瓣膜引起的机械性溶血等，也可因长期尿内失铁而致贫血。

2. 需铁量增加而摄入量不足

生长期婴幼儿、青少年和月经期、妊娠期或哺乳期妇女需铁量增加，此时食物中铁含量若不能满足机体需要则会缺铁；饮食中缺乏足够的铁，或食物结构不合理，导致铁吸收和利用减低，亦可发生缺铁。

3. 铁的吸收不良

游离铁主要在十二指肠及小肠上 1/4 段黏膜吸收，吸收不良可导致缺铁性贫血。

（三）临床表现

缺铁性贫血大多起病缓慢，常见于 4 个月以上婴儿、儿童和 20～40 岁生育期妇女（大多为经产妇）。轻者可无任何临床表现，重者可出现皮肤和黏膜苍白，毛发干枯脱落，指甲扁平、脆薄，头晕，乏力，心悸，注意力不集中。

缺铁性贫血口腔表现为口腔黏膜颜色苍白，以唇、舌、牙龈尤其明显。黏膜对外界刺激的敏感性增高，常有异物感、口干、舌灼痛等。可出现萎缩性舌炎的表现，舌背丝状乳头和菌状乳头萎缩，导致舌背光滑红绛。还可出现口角炎或口炎，严重者口咽黏膜萎缩，造成吞咽困难。

（四）诊断与鉴别诊断

1. 诊断要点

根据病史、临床表现、典型的小细胞低色素贫血形态学改变，以及缺铁指标的检查结果进行诊断。铁剂治疗试验也是一种确诊方法。

2. 鉴别诊断

（1）与舌扁平苔藓鉴别

舌扁平苔藓可发生舌乳头萎缩变薄，但萎缩区周围常有珠光白色损害。萎缩区易发生充血糜烂。其他黏膜处可有白色角化条纹。

（2）与慢性萎缩型念珠菌病鉴别

慢性萎缩型念珠菌病表现为边界不清的片状充血发红区，也可伴有舌背丝状乳头萎缩，基底黏膜充血较明显。病损区涂片镜检可见念珠菌菌丝。

（五）西医治疗

1. 原则

去除病因，对症治疗。

2. 治疗

1）查清引起缺铁性贫血的病因，并进行针对性的治疗。

2）补充铁剂：硫酸亚铁片口服，每片 0.3g（含铁 60mg），成人每次 1 片，每日 3 次，可同时口服维生素 C 0.1g，或琥珀酸亚铁片，每片 0.1g，成人每日 3 次，每次 1～2 片。

3）舌炎患者可用 0.2%氯己定溶液、2%～4%碳酸氢钠溶液或复方硼砂溶液，1∶5 稀释，含漱，每日 3 次；同时使用 5 万～10 万 U/ml 制霉菌素混悬液涂敷患处，每日 3 次。舌痛明显者用复方甘菊利多卡因凝胶，或 0.5%达克罗宁混悬液涂敷患处，每日 3 次。

（六）中医辨证论治

1. 脾胃虚弱证

治法　健脾和胃，益气养血。

方药　六君子汤合当归补血汤加减。

方解　六君子汤是在补气主方四君子汤基础上加陈皮、半夏组成的，具有益气健脾、燥湿化痰之效；当归补血汤由黄芪、当归两味药物组成，具有补气生血之功效。两方加减可健脾和胃、益气养血。

加味　腹泻便溏者，加干姜、薏苡仁、山药；恶心欲吐者，加竹茹、生姜；舌苔微腻者，加砂仁、藿香。

2. 心脾两虚证

治法　益气补血，养心安神。

方药　归脾汤加减。

方解　归脾汤主治心脾两虚、气血不足之证。方中以黄芪、人参、白术、甘草之甘温补脾益气；以酸枣仁、远志、茯神宁心安神，当归、龙眼肉补血养心；用木香行气舒脾，以使补气血之药补而不滞，得以流通，更能发挥其补益之功。方中诸药共奏心脾同治、气血双补之功效。

加味　牙龈出血严重者，加炮姜、血余炭、炒艾叶；失眠重者，加首乌藤、合欢皮；贫血严重者，加阿胶、何首乌。

3. 脾肾阳虚证

治法　温补脾肾。

方药　金匮肾气丸。

方解　主治肾阳不足之证。方中重用干地黄滋阴补肾，山茱萸、山药补肝脾而益精血；加附子、桂枝辛热之药，以助命门之火，温阳化气，取“少火生气”之义。茯苓、泽泻利水渗湿，牡丹皮清泻肝火，三药补中有泻。诸药合用，温而不燥，滋而不腻，助阳之弱以化水，滋阴之虚以生气。

加味 脾虚气滞、腹胀明显者，加人参、炮姜、白术、木香；血虚畏寒肢冷者，加黄芪、当归、人参。

4. 虫积证

治法 杀虫消积，补益气血。

方药 化虫丸合六君子汤加减。

方解 化虫丸主治虫积证，方中鹤虱、苦楝皮、槟榔、枯矾、铅粉均有杀虫之功效，诸药合用，效专而力雄，可杀肠道多种寄生虫；六君子汤健脾化痰；两方加减合用，祛邪而不伤正，共奏杀虫消积、补益气血之功效。

加味 腹胀痛者，加木香、延胡索。

（七）中西医预防与康复

1）预防寄生虫病，特别是钩虫病；妊娠期妇女、哺乳期妇女要额外补给适量的铁；及早根治各种慢性出血性疾病；对胃切除术后患者、妊娠期妇女、早产儿和孪生儿等可预防性给予铁剂口服。

2）改变不良饮食习惯，饮食均衡化，进食富有营养而又易于消化的食物和含铁量高的食物、以保证气血化生。

二、再生障碍性贫血

再生障碍性贫血（简称再障）是一组由多种病因所导致的骨髓造血功能衰竭性综合征、以骨髓造血细胞增生减低和外周血全血细胞减少为特征，临床以贫血、出血和感染为主要表现。再障主要见于青壮年，其发病有 2 个高峰期，即 15～25 岁和 60 岁以上。男性发病率略高于女性。根据骨髓衰竭的严重程度和临床病程进展情况分为重型和非重型再障以及急性和慢性再障。

本病与中医学的“髓劳”相似，属“虚劳”“血虚”“血证”等范畴。

（一）中医病因病理

1）先天不足，肾精亏虚。

2）七情妄动，思虑过度，恼怒不安。

3）饮食不节，饥饱失常。

4）病久不愈，瘀血阻滞。

（二）西医病因病理

（1）药物因素

药物毒性作用达到一定剂量引起骨髓抑制。

（2）化学毒物

化学毒物有苯及其衍生物、杀虫剂、农药、染发剂等。

（3）电离辐射

放射性核素、X 线、γ 射线或中子射线可导致本病。

（4）病毒感染

病毒性肝炎患者再生障碍性贫血发病率显著高于一般人群。

（5）免疫因素

系统性红斑狼疮和类风湿关节炎等自身免疫病与本病有关。

（6）其他因素

引起本病的其他因素有阵发性睡眠性血红蛋白尿、妊娠期或慢性肾衰竭等。

（三）临床表现和分类

本病全身表现主要为贫血、出血和感染。

口腔表现为口腔黏膜苍白，可出现瘀点、瘀斑或血肿。牙龈易出血，特别是再生障碍性贫血发生之前已有牙周病者。黏膜对感染的易感性增加，尤其是在容易受到刺激或创伤的部位常发生反复感染，出现坏死性溃疡。

1. 急性再障

起病急，进展迅速，常以出血和感染发热为首发症状及主要表现。起病初期贫血常不明显，但随着病程发展，呈进行性加重。几乎所有急性再障患者均有出血倾向，60%以上有内脏出血、主要表现为消化道出血、血尿、眼底出血（常伴有视力障碍）和颅内出血。皮肤、黏膜出血广泛而严重，且不易控制。病程中几乎均有发热，系感染所致，常在口咽部和肛门周围发生坏死性溃疡，从而导致败血症。感染和出血互为因果，使病情日益恶化。

2. 慢性再障

起病缓慢，以贫血为首发症状和主要表现；出血多限于皮肤黏膜，且不严重；可并发感染，但常以呼吸道为主，容易控制。若治疗得当，不少患者可获得长期缓解以至痊愈，少数到后期进展为重型或极重型再障。

（四）诊断与鉴别诊断

1. 诊断要点

根据病史、临床表现以及实验室检查进行诊断。诊断标准为全血细胞减少，网织红细胞绝对值减少，骨髓检查显示增生减低。一般无脾大。一般抗贫血药物治疗无效。诊断时还需除外其他引起全血细胞减少的疾病。

2. 鉴别诊断

（1）与急性白血病的鉴别

急性白血病常有贫血、出血和发热，肝脾大多见。血象有全血细胞减少，骨髓增生减低，易与再生障碍性贫血相混。但低增生、低百分比白血病血中可出现幼稚细胞，骨髓中充满原始或幼稚细胞。

（2）与其他疾病的鉴别

如血小板减少性紫癜、粒细胞缺乏症、脾功能亢进等，血细胞及涂片检查和骨髓检查一般不难鉴别。

（五）西医治疗

1. 原则

轻者可先中医药治疗，疗效不明显时联合西医治疗。

2. 治疗

（1）一般治疗

防止患者与任何对骨髓造血有毒性的物质接触；禁用对骨髓有抑制作用的药物；注意休息，避免过劳；控制感染，加强护理，尽可能减少感染的机会。

（2）全身疗法

对急性或重型再生障碍性贫血，应尽早使用免疫抑制剂或骨髓移植等。骨髓移植是根治再生障碍性贫血的最佳方法；慢性再生障碍性贫血以雄激素治疗为主，辅以免疫抑制剂及改善骨髓造血的药物；贫血及出血明显者建议给予成分输血。

（3）口腔局部治疗

注意口腔卫生，避免局部损伤，防止继发感染。对于牙龈及口腔黏膜局部出血者，可用牙周塞治剂、明胶海绵、淀粉酶纱布压迫止血，也可应用肾上腺素、止血粉、云南白药等止血药物。

（六）中医辨证论治

1. 肾阴虚证

治法　滋阴补肾，益气养血。

方药　左归丸合当归补血汤加减。

方解　左归丸主治真阴不足、精髓亏损之证。方中熟地黄滋肾益精，以填真阴；山茱萸养肝滋肾；山药补脾益阴，滋肾固精。

加味　气虚者，加太子参、黄精；阴虚明显者，加女贞子、旱莲草。

2. 肾阳虚证

治法　补肾助阳，益气养血。

方药　右归丸合当归补血汤加减。

方解　右归丸主治肾阳不足，命门火衰之证。附子、肉桂、鹿角胶培补肾中之元阳，温里祛寒；熟地黄、山萸肉、枸杞子、山药滋阴补肾，养肝补脾，填精补髓，有“阴中求阳”之意；菟丝子、杜仲补肝肾，健腰膝；当归养血和血，与补肾之品相配，以补养精血。诸药合用，肝、脾、肾阴阳兼顾，以温肾阳为主，以阴中求阳，元阳得以归元。当归补血汤补气生血，两方合用具有温阳补肾、益气养血之效。

加味　便溏重者，加人参、白术、茯苓；浮肿明显者，加桂枝、车前子、泽泻。

3. 气血两虚证

治法　补益气血。

方药　归脾汤加减。

方解　归脾汤主治心脾两虚、气血不足之证。方中以黄芪、人参、白术、甘草之甘温补脾益气；以酸枣仁、远志、茯神宁心安神，当归、龙眼肉补血养心；用木香行气舒脾，以使补气血之药补而不滞，得以流通，更能发挥其补益之功。

加味　出血明显者，加炒艾叶、炮姜、血余炭；气虚中气下陷、牙龈出血者，加升麻、荆芥炭、炮姜。

4. 热毒壅盛证

证候　壮热，口渴，咽痛，牙龈红肿，齿衄，鼻衄，皮下紫癜、瘀斑，心悸，舌红而干，苔黄，脉洪数。

治法　清热凉血，解毒养阴。

方药　清瘟败毒饮加减。

方解　主治温热疫毒，气血两燔证。此方由白虎汤、清心凉膈散、犀角地黄汤、黄连解毒汤加减而成，具有大解热毒、清热凉血之功。

（七）中西医预防与康复

1）严格掌握药物的使用，使用时要密切监测血象变化，及早发现问题。

2）加强防护措施，避免接触对造血系统有害的化学物质和放射性物品。

3）加强宣教，提高人群的自我保护意识，避免滥用家用化学溶剂、染发剂；保护环境。

4）饮食宜清淡，勿食辛辣刺激性食物；加强饮食营养，加强体育锻炼，增强机体抵抗力。

三、白　血　病

白血病（leukemia）是一类造血干细胞恶性克隆性疾病。克隆性白血病细胞因为增殖失控、分化障碍、凋亡受阻等在骨髓和其他造血组织中大量增殖累积，并浸润其他非造血组织和器官，同时抑制正常造血功能，周围血白细胞有质和量的改变。临床上白血病患者可见不同程度的贫血、出血、感染发热以及肝、脾、淋巴结肿大和骨骼疼痛。

本病属中医学“急劳”“热劳”“血证”“瘟毒”“虚劳”“瘕积”等范畴。

（一）中医病因病理

1）热毒久蕴，精髓被扰。

2）正气虚衰，禀赋不足。

（二）西医病因病理

1. 病毒

RNA 病毒对鼠、猫、鸡和牛等动物的致白血病作用已经肯定，这类病毒所致的白血病多属于T细胞型。

2. 电离辐射

各种电离辐射可以引起人类白血病。

3. 化学因素

苯的致白血病作用已经肯定。抗肿瘤药中的烷化剂、乙双吗啉以及氯霉素、保泰松等药物亦可致白血病。

4. 遗传因素

有染色体畸变的人群白血病发病率高于正常人。唐氏综合征、先天性再生障碍性贫血、Bloom 综合征和先天性丙种球蛋白缺乏症等患者白血病发病率均较高。此外，癌基因的点突变、活化和抑癌基因失活、丢失也是重要的发病机制。

5. 其他血液病

某些血液病最终可能发展为白血病，如骨髓增生异常综合征、淋巴瘤、多发性骨髓瘤等。

（三）临床表现和分类

儿童及青少年急性白血病多起病急。常见的首发症状包括发热、进行性贫血、显著的出血倾向或骨关节疼痛等。起病缓慢者，慢性白血病病程较缓慢，以老年及部分青年患者居多，患者常有低热、多汗、体重减轻、贫血、出血、脾大等。

1. 发热

急性白血病约半数以上患者以发热为早期表现，常由感染引起。

2. 出血

皮肤、牙龈、鼻腔出血，也可有视网膜、耳内出血和颅内、消化道、呼吸道等内脏大出血。女性月经过多也较常见。

3. 感染

病原体以细菌多见，疾病后期由于长期粒细胞低于正常值和广谱抗生素的使用，真菌感染的可能性逐渐增加。

4. 肝脾大

白血病细胞浸润，导致全身淋巴结肿大、肝脾大及其他器官病变。

5. 贫血

贫血可见于各类型的白血病，老年患者更多见，早期即可出现。患者往往伴有乏力、面色苍白、心悸、气短、下肢水肿等症状。

6. 口腔表现

牙龈自发性出血，且不易止住，口腔黏膜可出现瘀点、瘀斑或血肿。牙龈和口腔黏膜颜色苍白，有时有不规则的溃疡，不易愈合，易继发感染黏膜坏死，可出现牙痛、牙齿松动、口臭等。

（四）诊断与鉴别诊断

1. 诊断要点

根据临床表现、血象、骨髓象特点进行诊断。白血病患者常于早期出现口腔表现，或在疾病的发展过程中出现顽固性口腔损害，对常规治疗效果欠佳者应特别警惕。

2. 鉴别诊断

（1）与坏死性龈炎的鉴别

急性坏死性龈炎以起病急、牙龈疼痛、自发性出血、有腐败性口臭以及龈乳头和龈缘的坏死等为主要特征。病变区的细菌学涂片检查可见大量梭形杆菌和螺旋体与坏死组织及其他细菌混杂，这有助于本病的诊断。慢性期的诊断主要根据反复发作的牙龈坏死、疼痛和出血、龈乳头消失，口臭等，细菌涂片检查无特殊细菌。

（2）与药物性牙龈增生的鉴别

长期服用抗癫痫药物苯妥英钠（大仑丁）、钙通道阻滞剂、免疫抑制剂可引发已有炎症的牙龈组织发生纤维性增生。根据牙龈实质性增生的特点，以及长期服用上述药物的病史，诊断本病并不困难，但应仔细询问全身病史。

（五）西医治疗

1. 原则

根据分型制定治疗方案，采取综合性治疗措施。目前治疗方法包括化学治疗、放射治疗、靶向治疗、免疫治疗、干细胞移植等。

2. 治疗

（1）全身治疗

由血液病专科医生进行正规的综合性治疗。

（2）口腔局部治疗

以保守治疗为主，避免不急需或有创的外科处理，禁用具有刺激性或腐蚀性的药物，保持口腔卫生，对牙龈出血者，可采用局部或全身应用止血药等方法。如牙龈出血者可用1%～3%过氧化氢液含漱，出血明显者可用牙周塞治剂、明胶海绵压迫止血。口腔黏膜瘀点、瘀斑者可用0.1%复方氯己定溶液含漱，预防感染。

（六）中医辨证论治

1. 热毒炽盛证

治法 清热解毒，凉血止血。

方药 黄连解毒汤合清营汤加减。

方解 黄连解毒汤主治三焦火毒热盛证。方中以黄连清泻心火为主，兼泻中焦之火；黄芩清上焦之火，佐黄柏泻下焦之火；栀子清泻三焦之火，导热下行。清营汤主治热入营分，灼伤营阴之证。方中以水牛角清热凉血解毒兼散瘀为君，生地黄凉血滋阴，麦冬清热养阴生津，玄

参滋阴降火解毒；金银花、连翘清热解毒、轻宣透邪；竹叶专清心热，丹参清心凉血活血。两方合用共奏清热解毒、凉血止血之效。

加味　夹湿者，可加茵陈、藿香、薏苡仁；骨关节疼痛，加五灵脂、乳香、没药、蒲黄；出血，加仙鹤草、侧柏叶、小蓟。

2. 气血两虚证

治法　补益气血。

方药　八珍汤加减。

方解　主治气血两虚证，为气血两虚之常用方，是人参、白术、茯苓、甘草组成的四君子汤与由当归、川芎、白芍、熟地黄组成的四物汤两方的合方，具有益气补血之功效。

加味　若气血亏虚，气不摄血而鼻衄、肌衄，可加黄芪、茜草根、仙鹤草、阿胶珠等；若有低热和口干属阴液不足者，可加旱莲草、麦冬等。

（七）中西医预防与康复

1）增强体质，提高抗病能力，预防感染。

2）加强劳动防护，严格遵守有关操作规程，避免接触有害化学物质及遭受电离辐射。

3）严禁滥用对骨髓有影响的药物等。

四、粒细胞缺乏症

白细胞减少症（leucopenia）是由各种原因导致外周血白细胞持续低于 4×10^9/L 的一组综合征，其中以放、化疗所致白细胞减少及特发性白细胞减少症为多见。中性粒细胞是白细胞的主要种类，所以中性粒细胞减少常导致白细胞减少。当中性粒细胞绝对数低于 2.0×10^9/L 时，称为粒细胞减少症（granulocytopenia）；低于 0.5×10^9/L 时，称为粒细胞缺乏症（agranulocytosis）。本病根据中性粒细胞减少的程度可分为轻度（1.0×10^9/L）、中度［（0.5～1.0）$\times10^9$/L］和重度（$<0.5\times10^9$/L），重度减少者即为粒细胞缺乏症。一般轻度减少的患者临床上不出现特殊症状，多表现为原发病症状。中度和重度减少者易发生感染和出现疲乏、无力、头晕、食欲减退等非特异性症状。

本病属中医学“虚劳”“虚损”或“温病”等范畴。

（一）中医病因病理

1）先天不足。

2）饮食无规律。

3）毒物损伤。

（二）西医病因病理

1. 粒细胞生成障碍

导致粒细胞生成障碍的因素有电离辐射［如放疗、化学毒物（如苯）等］及药物（如抗肿瘤药）等。

2. 粒细胞破坏或消耗过多，超过骨髓代偿能力

药物（如布洛芬）和自身免疫性疾病（如系统性红斑狼疮等）可导致免疫性粒细胞减少。另外，脾功能亢进时大量粒细胞被脾滞留，某些病毒、细菌感染及严重的败血症可使粒细胞减少。血液透析也可致暂时性粒细胞减少。

（三）临床表现和分类

本病的临床表现因其白细胞或中性粒细胞减少的原因、程度和时间长短而异。轻度减少的患者临床上一般不出现特殊症状，多表现为原发病症状。中度和重度减少者易发生感染和出现疲乏、无力、头晕、食欲减退等非特异性症状。常见的感染部位是呼吸道、消化道及泌尿生殖道，可突然出现畏寒，高热，咽部疼痛、红肿、溃疡。颌下及颈部淋巴结肿大可出现急性咽喉炎。此外，口腔、鼻腔、食管、肠道、肛门、阴道等处黏膜可出现坏死性溃疡。还可出现严重的肺部感染、败血症、脓毒血症或感染性休克。粒细胞严重缺乏时，感染部位不能形成有效的炎症反应，常无脓液，X 线检查可无炎症浸润阴影或不明显；脓肿穿刺可无或有少量脓液。

口腔的表现为牙龈出血，牙列松动，龈缘糜烂、坏死，缺乏炎症反应。黏膜有深溃疡，其特征为边缘不规则，坏死性溃疡覆有灰黄色假膜，伴有明显的口臭、吞咽困难、语言障碍。

（四）诊断与鉴别诊断

1. 诊断

需结合病史、临床特征及实验室检查而明确诊断。需详细询问病史，特别是服药史、化学品或放射线接触史、感染史等。

2. 鉴别诊断

骨髓象检查最具有鉴别诊断价值。

（五）治疗原则

1. 治疗思路

及早查清病因，及时停止与损伤因素的接触；积极治疗原发病，控制感染，同时使用提高白细胞的药物。中医辨证施治对白细胞减少有较好的疗效。

2. 西医治疗

（1）病因治疗

若病因已明确，属药物引起者马上停药；属感染引起者，积极控制感染；继发于其他疾病者，积极治疗原发病。

（2）采取严密消毒隔离措施

加强皮肤、口腔、肛门、阴道护理，防止感染。一旦发生感染，采取广谱抗菌药物做经验性治疗，待病原体和药物敏感试验明确后再调整抗菌药物。

（六）中医辨证论治

1. 气血两虚证

治法　益气养血。

方药　归脾汤加减。

方解　归脾汤主治心脾两虚、气血不足之证。方中以黄芪、人参、白术、甘草之甘温补脾益气；以酸枣仁、远志、茯神宁心安神，当归、龙眼肉补血养心；用木香行气舒脾，以使补气血之药补而不滞，得以流通，更能发挥其补益之功。

加味　脾虚厌食明显者，加山药、麦芽。

2. 肝肾阴虚证

治法　滋补肝肾。

方药　六味地黄丸加减。

方解　六味地黄丸主治肾阴虚证。方中重用熟地黄滋阴补肾、填精益髓，山萸肉补养肝肾，并能涩精，山药补益脾阴，亦能固精，三药为“三补”之药；牡丹皮泻相火、制山萸肉之温涩；茯苓淡渗利湿，助山药之健运；泽泻利湿泻浊、防熟地黄之滋腻，三药为“三泻”之药；三补三泻，以“补”为主，肝、脾、肾三阴并补，以补肾阴为主。诸药合用具有滋阴补肾之效。

3. 外感温热证

治法　清热解毒，滋阴凉血。

方药　犀角地黄汤合玉女煎加减。

方解　犀角地黄汤主治热入血分证。方中水牛角凉血解毒，生地黄滋阴凉血，牡丹皮清热凉血、活血散瘀，白芍凉血敛阴，四药合用共奏清热解毒、凉血散瘀之效。玉女煎为清胃热滋肾阴之方。方中石膏清热生津，熟地黄滋肾阴，知母滋阴降火，牛膝导热而引血下行。两方加减共奏清热解毒、滋阴凉血之功效。

（七）中西医预防与康复

1）注意临床用药，慎用引起白细胞减少的药物。

2）接触放射线（如 X 射线、γ 射线、β射线、中子射线）和接触苯、二甲苯类等有毒化学药品时应注意安全防护，定期检查血象。

3）注意口腔、皮肤清洁护理；隔离消毒、防止交叉感染；加强营养、注意休息。

五、血小板减少性紫癜

血小板减少性紫癜（thrombocytopenic purpura）是一种以血小板减少为特征的出血性疾病，主要表现为皮肤黏膜及脏器的出血性倾向以及血小板显著减少，可分为特发性血小板减少性紫癜、继发性血小板减少性紫癜和血栓性血小板减少性紫癜。

本病属中医学“血证”“阴阳毒”“发斑”“肌衄”“紫癜”“紫斑”等范畴。

（一）中医病因病理

1）外感风热燥邪。
2）久病或热毒。
3）先天不足。

（二）西医病因病理

1. 特发性血小板减少性紫癜

目前认为成人特发性血小板减少性紫癜是一种器官特异性自身免疫性出血性疾病，病因不明。儿童特发性血小板减少性紫癜发病常有病毒感染史。

2. 继发性血小板减少性紫癜

多由物理、化学因素，造血干细胞病变，骨髓浸润性疾病，感染性疾病以及维生素 B_{12}、叶酸缺乏导致血小板生成障碍或无效生成；或者由某些免疫反应异常疾病或药物等导致的血小板破坏增加或消耗过多导致。

3. 血栓性血小板减少性紫癜

各种病因损伤微血管内皮细胞使内皮细胞抗血栓能力降低。

（三）临床表现和分类

全身皮肤瘀点、瘀斑，可有血疱、血肿、鼻出血、月经过多，严重者可有内脏出血，如咯血、呕血、血尿等。

口腔表现为牙龈自发性出血，常为本病的早期表现。刷牙、吮吸、洁牙、拔牙或轻微外伤，即可加重出血。口腔黏膜特别是唇红、舌缘、腭、口底和颊容易出现瘀点、瘀斑、血肿。血肿可自行溃破或由于食物摩擦而破裂出血，遗留边缘清楚的圆形或椭圆形的糜烂面。

（四）诊断与鉴别诊断

1. 诊断

根据病史，皮肤黏膜出现紫癜、出血等情况以及相关实验室检查做出相应诊断。

2. 鉴别诊断

本病需与龈炎、过敏性紫癜、再生障碍性贫血相鉴别。龈炎仅有牙龈的炎症表现，无全身症状及血象的明显变化。通过血象和骨髓象等实验室检查也能与过敏性紫癜、再生障碍性贫血相鉴别。

（五）治疗原则

1. 治疗思路

控制出血，减少血小板的破坏。

2. 西医治疗

1）血小板计数＞30×10^9/L，无出血倾向者可定期复查；血小板计数为（20～30）×10^9/L，则要视患者临床表现/出血程度及风险而定；血小板＜20×10^9/L 者通常应予治疗。出血倾向严重的患者应卧床休息，避免外伤，避免服用影响血小板功能的药物。注意止血药的应用及局部止血。

2）应用糖皮质激素治疗，还可采用脾切除、免疫抑制剂进行治疗。

3）保持口腔卫生，用 1%～3%过氧化氢等漱口剂含漱。牙龈出血者，用牙周塞治剂、明胶海绵、纱布压迫止血，或用肾上腺素、凝血酶、云南白药等药物，或注射维生素 K_1、维生素 K_3 等止血剂，出血严重者需缝合止血。口腔黏膜出现糜烂或继发感染者，局部用消炎防腐剂。

（六）中医辨证论治

1. 迫血妄行证

治法　清热凉血。

方药　犀角地黄汤加减。

方解　犀角地黄汤主治热入血分证。方中水牛角凉血解毒，生地黄滋阴凉血，牡丹皮清热凉血、活血散瘀，白芍凉血敛阴，四药合用共奏清热解毒、凉血散瘀之效。

2. 阴虚火旺证

治法　滋阴降火，清热止血。

方药　知柏地黄汤或玉女煎加减。

方解　知柏地黄汤主治阴虚火旺证。其由六味地黄丸加知母、黄柏组成，可增加清热降火之功。玉女煎为清胃火滋肾阴之方。两方加减合用共奏滋阴降火、清热止血之功效。

3. 气不摄血证

治法　益气摄血，健脾养血。

方药　归脾汤加减。

方解　归脾汤主治心脾两虚气血不足之证。方中以黄芪、人参、白术、甘草之甘温补脾益气；以酸枣仁、远志、茯神宁心安神，当归、龙眼肉补血养心；用木香行气舒脾，以使补气血之药补而不滞得以流通，更能发挥其补益之功。方中诸药共奏心脾同治、气血双补之功效。

（七）中西医预防与康复

1）预防病毒感染，避免过度劳累。

2）避免接触过敏性食物、药物，防止细菌和寄生虫等感染，慎用阿司匹林之类药物。

3）急性发作或出血严重时，需绝对卧床休息，加强口腔和皮肤护理。

参考文献

段璐芬，2019. 中西医结合治疗难治性特发性血小板减少性紫癜 32 例疗效分析［J］. 数理医药学杂志，32（9）：

1392-1393.

李元明，郑荣，范佳鑫，2020. 中西医结合治疗慢性再生障碍性贫血临床应用效果观察［J］. 黑龙江中医药，49（3）：23-24.

李重恩，1993. 中西医结合治疗急性药物性粒细胞缺乏症［J］. 北京中医，（6）：17-18.

李重恩，1995. 8 例急性药物性粒细胞缺乏症的中西医结合治疗［J］. 中医药研究，（2）：17-18.

邱莹玉，陈杰，2019. 养血活血方联合西药对血小板减少性紫癜患儿血清相关细胞因子、血小板参数及骨代谢的影响［J］. 世界中医药，14（3）：674-678.

苑军伟，吴静，2020. 中西医结合治疗急性髓系白血病诱导缓解期的效果分析［J］. 黑龙江中医药，49（1）：141-142.

张晓星，2016. 浅析缺铁性贫血的中西医结合治疗方法［J］. 中国卫生标准管理，7（11）：139-140.

赵茜，刘松山，2019. 再生障碍性贫血的中西医治疗进展［J］. 世界最新医学信息文摘，19（20）：120，123.

第二节 性传播疾病

一、艾 滋 病

艾滋病即获得性免疫缺陷综合征（acquired immune deficiency syndrome，AIDS），是由人类免疫缺陷病毒（human immunodeficiency virus，HIV）感染所引起的一组以严重的细胞免疫功能缺陷为特征，并由此导致各种机会性感染或肿瘤的疾病。从 1981 年国际上首次报道该病以来，全球已有近 3000 万人死于 AIDS。1985 年我国发现首例 HIV 感染者，至今我国 31 个省、自治区、直辖市均有病例报告，累计感染人数达 64 万。HIV 感染者在发展为 AIDS 之前的很长一段时期内可无明显的全身症状，但大多数感染者在早期就可能出现各种口腔损害。对此，AIDS 的防治就成为口腔医生的一项重要任务。这就要求口腔专科的工作人员应具备这方面的知识，以便早发现、早诊断、早治疗，以利于疾病的控制，减少传播。

本病在中医古籍中并无记载，可将其归为“伏气温病”“疠病”等范畴。

（一）中医病因病理

本病总的病因为正气不足、感染疫毒之邪。基本病机为正气日虚，邪气渐盛。其特点是“疫疠”和“虚劳”并存共处。疫疠之邪为 HIV，虚劳是由邪毒入侵导致的脏腑损伤。

（二）西医病因病理

1. 性接触传播

性接触传播是本病的主要传染途径。与 HIV 感染者发生性关系可导致感染，尤其是男性同性恋感染危险性更大。

2. 血液传播

注射毒品者之间共用注射器，使用含有 HIV 的血浆制品、血液，如血友病患者输血造成的感染，污染了 HIV 血液的医疗器械刺伤皮肤，破损的皮肤接触患者血液、体液，共用剃须刀划破皮肤出血等均可造成感染。

3. 母婴传播

感染本病的孕妇可以通过胎盘，产程中、产后的血性分泌物，哺乳等将 HIV 传染给婴儿。

（三）分期

从感染 HIV 到发展成 AIDS 要经历一个长期、复杂的过程，感染者可有不同的临床表现，按我国的国家标准分为三个阶段。

1. 急性感染期（acute infection）

常发生于病毒感染后的 2～4 周内，多数患者临床症状表现多样，一般较轻微，1～3 周缓解。发热是最常见的症状。此外还可表现为咽喉痛、盗汗、恶心、呕吐、腹泻、皮疹、关节痛、淋巴结肿大、黏膜溃疡（口、眼、生殖器）等。

2. 无症状感染期（asymptomatic infection）

患者无临床症状，此期时间长短不一，这与血液内病毒载量、机体免疫状况、营养状况、生活方式和其他因素有关，一般持续 6～8 年。此期血清 HIV 抗体检测为阳性，具有传染性。

3. 症状感染期（包括 AIDS 在内）

HIV 感染相关症状主要包括发热、盗汗、持续性腹泻（≥1 个月）、体重下降超过 10%，持续性的全身淋巴结肿大（除腹股沟以外，至少存在两处不相邻并持续肿大 3 个月、直径>1cm 的淋巴结），中枢神经系统症状，如记忆力下降、头痛、性格改变、冷漠、痴呆等。常伴有念珠菌感染。

（四）临床表现

与 HIV 感染者密切相关或有关的口腔病损如下。

1. 真菌感染

（1）口腔念珠菌病

口腔念珠菌病在 HIV 感染者的口腔损害中最为常见，而且常在疾病早期就表现出来，是免疫抑制的早期征象。以假膜型和红斑型为主，同时可伴有口角炎。

（2）组织胞浆菌病

组织胞浆菌病是由荚膜组织胞浆菌引起的一种真菌病，AIDS 患者中较为常见。

2. 毛状白斑

毛状白斑是 HIV 感染者的一种特殊口腔损害，发生率仅次于口腔念珠菌病，对艾滋病有高度提示性，目前认为与 EB 病毒感染密切相关。其病损特点如下。

1）双侧舌缘呈白色或灰白斑块，有的可蔓延至舌背和舌腹。

2）在舌缘呈垂直皱襞外观，如过度增生则呈毛茸状，不能被擦去。

3）毛状白斑的组织学表现为上皮增生，过角化或不全角化，细胞空泡样变，上皮下缺乏淋巴细胞浸润。

3. 卡波西肉瘤

本病是 HIV 感染者中常见的肿瘤。肿瘤可发生于皮肤及口腔黏膜。口腔中，腭部为最好发部位，其次为牙龈。肿瘤呈深红色或紫红色的结节或斑块，指压不褪色，其周围可有黄褐色瘀斑。

4. 口腔病毒感染

（1）单纯疱疹感染

此为 HIV 感染者常见的疱疹病毒损害，往往病情重，病程长，反复发作。若病损持续 1 个月以上，应做 AIDS 的相关检查。由 Ⅰ 型单纯病毒引起的感染多见，Ⅱ型单纯病毒感染除口腔损害外，常同时伴有生殖器疱疹。

（2）带状疱疹感染

疱疹沿三叉神经分布，发生年龄多在 40 岁以内，病情严重持续时间长，甚至为播散型，预后不良。

（3）巨细胞病毒感染

口腔黏膜出现慢性溃疡，可采用细胞学检查、核酸杂交等技术检测病毒 DNA 进行确诊。

5. HIV 相关性牙周病

（1）牙龈线形红斑

沿游离龈有界线清楚、火红色的充血带，宽 2～3mm，附着龈可呈瘀斑状，极易出血。无牙周袋和牙周附着丧失，对常规治疗无效。

（2）HIV 相关性牙周炎

牙周附着短期内迅速丧失，进展快，但牙周袋不深，主要是由牙周硬软组织同时破坏所致，牙松动甚至脱落。

（3）急性坏死性（溃疡性）龈炎

口腔恶臭，以前牙牙龈单个/多个乳头坏死最为严重，牙龈火红、水肿，龈缘及龈乳头有灰黄色坏死组织，极易出血。

（4）坏死性牙周炎

以牙周软组织的坏死和缺损为特点，疼痛明显，牙松动。

6. 坏死性口炎

坏死性口炎的临床表现为广泛的组织坏死、骨外露和坏死，严重者与走马牙疳相似。

7. 溃疡性损害

如复发性阿弗他溃疡，口腔非角化黏膜出现单个或多个反复发作的圆形疼痛性溃疡。病损范围较大，不易愈合，且易并发机会性感染。

8. 非霍奇金淋巴瘤

好发于软腭、牙龈、舌根等部位，表现为固定而有弹性的红色或紫色肿块，伴有或不伴有溃疡。

9. 涎腺疾病

多累及腮腺，其次为下颌下腺。表现为单侧或双侧大涎腺的弥漫性肿胀，质地柔软，常伴有口干症状。

（五）诊断与鉴别诊断

1. 诊断要点

伴有严重的机会性感染，少数肿瘤及 CD_4^+T 细胞数明显下降，均应考虑本病的可能，并进一步做 HIV 抗体或抗原检测。

2. 鉴别诊断

（1）与边缘性龈炎的鉴别

龈缘的充血由牙菌斑和牙结石引起，去除牙菌斑和牙结石则充血消退，而 HIV 感染者的牙龈线形红斑对局部洁治无效，HIV 抗体检测阳性。

（2）与口腔白斑病、斑块型扁平苔藓的鉴别

口腔白斑病好发于颊部、软腭、口底或舌腹，临床表现为皱纸状、疣状结节状和颗粒状，活体组织检查可伴有不同程度的上皮异常增生。舌部斑块型扁平苔藓肉眼观察为蓝白色，通常不高出黏膜，质地无改变，不能擦掉，舌背病损常伴丝状乳头萎缩，颊部损害常对称发生，可表现为网纹型、充血型、糜烂型等。病理学检查可见基底细胞液化变性、上皮钉突呈锯齿状、固有层内淋巴细胞带状浸润等特征性病理表现，HIV 抗体阴性。

（3）与白念珠菌病的鉴别

假膜型一般多见于老年人和婴幼儿，发病有一定的诱因。

（4）与成人牙周炎的鉴别

一般病情发展较慢，治疗效果好，而 HIV 相关性牙周病病情发展迅速，短时间内迅速发生严重而广泛的牙周软组织破坏，骨吸收和附着丧失特别严重，甚至有死骨形成。多数病例牙槽骨暴露。

（六）西医治疗

1. 原则

治疗可从抗病毒、防止机会性感染和提高免疫力三个方面考虑。

2. 治疗

（1）全身治疗

进行抗病毒治疗。坚持早期、规范、联合用药的原则，核苷类反转录酶抑制剂（NRTI）、非核苷类反转录酶抑制剂（NNRTI）、蛋白酶抑制剂（PI）联合运用能够有效地抑制 HIV 的繁殖、蔓延。

（2）口腔表征的治疗

1）口腔念珠菌病：局部和全身使用抗真菌药物，如口服氟康唑，每天 100mg（最高剂量曾试用到每天 800mg）。对氟康唑或其他唑类药物耐药的患者，可用两性霉素 B 混悬液 1～5ml，

每天4次，含漱后吞服；也可用伊曲康唑，每天200mg。局部用克霉唑含片10mg，每天5次，碱性漱口液含漱，口角炎可用咪康唑软膏涂搽。治疗10～14天病变可消失。应同时进行高效抗病毒治疗，以重建免疫功能，否则易复发。为防止复发，常采用维持治疗，局部用药同上，全身使用氟康唑每天100mg。

2）毛状白斑：局部用维A酸和抗真菌剂，严重者用阿昔洛韦，每天2～3g，2～3周为1个疗程。停药后易复发，可用大剂量阿昔洛韦维持治疗。与阿昔洛韦同样有效的药物有更昔洛韦等。采用高效抗反转录病毒治疗后，毛状白斑可消失。

3）卡波西肉瘤：采用手术切除烧灼刮除或冷冻治疗。同时配合放疗、局部化疗。

4）口腔疱疹：单纯疱疹用阿昔洛韦，每天200～800mg，口服5天，或5～10mg/kg，每8小时静脉滴注，连用5～7天。伴生殖器疱疹者，疗程延长至10天；耐药者可改用磷甲酸40mg静脉滴注，每8小时1次。此外可选用泛昔洛韦125mg，每天2次。阿糖胞苷0.2～2mg/kg，静脉滴注5天，肌内注射干扰素。带状疱疹可用阿昔洛韦每天800mg，或5～10mg/kg，静脉滴注，每8小时1次，7～10天。万乃洛韦1g，每天3次；泛昔洛韦500mg，每天3次，连用7天。

5）HIV相关牙周炎：进行常规洁刮治术，注意操作时动作宜轻柔，因AIDS患者常有出血倾向。术后用0.1%氯己定溶液或聚烯吡酮碘冲洗或含漱。若病情严重，同时口服甲硝唑200～300mg，每天4次；阿莫西林/克拉维酸钾500mg，每天2次，疗程7～14天。

6）复发性阿弗他溃疡：局部使用糖皮质激素制剂和抗菌含漱液。

7）口干症：使用毛果云香碱、西维美林等。局部使用含氟漱口液或凝胶，以防止龋齿的发生。

8）乳头状瘤：采用手术切除，或电烙、激光治疗。

（七）中医辨证论治

1. 风热证

治疗　祛风解表，清热解毒。

方药　银翘散合五味消毒饮加减。

方解　银翘散主治温病初起之证。金银花、连翘辛凉解表，清热解毒；薄荷、牛蒡子疏散风热，清利头目，解毒利咽；荆芥穗、淡豆豉发散表邪，透热外出；芦根、淡竹叶清热生津；桔梗宣肺化痰止咳；甘草护胃安中，调和诸药，解毒利咽。五味消毒饮主治疔疮初起之证。全方由五味药组成：金银花、野菊花、蒲公英、天葵、紫花地丁。具有清热解毒、消散疔疮之效。两方加减合用既可疏风解表又可清热解毒。

2. 痰热壅肺证

治法　清热解毒，宣肺化痰。

方药　清金化痰汤合麻杏石甘汤加减。

方解　清金化痰汤主治热痰壅肺之证。方中橘红理气化痰，贝母、瓜蒌、桔梗清热涤痰，宽胸散结，知母、麦冬养阴润肺，清热止咳，黄芩、栀子、桑白皮清肺降火，茯苓健脾利湿，甘草培土和中，故全方具有化痰止咳、清热润肺之功效。麻杏石甘汤主治外感风邪、邪热壅肺之证。方中麻黄宣肺泻热，石膏清肺平喘，杏仁降肺止咳，炙甘草益气和中，全方具有辛凉宣

泄、清肺平喘之功。两方加减共奏清热解毒、宣肺化痰之功。

3. 脾虚湿滞证

方药　理中汤合参苓白术散加减。

方解　理中汤主治脾胃虚寒证。方由人参、干姜、白术、甘草组成，具有温中散寒、健脾补气之功。参苓白术散主治脾胃虚弱、湿邪内生之证，是在四君子汤的基础上加扁豆、薏苡仁、山药、莲子而成，健脾渗湿止泻，桔梗载药上行，为引经之药，砂仁芳香醒脾、行气和胃，诸药合用共奏和胃健脾、渗湿止泻之功。

4. 气血两亏证

治法　气血双补。

方药　八珍汤或归脾汤加减。

方解　八珍汤主治气血两虚证，为气血两虚之常用方。此方为人参、白术、茯苓、甘草组成的四君子汤与由当归、川芎、白芍、熟地黄组成的四物汤两方的合方，具有益气补血之功效。归脾汤主治心脾两虚、气血不足之证。方中黄芪补脾益气，龙眼肉补脾气养心血；参、术与黄芪相配，加强补脾益气之功；当归滋阴养血与龙眼肉相配增加补益营血之功；茯神、酸枣仁、远志宁心安神；木香调畅诸气；炙甘草补气健脾、调和诸药。共奏心脾同治、气血双补之功效。

（八）中西医预防与康复

1）宣传艾滋病的预防知识。

2）患者的血液、排泄物、分泌物污染的物品和医疗器械要严格消毒。

3）远离毒品，洁身自好，禁止性乱，严格选择供血人员，检查血液制品，使用合格的一次性用品。

4）不与他人共用可能刺破皮肤及黏膜的物品。

5）口腔医护人员应加强自身防护，避免在操作过程中与含HIV的血液或体液无保护性的直接接触。

二、梅　　毒

梅毒（syphilis）是由苍白螺旋体引起的一种性传播疾病，可以侵犯皮肤、黏膜及其他多种组织器官，可有多种多样的临床表现。梅毒分为胎传梅毒和获得性梅毒。获得性梅毒又可分为一期梅毒、二期梅毒、三期梅毒，各期梅毒和胎传梅毒均可出现口腔病损。

本病属中医学“霉疮毒气”“广疮”“时疮”“棉花疮”和“杨梅疮”范畴。

（一）中医病因病理

“霉疮毒气”直接传染或间接传染和胎中染毒而侵犯人体。

（二）西医病因病理

1）性接触传染。

2）患梅毒的孕妇通过胎盘传染给胎儿。

3）输血感染。

4）破损的皮肤黏膜与带有螺旋体的病损接触，可能感染。

（三）临床表现和分类

1. 获得性梅毒（后天梅毒）

（1）一期梅毒（primary syphilis）

主要表现为硬下疳（chancre），是梅毒螺旋体在侵入部位发生的无痛性炎症反应。潜伏期为1周至2个月，平均2～4周。硬下疳的好发部位主要在外生殖器，也可发生于唇、舌、咽、面部、肛门、直肠、乳房、手指等处。硬下疳初起为一小片红斑，以后发展为丘疹或结节。典型硬下疳为圆形或椭圆形的单个无痛性溃疡，直径1～2cm，边缘清楚，周边呈堤状隆起，基底平坦，触之有软骨样感觉，肉红色，表面有少量浆液分泌物，内含大量梅毒螺旋体，周围有炎性红晕。经3～8周硬下疳可不治自愈，不留痕迹或遗留暗红色表浅性瘢痕或色素沉着。

硬下疳发生后1～2周，腹股沟或患处附近淋巴结可肿大，常为数个，大小不等，质硬，不粘连，无疼痛，穿刺淋巴结检查有大量的梅毒螺旋体。肿大的淋巴结消退较硬下疳晚1～2个月。一期梅毒除硬下疳和淋巴结肿大外，无全身症状。

（2）二期梅毒（secondary syphilis）

一期梅毒未经治疗或治疗不彻底，螺旋体由淋巴系统进入血液循环形成螺旋体菌血症，可引起皮肤、黏膜、骨骼、眼、内脏、心血管及神经损害。二期梅毒皮损出现之前，由于发生螺旋体菌血症，可出现轻重不等的前驱症状，如发热、头痛、全身关节痛、全身淋巴结肿大等。二期梅毒的黏膜损害多见于口腔、咽、喉或生殖器黏膜，典型表现为黏膜斑。黏膜斑可发生在口腔黏膜的任何部位，以唇、舌、腭、咽部、扁桃体等部位黏膜最多见。损害呈灰白色、光亮而微隆的斑片，圆形或椭圆形，直径为0.3～1.0cm或更大，边界清楚，周围有暗红色浸润。

（3）三期梅毒（晚期梅毒，tertiary or late syphilis）

早期梅毒未经治疗或治疗不充分，经过一定潜伏期，一般为3～4年，最长可达20年，40%的患者发生三期梅毒。除皮肤黏膜、骨出现损害外，还侵犯内脏，特别是心血管及中枢神经系统等重要器官，常危及生命。三期梅毒的口腔黏膜损害主要是梅毒舌炎、舌白斑和树胶肿。

1）梅毒舌炎：初起时在舌面出现舌乳头消失区，损害区光滑发红，范围逐渐扩大，表现为萎缩性舌炎。舌部有时呈分叶状，表面光滑，伴沟裂，表现为弥散性间质性舌炎。

2）舌白斑：三期梅毒舌炎可发生白斑，且容易恶变为鳞癌。

3）树胶肿：腭树胶肿可发生于硬腭、软硬腭交界处或舌腭弓附近。初起黏膜表面有小结节，以后逐渐扩大，中心软化、破溃，造成软腭及舌腭弓附近组织破坏及缺损。硬腭树胶肿可造成口腔与鼻腔穿通，患者出现发音和吞咽功能障碍。舌树胶肿好发于舌背，发生在舌体深层的树胶肿一般只有一个，鸽蛋大小，质地坚韧。发生在舌体浅层的树胶肿常为单个或几个结节状物，其表面黏膜充血。损害中央逐渐软化，穿破，形成不规则的穿凿性溃疡，严重者造成组织缺损，影响舌体功能。

2. 胎传梅毒（先天性梅毒）

根据发病时间不同，胎传梅毒分为早期胎传梅毒、晚期胎传梅毒和胎传潜伏梅毒。其经过与后天梅毒相似，但不发生硬下疳。晚期胎传梅毒多在2岁以后发病，到13～14岁时才有多种症状相继出现，绝大部分为无症状感染，其中以角膜炎、骨和神经系统损害最为常见，也可出现前额圆凸、胫骨中部前缘骨膜增厚、Hutchinson 齿、桑葚齿、马鞍鼻、口腔周围放射状皲裂和瘢痕。心血管梅毒罕见。

（四）诊断与鉴别诊断

1. 诊断要点

根据详细而确切的病史、全身各系统的检查及实验室检查结果进行综合分析，慎重做出诊断。

1）病损处渗出液或表面取材涂片进行暗视野检查可见梅毒螺旋体。

2）根据临床特点。

3）非梅毒螺旋体抗原血清试验梅素螺旋体特异抗体（TPHA）1∶40 以下则定性为阴性。

4）梅毒螺旋体血清检测有血细胞凝集（TPH A）试验、明胶凝集（TPP A）试验、酶联免疫吸附试验（ELISA）和荧光螺旋体抗体吸收试验（FTA-ABS）。这类试验用活的或死的梅毒螺旋体或其成分来检测抗螺旋体抗体，特异性强，有助于明确诊断。

2. 鉴别诊断

1）发生在唇、舌部的硬下疳应与鳞癌相鉴别：从病史、梅毒血清学检查及活体组织检查等方面进行区分。

2）二期梅毒黏膜斑应与白色角化病、白斑、盘状红斑狼疮、药疹、扁平苔藓等疾病相鉴别：可从病史、皮肤和黏膜的临床表现、梅毒血清学检测、组织病理学检查等方面进行区分。

3）腭部梅毒树胶肿应与牙源性脓肿、恶性肉芽肿相鉴别。

（五）西医治疗

1. 原则

应行早期、足量、规则的药物治疗，治疗后定期随访。

2. 治疗

首选青霉素 G，根据不同阶段及不同临床表现选择不同的剂型、剂量和疗程。

（1）早期梅毒

苄星青霉素 G 240 万 U，分两侧臀部注射，每周 1 次，共 3 次。普鲁卡因青霉素 G 肌内注射，每次 80 万 U，每天 1 次，连续 10～15 天，总量 800 万～1200 万 U。对青霉素过敏者，选用头孢曲松钠，每次 1.0g，静脉滴注，连续 10～14 天；或盐酸四环素口服，每次 500mg，每天 4 次，连续 15 天。多西环素口服，每次 100mg，每天 2 次，连续 15 天。

（2）晚期梅毒

苄星青霉素 G 240 万 U，臀部注射，每周 1 次，共 3 次。普鲁卡因青霉素 G 静脉滴注，每次 80 万 U，每天 1 次，连续 20 天。对青霉素过敏者，盐酸四环素口服，每次 500mg，每天 4 次，连续 30 天。多西环素口服，每次 100mg，每天 2 次，连续 30 天。

梅毒患者经足量规范治疗后，还应定期体检及进行非梅毒螺旋体抗原血清学检测，以了解治疗情况。

（六）中医辨证论治

1. 肺脾蕴毒证

治法　清泻肺热，祛风解毒。

方药　杨梅一剂散加减。

方解　杨梅一剂散主治杨梅疮，元气壮者。方中羌活、防风解表祛风除湿，白芷祛风除湿、消肿止痛，蝉蜕疏散风热、利咽透疹、明目退翳，大黄泻热通便、行瘀消滞，金银花疏散风热、清热解毒，皂角刺消肿排脓、搜风拔毒，威灵仙祛风除湿、消痰散积，诸药合用具有祛风解毒之效。

加味　湿热盛者，加土茯苓、茵陈蒿、薏苡仁、栀子；胃热壅盛、口渴欲饮者，加芦根、天花粉。

2. 肝经湿热证

治法　清热利湿，解毒祛梅。

方药　萆薢渗湿汤加减。

方解　萆薢渗湿汤主治湿热下注之证。方中萆薢、滑石、通草、泽泻、黄柏清热利湿，薏仁、茯苓健脾祛湿，牡丹皮凉血活血，诸药共奏清热利湿、解毒祛梅之功。

加味　便秘者，加大黄；湿热较盛者，加龙胆；痒剧者，加浮萍。

3. 血热蕴毒证

治法　凉血解毒，泻热散瘀。

方药　清血搜毒丸合三仙丹加减。

方解　清血搜毒丸方中青木香行气解毒、消肿疗疮，广木香行气止痛、温中和胃，丁香温中暖肾、降逆止痛，儿茶收湿止血、生肌敛疮，冰片芳香开窍、消肿止痛，海金沙、滑石清热利尿通淋，珍珠解毒生肌，薏苡仁清热排脓、健脾渗湿，诸药合用，解毒化浊、清热利湿。三仙丹主治杨梅疮，由三梅片、熟石膏、红粉片组成，具有清热解毒、祛腐生肌的功效。两方加减合用共奏凉血解毒、泻热散瘀之功。

加味　热毒甚，大便秘结者，加大黄、芒硝；湿热甚者，加大剂量土茯苓。

4. 肝肾亏损证

方药　地黄饮子加减。

方解　地黄饮子主治下元虚衰、虚阳上浮、痰浊阻滞之证。方中熟地黄、山茱萸相配，补肾填精；巴戟天、肉苁蓉温肾助阳，附子、肉桂引火归原；石斛、麦冬、五味子滋阴敛液，壮水以济火；石菖蒲、远志、茯苓合用，开窍化痰，交通心肾；少许薄荷疏郁而轻清上行；姜、枣和中调药。诸药合用温补肝肾，填髓息风。

加味　下焦湿热甚者，合四妙散；脾气不足者，加白术、干姜、人参；肾阳亏虚者，加肉桂、附子。

（七）中西医预防与康复

1）避免不洁性接触，若有可疑梅毒接触史，应及时做梅毒血清学检测，早期发现，早期治疗。

2）对疑似患梅毒的孕妇，先给予 1 个疗程的预防性治疗，防止将梅毒传染给胎儿。

3）对已接受治疗的患者，应定期观察。

三、尖锐湿疣

尖锐湿疣（condyloma acuminatum，CA）又称生殖器疣（genital wart），是由人乳头瘤病毒（human papilloma virus，HPV）所致的皮肤黏膜良性赘生物，与生殖器癌的发生密切相关。临床上以皮肤黏膜交界处出现疣状赘生物为特征，具有高度接触传染性。

本病属于中医学“疣”“疣疮”“疣目”等范畴。

（一）中医病因病理

中医认为本病为感受湿热淫毒，秽浊之邪所致。

（二）西医病因病理

本病为人乳头瘤病毒感染上皮所致。引起尖锐湿疣的病毒主要是 HPV 6、HPV 11、HPV 16、HPV 18 型。传播途径包括如下。

（1）直接性接触传染

与感染 HPV 的患者发生性接触后约有 2/3 的人被感染。

（2）母婴传染

婴幼儿尖锐湿疣或喉乳头瘤病和儿童的尖锐湿疣，可能是分娩过程中胎儿经过感染 HPV 的产道或在出生后与母亲密切接触而感染的。

（3）间接物体传染

通过日常生活用品，如内裤、浴盆、浴巾等感染，此种感染者较少见。

（三）临床表现和分类

潜伏期为 1～8 个月，平均为 3 个月。初起为细小淡红色丘疹，后逐渐增大加多，表面凹凸不平，湿润柔软，呈乳头样、蕈样或菜花样凸起，红色或污灰色，根部常有蒂，且易发生糜烂渗液，易出血。

口腔尖锐湿疣好发于舌、腭、唇、颊及牙龈，表现为单个或多个毛刺状增生物或无痛性疣状结节，有蒂或无蒂，可逐渐增大或融合，形成菜花状或乳头状，颜色正常或苍白色，患者可有异物感。

（四）诊断与鉴别诊断

1. 诊断要点

依据病史、临床表现和实验室检查进行诊断。醋酸白试验阳性和活体组织检查有助于明确诊断。

2. 鉴别诊断

（1）与异位皮脂腺的鉴别

异位皮脂腺是发育性的皮脂腺异位，表现为口腔黏膜散在或片状分布的浅黄色或黄白色丘疹，数目多时形成黄色斑块，常为左右对称，好发于颊黏膜及唇红、口角内侧黏膜。无自觉症状。活体组织学检查可见成熟的皮脂腺小体。

（2）与乳头状增生的鉴别

患者常有烟酒嗜好，或口腔内有不良修复体、口腔卫生状况欠佳。病损表现为红色多个乳头状增生。最常发生于腭部和义齿边缘的龈颊沟内。组织学表现为多个乳头状凸起，每个乳头的中心为结缔组织，表面覆以复层扁平上皮，上皮呈不全角化或正角化。

（五）西医治疗

1. 原则

西医以局部治疗为主，中医药主要是对机体的整体调节。

2. 治疗

以去除外生性疣为主。有药物治疗、冷冻治疗、激光治疗、微波治疗、电烧治疗、手术治疗等。

药物治疗：局部可用 0.5%足叶草毒素酊、10%～25%足叶草酯酊、50%三氯醋酸溶液、氟尿嘧啶软膏。全身可用干扰素和抗病毒药物。

（六）中医辨证论治

1. 肝经湿热证

治法 清肝利胆，除湿散结。

方药 龙胆泻肝汤加减。

方解 龙胆泻肝汤主治肝胆实火上炎及肝胆湿热下注之证。方中龙胆清热解毒，泻火除湿；黄芩、栀子泻三焦之火，燥湿解毒；车前子、木通、泽泻渗湿清热，导热下行；生地黄滋阴凉血，祛邪不伤正；柴胡疏肝利胆，引诸药于肝经。诸药合用共奏清肝利胆、渗湿清热之功。

加味 湿甚者，加土茯苓、黄柏；热甚血瘀者，加牡丹皮、赤芍；恶心欲呕者，加藿香、竹茹；舌苔白腻者，加苍术。

2. 气滞血瘀证

治法 行气活血解毒。

方药 桃红四物汤加减。

方解 桃红四物汤主治血虚兼血瘀证，桃红四物汤以祛瘀为核心，辅以养血、行气。方中以强劲的破血之品桃仁、红花为主，力主活血化瘀；以甘温之熟地黄、当归滋阴补肝、养血调经；芍药养血和营，以增补血之力；川芎活血行气，调畅气血，以助活血之功。全方配伍得当，使瘀血去、新血生、气机畅。

加味 湿热下注者，加土茯苓、黄柏。

3. 肝肾亏虚证

方药　六味地黄丸加减。

方解　六味地黄丸主治肾阴虚证。方中重用熟地黄滋阴补肾、填精益髓，山萸肉补养肝肾、并能涩精，山药补益脾阴，亦能固精，三药为“三补”之药；牡丹皮泻相火，制山萸肉之温涩；茯苓淡渗利湿，助山药之健运；泽泻利湿泻浊，防熟地之滋腻，三药为“三泻”之药；六药合用，补中有泻，寓泻于补，相辅相成，补大于泻，共奏滋补肝肾之效。

（七）中西医预防与康复

1）洁身自爱，避免不洁性行为。

2）避免使用公用毛巾、浴巾，避免在公共浴缸内沐浴。

3）追踪观察患者的性伴侣，同时进行治疗。

参考文献

曹乃苏，2019. 中西医结合治疗早期梅毒的疗效观察［J］. 世界最新医学信息文摘，19（20）：238，243.

李凤英，马婷，罗文瑞，等，2019. 中西医结合疗法改善艾滋病患者免疫状况的 meta 分析［J］. 职业与健康，35（5）：685-688.

宁玉静，李静，2018. 中西医结合治疗尖锐湿疣疗效观察［J］. 实用中医药杂志，34（10）：1208-1209.

钱素华，2017. 中西医结合治疗女性尖锐湿疣 68 例疗效分析［J］. 中国民间疗法，25（8）：73.

乔国安，陈艳，杨晶雪，2020. 三种方法治疗复发性尖锐湿疣疗效比较研究［J］. 航空航天医学杂志，31（7）：778-779.

王凤娥，2012. 中西医结合治疗梅毒临床分析［J］. 中国实用医药，7（26）：162-163.

周志强，2019. 中西医结合治疗艾滋病研究进展［C］//中华中医药学会. 中华中医药学会防治艾滋病分会 2019 年学术年会论文集. 泉州：中华中医药学会防治艾滋病分会：3.

第十一章

先天性口腔颌面部发育畸形

先天性口腔颌面部发育畸形（congenital developmental deformities of oral and maxillofacial region）以唇、腭裂最为常见，面横裂及正中裂次之，罕见面斜裂。本章将重点讲述唇腭裂的有关问题。

第一节 唇腭裂概述

唇腭裂作为口腔颌面部最常见的先天性畸形，全世界每 700 个新生儿就有一个是唇腭裂患者。流行病学研究结果显示，黄种人的发生率最高，白种人次之，黑种人的发生率最低。性别差异上，男性的唇腭裂发病率和发病的严重程度都明显高于女性。我国出生缺陷检测中心在 1996～2000 年统计的全国 31 个省市的唇腭裂患病率为 1.624‰，而最新的相关统计数据为 1.67‰，呈明显的上升趋势。

中医术语中，唇裂称为“兔唇”“兔缺”“唇缺”，腭裂称为“狼咽”。隋代《诸病源候论》卷三十中即有载“广人有生而缺唇，似兔唇，故谓之兔缺”。至唐代，中医外科已出现了专职的整形外科医生，兔唇的修补也更为普遍了。

一、中医病因病理

（一）肾精亏虚不足

肾藏精，主生长发育。精气包括先天之精和后天之精，先天之精受于父母，是构成胚胎发育的原始物质基础。肾精充足，则胚胎发育良好；若肾精亏虚，则胚胎发育不全，易导致器官畸形。

（二）胎毒积聚上攻

初期、中期的受孕之体，或误服药食，或感受时令毒气，或脏腑积热，邪毒侵袭，上攻于唇腭部导致本病。

二、西医病因病理

（一）唇腭部的胚胎发育与唇裂的发生

唇腭部的胚胎发育自胚胎发育的第 3 周起，首先于前肠末端出现口腔前身-口室，由五个突起围成中央凹陷：上方正中的额鼻突，两侧成对的上、下颌突。第 5 周额鼻突发育则分化出两侧内侧鼻突和外侧鼻突，两侧下颌突在中线处完全联合，之后逐渐形成下唇、下颌骨及舌的前 2/3。第 7 周，两侧内侧鼻突相连形成鼻小柱、人中及前颌，左右上颌突与外侧鼻突相连形成鼻孔底及上唇。第 8 周时各突起相互融合连接，胎儿面部初步形成。

在此期间，各突起在特定时间不能正常融合则产生包括唇裂在内的各种面裂。如一侧上颌突未能与内侧鼻突融合，则发生单侧唇裂，若两侧均未能与内侧鼻突相连，则发生双侧唇裂。其中可发生一部分或全部未融合，则产生各种不同程度的唇裂。

（二）唇腭部的胚胎发育与腭裂的发生

自胚胎发育至第 8 周时，上颌突向口腔内突起的一对继发腭突在中线融合，最终形成腭的大部分，并与形成前颌的两侧内侧鼻突即原发腭突相结合，形成切牙孔。融合前端与鼻中隔相连部分骨化后形成硬腭，后端不与鼻中隔相连的部分不骨化，形成软腭，额鼻突形成鼻梁、鼻尖和鼻中隔。至第 12 周时，胎儿的口和鼻具备成人形态。

腭裂与唇裂的发生相似，亦是因为融合不全或未融合。如原发腭突与继发腭突未能在一侧或两侧融合则发展成单侧或双侧腭裂；如仅为原发腭突部分未融合，则发生牙槽突裂。软腭裂或不完全腭裂只有正中裂，无单双侧之分。

口腔颌面部胚胎发育过程如图 11-1 所示。

（三）发病相关因素

唇腭裂的发生主要由胚胎的发育和融合障碍导致，其确切原因和发病机制目前尚未完全清楚，目前已知的可能引起唇腭裂的相关因素如下。

1. 遗传因素

唇腭裂的遗传模型符合单一大基因常染色体隐性遗传模式。直系亲属中有唇裂畸形者，其发病率明显高于一般群体。同时有研究表明，唇腭裂的遗传特征也符合多因素阈值模式，即遗传的易感因素与环境因素等相叠加而超过相应的阈值后就会发生唇腭裂。

2. 环境因素

国内外大量研究表明，母体在孕期尤其是孕早期经常接触杀虫剂、乙醇醚、三氯乙烯等有机溶剂，或暴露于空气污染，包括臭氧、一氧化碳、PM2.5 和 PM10，均可显著增加子女罹患唇腭裂的风险。

3. 营养因素

颅面的一些结构是由头神经嵴细胞衍生出来的，所以致神经管畸形的营养因素可明显影响

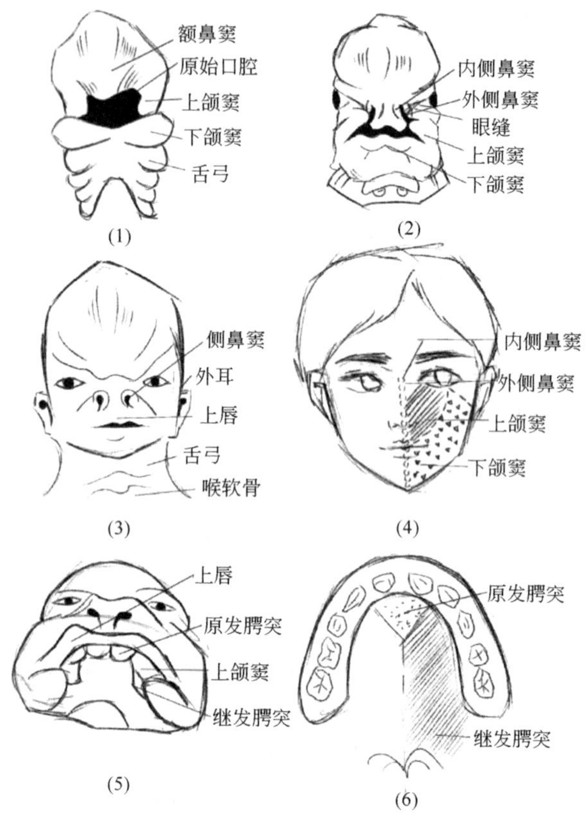

图 11-1　口腔颌面部胚胎发育过程

（1）胎儿 5 周以后；（2）胎儿 6 周时；（3）胎儿 8 周时；（4）胎儿与胚突的关系；（5）胎儿 6 周时的腭部；（6）腭部与胚突的关系

唇腭裂的发生。相关实验已证明，有神经管畸形婴儿的母体存在叶酸和维生素 B_{12} 代谢障碍。同时，有动物实验证实，维生素 A、维生素 B_2、生物碱等缺乏亦可能是唇腭裂发病的营养因素。

4. 感染和损伤

在临床中发现，妊娠初期如果母体遭遇某些引起子宫及附近部位的损伤，如不全流产等，或罹患病毒感染，则可能影响胚胎发育导致畸形的发生。

5. 内分泌的影响

动物实验表明，给妊娠早期的小鼠注射一定量的肾上腺素及地塞米松，所生产的幼鼠可出现腭裂，因此有学者认为，在妊娠期，如果孕妇因生理性、精神性及损伤性等原因导致体内肾上腺皮质激素分泌增加可诱发先天性畸形。

6. 物理因素

在面部发育的特定时期内，孕妇频繁接触放射线或微波有可能影响胎儿发育，导致唇腭裂发生。

7. 烟酒因素

流行病学调查表明，孕妇妊娠早期大量吸烟（包括被动吸烟）及酗酒，子女唇腭裂的发生率明显增高。

8. 药物因素

孕早期，孕妇应用可通过胎盘进入胚胎的药物，如沙利度胺、美克洛嗪、抗组胺药物、苯妥英钠等，均可能导致胎儿的畸形。

先天性唇腭裂是遗传和环境因素相互作用的结果。因此，对育龄期女性进行相关健康知识的宣教是非常必要的。例如，强调孕期定期检查的重要性，监测孕期的营养状况，注意饮食搭配，及时补充叶酸、维生素及矿物质，避免精神紧张，保持愉快平和心情，避免频繁接触放射线及微波，避免过度疲劳及外伤，戒烟戒酒，避免感染病毒性疾病，注意药物应用，等等。如果育龄期女性必须应用致畸药物治疗疾病，应积极采取避孕措施。

三、唇腭裂的多学科综合序列治疗

唇腭裂多学科综合序列治疗是指患者从出生起即开始分阶段的治疗其相应的形态、功能和心理缺陷，通过多学科协作，根据患者的具体情况，按照约定的程序，在最佳治疗期，采用最合适的方法最终达到最好的治疗效果。

唇腭裂的序列治疗涉及的学科包括口腔颌面外科、口腔正畸科、口腔修复科、耳鼻喉科、语言病理学、儿科学、护理学、遗传学、心理学，等等。序列治疗组是由这些相关学科医师组成的医师团队。序列治疗组自患儿出生即开始对患儿的营养、发育、健康状况进行全面评估，并针对其病情、家庭经济文化条件、生活环境、卫生条件，结合患儿家长的具体要求，进行集体会诊讨论后制订最佳的治疗计划及具体的实施时间表，相互配合共同协作，直至整个序列治疗完成。

先天性唇腭裂是国际上最早提出并展开序列治疗的疾病。国际公认的制订序列治疗计划的原则包括：唇裂应在患儿出生 10 周以后全身状态可耐受全身麻醉时即行手术治疗；腭裂应在语音开始发育前完成外科治疗；语音发育完成后进行语音及腭咽闭合功能评价，之后如需咽成形手术，则在学龄前进行；软组织继发畸形修复应在骨组织畸形矫治完成后进行；外科正颌手术应在生长发育基本完成后进行；心理治疗应贯穿整个治疗的始终。

目前我国各唇腭裂治疗中心具体治疗程序略有不同，其中北京大学口腔医学院唇腭裂治疗中心对完全性唇腭裂序列治疗的程序如表 11-1 所示。

表 11-1　完全性唇腭裂序列治疗程序

时间	治疗项目
出生起	登记及序列治疗宣传，开始对患儿家长进行心理治疗干预
3～6 个月	唇裂修复术
8～12 个月	腭裂修复术
4～5 岁	语音、腭咽闭合功能评价，语音训练或咽成形手术
7.5～8 岁	生长发育评价，植骨前必要的正畸准备
9～11 岁	牙槽突裂植骨修复术，必要时鼻唇继发畸形修复术
12～13 岁	必要的正畸治疗
15～16 岁	需要时外科正颌治疗
16 岁以上	需要时行鼻唇继发畸形矫正术

参 考 文 献

黄洪章，2007. 唇腭裂病因学研究的新进展［J］. 口腔颌面外科杂志，17（3）：201-204.

石冰，傅豫川，尹宁北，2017. 唇腭裂序列治疗及关键技术的应用［J］. 华西口腔医学杂志，35（1）：8-17.

王光和，1995. 唇腭裂的序列治疗［M］. 北京：人民卫生出版社.

张震康，俞光岩，2007. 口腔颌面外科学［M］. 北京：北京大学医学出版社：464-520.

ASCHENGRN A，GALLAGHER L G，WINTER M，et al，2018. Modeled exposure to tetrachloroethylene-contaminated drinking water and the occurrence of birth defects：a case-control study from Massachusetts and Rhode Island［J］. Environ Health，17（1）：75.

CHEVRIER C，2006. Occupational exposure to organic solvent mixtures during pregnancy and the risk of non-syndromic oral clefts［J］. Occup Environ Med，63（9）：617-623.

FAN D Z，WU S Z，LIU L，2018. Prevalence of non-syndromicorofacial clefts：based on 15 094 978 Chinese perinatal infants［J］. Oncotarget，9（17）：13981-13990.

WORLE M L，PATEL K G，KILPATRICK L A，2018. Cleft lip and palate［J］. Clin Perinatol，45（4）：661-678.

YILMAZ H N，OZBILEN E O，USTUN T，2019. The prevalence of cleft lip and palate patients：a single－center experience for 17 years［J］. Turk J Orthod，32（3）：139-144.

YIN B，SHI B，JIA Z L，2018，. Associations among PRDM16 polymorphisms，environmental exposure factors during mother's pregnancy，and nonsyndromic cleft lip with or without cleft palate［J］. West China J Stomatol，36（5）：503-507.

ZHAO J Z，ZHANG B，YANG S P，2018. Maternal exposure to ambient air pollutant and risk of oral clefts in Wuhan，China［J］. Environ Pollut，238：624-630.

第二节　唇腭裂的分类

唇腭裂的分类对唇腭裂的临床诊断、治疗及研究都有非常重要的意义，目前国际上尚无广泛认同的统一的唇腭裂分类标准，但一致认为分类需准确反映畸形的形态特点，包括部位（左、右）、程度（完全、不完全）以及类型（唇裂、腭裂、唇腭裂）。目前我国临床上常用的分类方法是根据裂隙部位及程度进行分类的（表 11-2）。

表 11-2　唇腭裂的临床分类法

类型	部位	程度	表现
唇裂			
	单侧（左侧或右侧）		
		隐裂	皮肤和黏膜无裂开，但其下方的肌层未能联合或错位联合
		Ⅰ度	仅限于唇红部分裂开
		Ⅱ度	上唇部分裂开，但鼻底尚完整
		Ⅲ度	整个上唇至鼻底完全裂开

续表

类型	部位	程度	表现
	双侧		
		隐裂	皮肤黏膜无裂开，但其下方的肌层未能联合或错位联合
		Ⅰ度	仅限唇红部分裂开
		Ⅱ度	上唇部分裂开，但鼻底尚完整
		Ⅲ度	整个上唇至鼻底完全裂开
腭裂			
	隐裂		黏膜相连，内部部分骨及肌肉不相连
	软腭裂		仅为软腭裂开
	不完全性腭裂		软腭完全裂开伴有部分硬腭裂
	单侧完全性腭裂		裂隙自腭垂至切牙孔完全裂开，并斜向外侧直抵牙槽突，与牙槽突裂相连
	双侧完全性腭裂		裂隙自腭垂至切牙孔完全裂开，在前颌骨各向两侧斜裂，与双侧牙槽突裂相连，鼻中隔、前颌突及前唇部分孤立于中央。

参考文献

张震康，俞光岩，2007. 口腔颌面外科学［M］. 北京：北京大学医学出版社：464-520.

第三节　唇　　裂

一、唇及唇裂的解剖学特点

正常唇有完整的口轮匝肌结构，并与邻近的面部表情肌相联结，从而完成吸吮及唇部各种细腻的活动和表情等功能。正常上唇的形态为：唇红缘明显，两侧对称地形成唇弓；上唇下1/3部微向前翘起；唇红中部稍厚呈微向前下突起，形成唇珠；上下唇厚度、宽度比例协调；鼻小柱及鼻尖居中，鼻底宽度适中，两侧鼻翼和鼻孔呈拱状，鼻孔大小位置对称。

发生唇裂时，口轮匝肌不能围绕口周形成环状，两侧分别沿裂隙附着于鼻小柱基部及患侧鼻翼基部；鼻小柱短小并向健侧歪斜，患侧鼻翼塌陷，患侧鼻孔大而扁平；健侧唇峰及人中切迹停留在较高的位置上。如图11-2及图11-3所示。

二、唇裂的术前准备

外科手术是唇裂最有效的治疗手段，我国远在公元5世纪前即已经掌握了兔唇修补术，《晋书·魏咏之传》八十五卷记载："魏咏之，生而缺唇，年十八……医曰：可割而补之，但须百日进粥，不得笑语……"说的是当时吏部尚书殷仲堪门下的医生给魏咏之做了唇裂修补术。而西医中最早的"8"字式缝合修补唇裂要比我国晚1200余年。

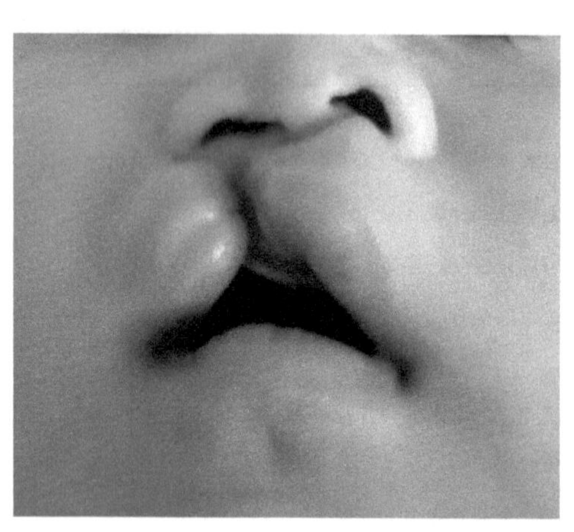

图 11-2　单侧唇裂上唇形态

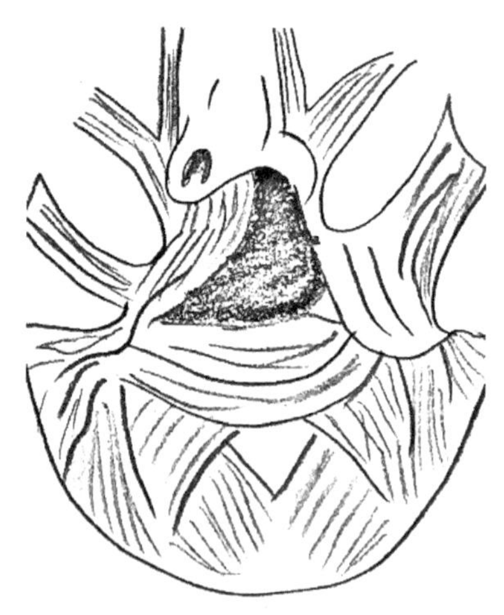

图 11-3　单侧唇裂上唇肌肉解剖

当代医学对唇裂修复术要求极高，需术者熟悉唇及唇裂的解剖学特点，遵从多学科综合序列治疗的原则，如术前正畸、二次整复，等等，制订周密的计划，在保证生命安全的前提下，用最简单易行、经济的方法尽早获得满意的治疗效果。

1）患儿术前需做全面的身体检查。

检查包括体重、营养状况及心肺功能，有无急慢性上呼吸道感染、消化不良和中耳炎等，面部有无皮肤和黏膜疾病，常规行心电图、胸部 X 线检查，排除先天性心脏病和胸腺肥大，行血常规及凝血功能检查，确保血红蛋白、白细胞、出血及凝血时间在正常范围之内。临床上多采用“患儿三个十”的标准：体重 10 斤以上，血红蛋白 10g/L 以上，手术时间至少为患儿出生后 10 周。

2）患儿家长的心理准备。术前进行充分沟通，如实告知术前术后可能出现的情况及手术效果。

3）改变喂养方式。患儿应于手术前 3 天即开始用汤或滴管进行喂养训练，以便术后保证营养供给的同时减少唇部运动。

4）术前 1 天需做局部皮肤准备，如系成人，应剪除鼻毛及剃须、洁牙、清除病灶，并进行抗生素皮试。

5）术前 4～6 小时禁食水。

6）在麻醉方式的选择上，除成人可在局部麻醉下进行外，常规唇裂整复术均需在全身麻醉下气管内插管后施行。确保术中患儿或患者状态稳定，方便精确定点切开缝合等手术操作。

7）记录术前资料。

三、唇裂手术的基本方法

唇裂修复术的目的：恢复正常上唇解剖形态，与面型协调，高度、宽度左右对称，唇红缘完整平滑，左右对称；恢复口轮匝肌的连续性及口周肌群的解剖位置，使上唇在行使功能时具有正常形态；尽量恢复鼻部的正常解剖形态；如初次手术不能完全矫正，需为下一次继发畸形手术留有余地。

（一）单侧唇裂

单侧唇裂较常用的方法有三种。

1. 直线缝合修复

该方法简单易行，切口瘢痕与人中嵴位置相同，定点固定，如图 11-4 所示，操作简单，但牺牲组织较多，直线瘢痕的收缩会造成患侧上唇过短，过去一般应用于Ⅰ度唇裂或隐性唇裂。目前已经很少应用。

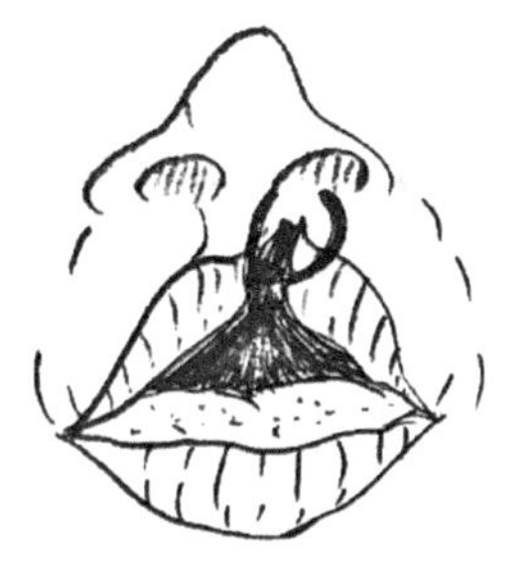

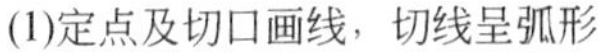

(1)定点及切口画线，切线呈弧形

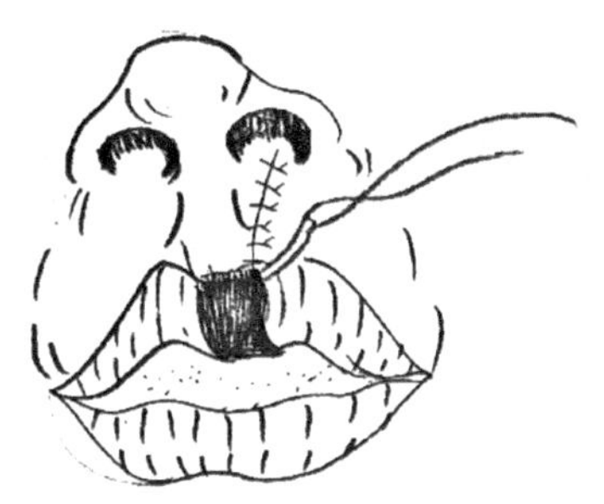

(2)手术缝合后

图 11-4　直线缝合修复法

2. 下三角瓣缝合修复

下三角瓣缝合修复的基本原理是在患侧缘直线切口的下方形成一个小的、顶点向中线并向上的小三角瓣，将其同健侧裂缘在增加唇高过程中形成的三角间隙对位缝合，如图 11-5 所示。该方法的优点是手术方法固定，可有效延长唇高，术后瘢痕收缩不明显，但缺点较多：不能很好地矫正鼻底、鼻翼偏斜畸形；切口瘢痕破坏患侧人中嵴解剖结构，且患侧上唇过长，二期手术难以矫正。故近几年已较少应用。

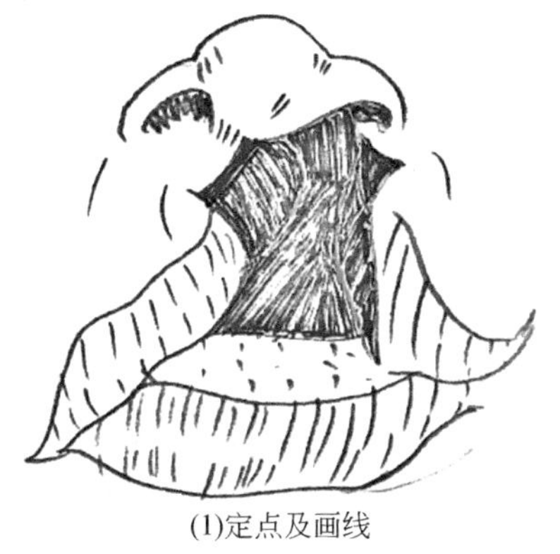

(1)定点及画线

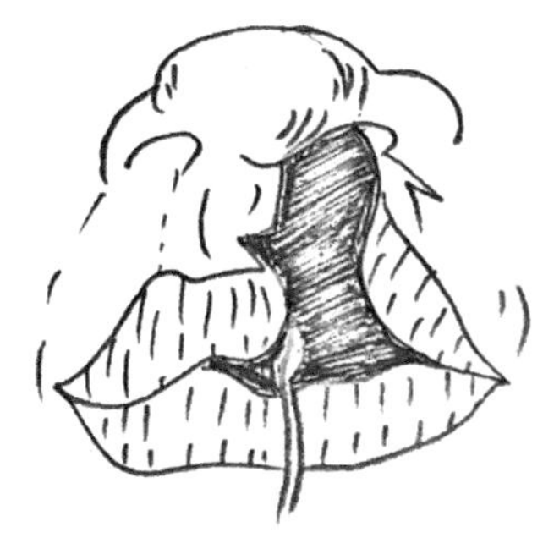

(2)缝合后

图 11-5　下三角瓣缝合修复法

3. 上三角瓣缝合修复

上三角瓣缝合修复法又称旋转推进法，是由 Millard 首先提出，目前应用最为广泛，其特点是手术原理简单易懂，即在裂隙缘的两侧分别形成两个三角瓣，互相旋转移位后缝合，如图

11-6 所示，健侧小三角瓣旋转移位后位于白唇上方的鼻底处，可以有效矫正鼻小柱及鼻翼畸形，鼻底封闭好，术中切除组织少，术后患侧唇部中下份的瘢痕模拟了人中嵴形态，唇弓形态自然。该方法的不足之处在于，对于过宽的单侧唇裂修复时存在患侧上唇下降不足及鼻孔过小可能，所以 Millard 本人又提出了改良式旋转推进法，通过在健侧小三角瓣的下边末端增加一个向下的回切切口，如图 11-7 所示，达到延长患侧唇高的目的。

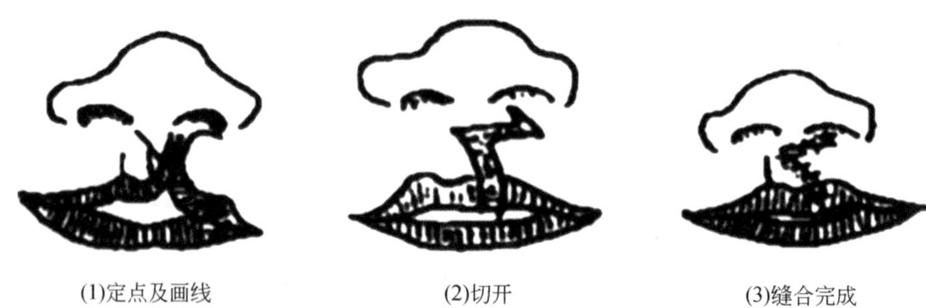

图 11-6　上三角瓣缝合修复方法

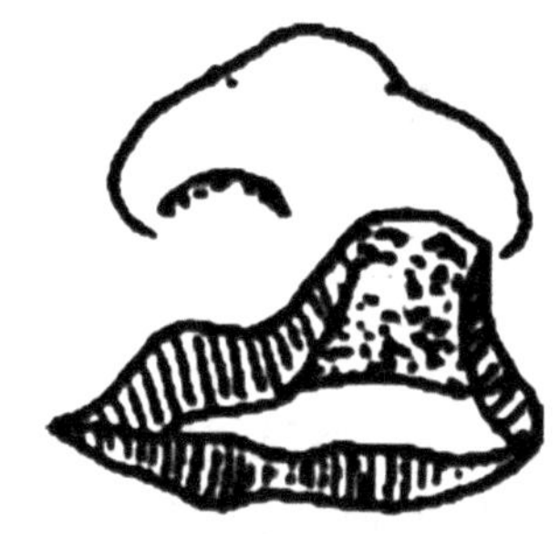

图 11-7　上三角瓣缝合修复改良方法

以 Millard 旋转推进法为基础，经验丰富的术者可根据具体的裂隙情况进行灵活改良以达到更好的术后效果。近年来，我国学者发明的以“唇鼻肌肉张力带重建＋三叶瓣”和“华西法”为代表的新术式各具优点，对大部分唇鼻部畸形都可以达到更好的矫正效果，临床应用日益增多。

（二）双侧唇裂

1. 直线缝合法

直线缝合法又称前唇原长修复法，目前应用较为普遍，其定点明确，瘢痕最小，但鼻外形及鼻底修复效果稍差，并且前唇下端的唇红组织菲薄。唇红不丰满可通过两种方法解决：一种方法是用去上皮的两侧唇红末端组织瓣作衬里，用前唇唇红黏膜组织瓣覆盖其表面形成唇珠；另一种方法是利用前唇唇红黏膜瓣作前庭衬里，用两侧唇红组织瓣在中线对位缝合修复唇珠，如图 11-8 所示。

2. 前唇加长整复术

前唇加长整复术又称矩形瓣法或 Barsky 法，原理是应用两侧唇的矩形瓣在前唇下方相对缝合增加上唇的高度，如图 11-9 所示。但此法缺点较多，如上唇过长过紧，人中形态差，为典型的早期术式，需慎用。Abbe 式瓣是常用的矫正其术后畸形的方法之一。

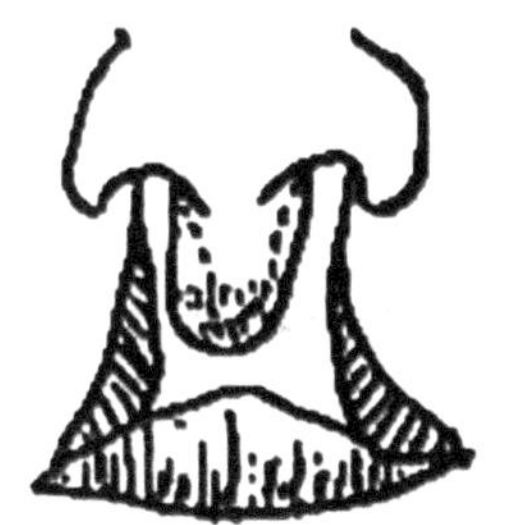
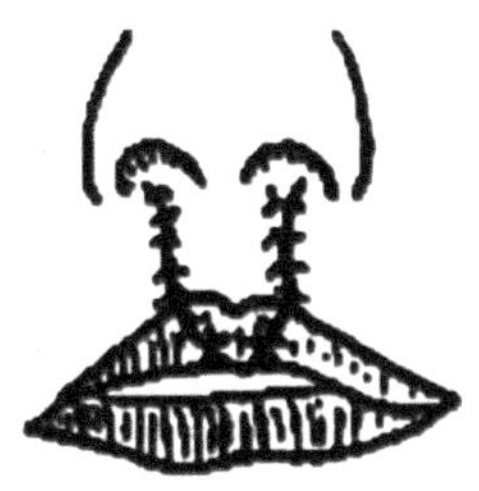

图 11-8　直接缝合法

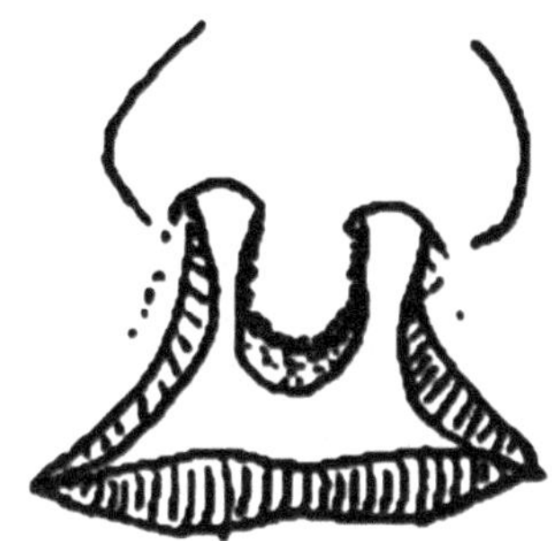
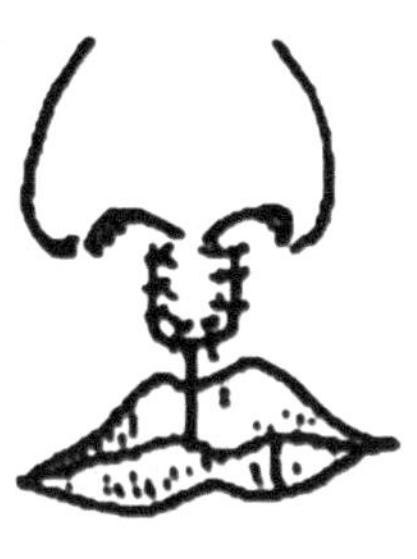

图 11-9　前唇加长整复术

四、唇裂术后护理

1）全身麻醉术后患儿未醒前，给予生命体征监测，患儿应平卧，头偏一侧，以免误吸。

2）清醒后 4 小时，可给予少量母乳、牛奶或清水。

3）创口当天用敷料覆盖，以吸附分泌物，次日即暴露，可以涂覆少许抗生素软膏，保持伤口清洁湿润。

4）张力较大的病例，可应用减张装置，如减张胶条等，但应注意有无过敏反应。

5）术后 24 小时内应给予抗生素预防感染。

6）拆线时间一般为术后 5～7 日。

7）术后及拆线后，应叮嘱家属防止患儿跌倒以免创口裂开。

参 考 文 献

邱蔚六，2000. 口腔颌面外科学［M］. 4 版. 北京：人民卫生出版社：372-392.

尹宁北，吴佳君，陈波，2015. 唇鼻部肌肉组态的三维有限元研究及临床验证［J］. 中华口腔医学杂志，50（5）：278-285.

尹宁北，赵敏，黄金井，2009. 单侧唇裂三叶瓣修复术［J］. 中华整形外科杂志，25（2）：81-84.

张震康，邱蔚六，皮昕，2001. 口腔颌面外科临床解剖学［M］. 济南：山东科学技术出版社.

DIEGO F W，2002. Cleft lip and palate from origin to treatment［M］. Oxford：Oxford university press.

第四节　腭　　裂

一、腭及腭裂的解剖学特点

正常的腭部分为硬腭和软腭两部分，位于前部的硬腭主要结构为骨骼，在口腔与鼻腔之间，将口鼻腔分开，使食物不致进入鼻腔同时鼻腔分泌物也不会流入口腔，有利于保持口鼻腔的清洁。软腭位于口腔后部，主要由腭咽肌、腭舌肌、腭帆张肌、腭帆提肌和腭垂（悬雍垂）肌五对肌肉组成，并且与分布在咽侧壁及咽后壁的咽上缩肌的肌纤维相连形成完整肌环（图 11-10），完成发音和言语、吞咽等功能。腭裂患者的软硬腭在骨骼、肌肉的组成上与正常人无异，但在形态结构上有明显差异：腭穹窿部裂开，根据程度的不同，最靠前可达牙槽突，裂开部位的硬腭与鼻中隔不相连，造成口、鼻腔相通；体积上患侧较健侧小。软腭五对肌的肌纤维失去拱状的肌环结构，呈束状沿裂隙边缘附着在硬腭后缘和后鼻嵴，无法形成腭咽闭合，影响咽鼓管功能，导致吸吮、语音、听力等多种功能障碍。

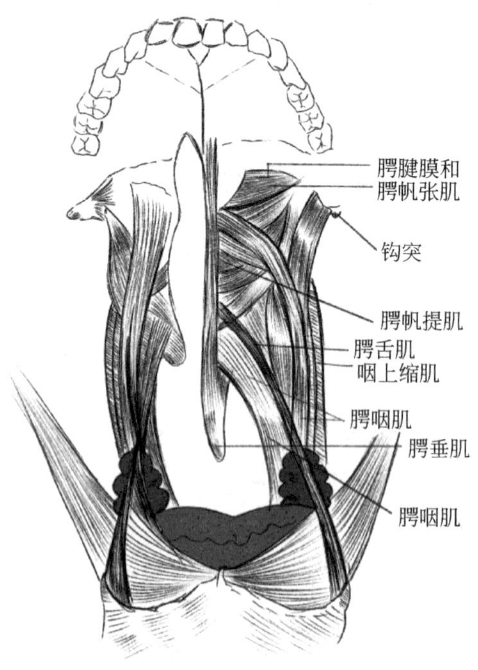

图 11-10　软腭肌肉的分布，右侧为正常侧

二、腭裂的治疗原则

腭裂治疗需通过多学科的序列治疗来恢复腭部的解剖形态和生理功能：重建良好的腭咽闭合并通过语音训练获得正常语音；改善塌陷的面中部畸形，恢复牙列不齐和咬合紊乱者的正常

咀嚼功能；及时治疗耳鼻疾病，预防和改善听力障碍；必要时需进行精神心理治疗。

三、腭裂手术的基本方法

（一）术前准备

术前需全面检查患儿的生长发育、体重及营养状况，排除未经治疗的先天性心脏疾病及上呼吸道感染等全身器质性疾病。进行心电图、胸片、血常规、凝血功能、肝肾功能等常规检查，确保患儿身体状态良好可耐受全身麻醉手术时方可考虑手术。如有口腔颌面咽喉部炎症疾病，需治疗后再行手术。术前常规清洁口腔，做好输血准备及抗生素过敏实验，必要时还可制备腭护板。

（二）麻醉方法

采用全身麻醉，气管内插管可保证血液和口内的分泌物不流入气管，保持呼吸道通畅和氧气吸入。气管内插管操作时应细心、轻柔、正确以防止出现喉水肿等严重并发症。

（三）手术方法

腭裂修复术的目的是封闭口鼻腔裂隙，恢复软腭的长度及功能，恢复正常的腭咽闭合功能。目前常用的仍是改良兰氏腭裂修复术。其手术原理是形成裂隙两侧的双蒂瓣，使其向中间移位，将两瓣在中线缝合后封闭腭部裂隙，如图 11-11 所示。

简要的手术步骤如下。

1）面部常规消毒铺巾，放置开口器，口内消毒。

2）局部注射麻醉药物：通常应用 0.25%～0.5%利多卡因，必要时加入适量肾上腺素以达到良好的止血效果。

3）制作松弛切口：在腭部黏膜上距两侧龈缘 2～4mm 处自尖牙始由前至后绕过上颌结节继续向后外方约 10mm 切开。硬腭切口应深达骨面，同时避免损伤腭大血管神经束，勿超越翼下颌韧带外侧，以免颊脂垫露出。

4）裂隙切口：自裂隙前端沿裂隙中间至腭垂尖端纵行切开硬腭处的黏骨膜及软腭的黏膜，深达肌层。使其分为鼻腔侧及口腔侧。

5）游离黏骨膜瓣：用骨膜剥离子由松弛切口插入，掀起口腔侧黏骨膜瓣，松解腭大血管神经束。在上颌结节后方以手指推断翼钩，充分减张腭帆张肌。最终形成无张力可在中线缝合的双侧黏骨膜瓣。

6）分离鼻腔黏膜：用剥离子沿硬腭裂隙鼻腔侧黏膜及腭板之间插入，沿骨面使广泛分离、松解鼻腔两侧黏膜使其在中线对位缝合，尽量消灭鼻腔侧创面。

7）剪断腭腱膜：在硬软腭交界处，将黏骨膜瓣拉向外后侧，显露腭腱膜，沿腭骨后缘剪断腭腱膜，以利于异位的腭肌向后方及正中复位。

8）缝合：压迫止血后，在无张力的情况下进行三层缝合（鼻腔黏膜、肌肉层以及口腔黏膜）。

9）填塞创口：两侧松弛切口暴露，可在两侧切口内放置明胶海绵，并做无张力的拉拢缝合以防止明胶海绵脱落。

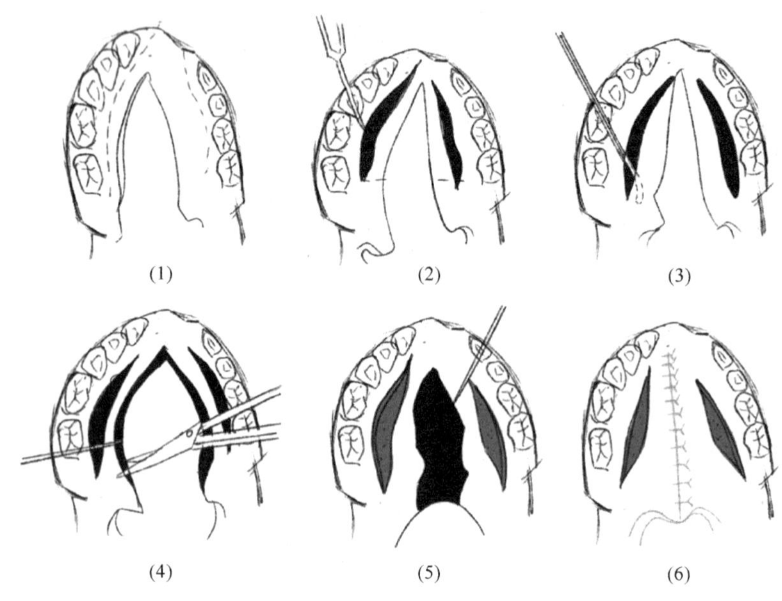

图 11-11 腭裂修复术的基本手术步骤

除上述常用术式外，还有许多其他方法，如软腭裂后推术、软腭的反向双“Z”成形术、腭部岛状瓣修复术以及腭部颊瓣修复术等。在应用中应根据患者的情况及术者对术式掌握的情况综合考虑制订手术计划，但应避免过于复杂的手术方法，以防影响颌骨的生长发育。

（四）腭裂的术后处理

1）全身麻醉术后护理：术后需严密观察患儿的呼吸、脉搏、体温，患儿平卧，头侧位或头低位，以便口内血液、唾液流出，并可防止呕吐物逆行性吸入，及时吸除口鼻腔内过多的分泌物，保证通气道通畅。给予吸氧，预防舌后坠。

2）给予地塞米松等激素治疗，以减轻局部水肿。如发现患儿哭声嘶哑，说明有咽喉水肿，应及时用激素治疗，同时密切观察呼吸；及时处理术后高热，预防抽搐、大脑缺氧导致意外的发生。

3）注意术后出血，如无明显出血点的少量渗血，可应用全身止血药或局部用纱布压迫止血。如见有明显出血点应缝扎止血，必要时及时送回手术室探查，彻底止血。

4）患儿完全清醒后 2～4 小时，可喂少量糖水，观察半小时后，如无呕吐可进流食，但每次进食量不宜过多。2 周内进流食，以后进 2 周半流食及软食，之后可进普食。婴幼儿的腭裂术后 1 个月内应避免奶瓶喂养。

5）保持口鼻腔清洁，可用呋麻滴鼻液滴鼻，每日 2～3 次。鼓励患儿食后多饮水，避免大声哭叫等以防止创口裂开。

6）术后常规应用抗生素预防感染。

7）缝线可任其自行脱落，如有线头感染，可提前拆除。

8）术后 1 个月可开始语音练习。

（五）术后并发症

1. 喉头水肿

少见，属危重并发症，易导致呼吸道梗阻而危及生命，通常发生在全身麻醉拔管后 6 小时内，主要是由气管插管对声门刺激所致。术后可通过密切观察，应用激素进行预防，必要时行气管切开术保证生命安全。

2. 术后出血

这里术后出血指的是在短期内大量血液流出。腭裂术后出血分为：即刻出血和延期出血。术后即刻出血主要是由于术中止血不确切，或患儿过度哭闹，出血部位多见于切口前端的鼻腭血管或黏骨膜瓣边缘，或断裂的腭大血管及其分支，鼻腔侧创面出血也较为常见。延期出血多因术后感染或血液系统疾病，以压迫止血为主；全身系统疾病造成的出血应给予全身止血药物。

3. 术后腭部穿孔或复裂

腭裂术后腭部穿孔称为腭瘘，发生部位多见于软硬腭交界处和腭垂，发生时间多为术后 7 日左右。其原因主要有：两侧黏骨膜瓣减张不够，有张力下缝合；患儿喂养方式不对，口内负压增加；创口感染；过早进食硬物或外伤等。发生腭瘘后无须立即修复，小的腭瘘如患儿年龄较小有可能自愈，不能自愈者可在 6 个月后再行手术修复治疗。

4. 窒息

腭裂术后患儿的腭咽腔明显缩小，加上局部的肿胀，患儿吞咽功能较术前下降，术后有窒息的风险。防治措施：完全清醒后进流食，少量多次缓慢进食；咳嗽或大声哭闹时暂不宜进食。一旦发生窒息，应迅速清除气道内液体，气管插管保证通气进行抢救。

5. 打鼾及睡眠时暂时性呼吸困难

咽后壁组织瓣转移术或腭咽肌瓣成形术后，局部组织肿胀可引起该现象，随着肿胀消退，症状可明显减轻。如发生永久性鼻通气障碍，需再次手术矫治。

四、腭裂术后的语音治疗

语音治疗是腭裂序列治疗中的一项不可或缺的重要措施。腭裂语音治疗需在手术后已获得良好的腭咽闭合功能情况下进行，同时需取得患者及其家属的良好配合。要求患儿年龄在 4 岁以上，智商基本正常，可与语音治疗医师配合。治疗前要排除中等听力障碍（不能低于 50dB），舌系带过短等影响训练的因素，如遇到腭咽闭合不全暂不能手术或不宜手术的患者可采用暂时性或永久性发音辅助器。

（一）治疗前的准备

1. 行为疗法

1）按摩软腭，加快软化瘢痕组织，增加软腭长度。此法不可术后过早进行，亦不适用于年龄小的患者。具体的做法是用拇指由硬腭后缘向腭垂方向自行轻轻按摩。

2）练习发“啊”音或高声歌唱练习，以抬高软腭使腭垂与咽后壁相接触。

3）增加口腔内压力的练习，确保腭咽闭合功能已逐渐恢复正常，目前多用鼻咽纤维内镜检查以了解腭咽的闭合程度。

4）吹水泡练习：此法简单又实用，即用一小杯子装约 1/3 的水，用细吸管吹水泡，并记录时间。若一口气能吹 20 秒以上，即可进行语音训练。

2. 增强呼气功能锻炼

让患儿自行练习口琴、笛子等吹气的乐器，训练患儿持续而有节制的呼气。

3. 常用语音障碍的检测方法

（1）辨听法

由专业的语音治疗师直接让患儿在自然状态下反复发某些被检查的敏感音素，以判断存在语音障碍的音。例如：自、之；怕、爬等。

（2）汉语语音清晰度检测

在安静的室内让患者按常规汉语语音清晰度测试字表进行测试，并同步录音后，由两人以上的专业人员进行审听和评价。

（3）计算机语音工作站

计算机语音工作站是一种分析测试语音信号声学数据的检测仪器。所有资料能保存，反复使用，能较好地为临床诊断和治疗语音障碍提供客观依据。

根据检测结果，临床医师和语音治疗师对患者的语音功能有比较全面客观的认识并制订出具有针对性的语音治疗计划。

（二）语音治疗方法

首先，唇腭裂患者在发音时会出现发音器官代偿性运动，即不良发音习惯，所以需有效矫正不良发音习惯后才能进行后续治疗。其次，在能控制气流方向的基础上进行发音练习，从音素（元、辅音）、音节到词组逐步进行训练，从前到后（构音点，如/pa/，/ta/，/ka/），从易到难，由简单到复杂，循序渐进地展开。如按：/p/、/b/→/t/，/d/→/x/，/q/→/c/，/s/→/j/，/z/→/k/、/g/进行，以后可以加入/a/，一般不宜加/i/。除根据上述语音训练方法外，一般先练送气音。词组发音准确后可过渡到短句、会话，也可做些造句练习，注意仔细观察患者自然发音时有无异常语音和不良发音习惯的出现。

腭裂语音主要是以发辅音障碍为主，发清每个辅音取决于以下过程：口腔内形成阻力→保持阻力→突破阻力。腭裂术后语音障碍患者主要是在保持阻力受到影响，因此这也是语音治疗的重点。训练方式建议以一对一的形式，每周 1 次，每次 20～30 分钟，家长配合的时间每天不少于 60～160 分钟，以正确掌握和巩固训练内容。在长期的语音治疗过程中应及时准确记录，反复分析，随时根据治疗结果评价调整方案，最终达到治疗目标。

参 考 文 献

王国民，朱川，袁文化，等，1995. 汉语语音清晰度测试字表的建立和临床应用研究［J］. 上海口腔医学杂志，4：125-127.

王翰章，2001，中华口腔科学［M］. 北京：人民卫生出版社：3299-3353.

张震康，樊明文，傅民魁，2003. 现代口腔医学［M］. 北京：科学出版社.

MILLARD D R. CASSISI A，WhEELER J，2000. Designs for correction and camouflage of bilateral clefts of the lip and palate［J］. Plastic and Reconstrructive Surgery，105：1609-1623.